U0795948

坐月子、产后恢复就该这样吃

主　编：李开生

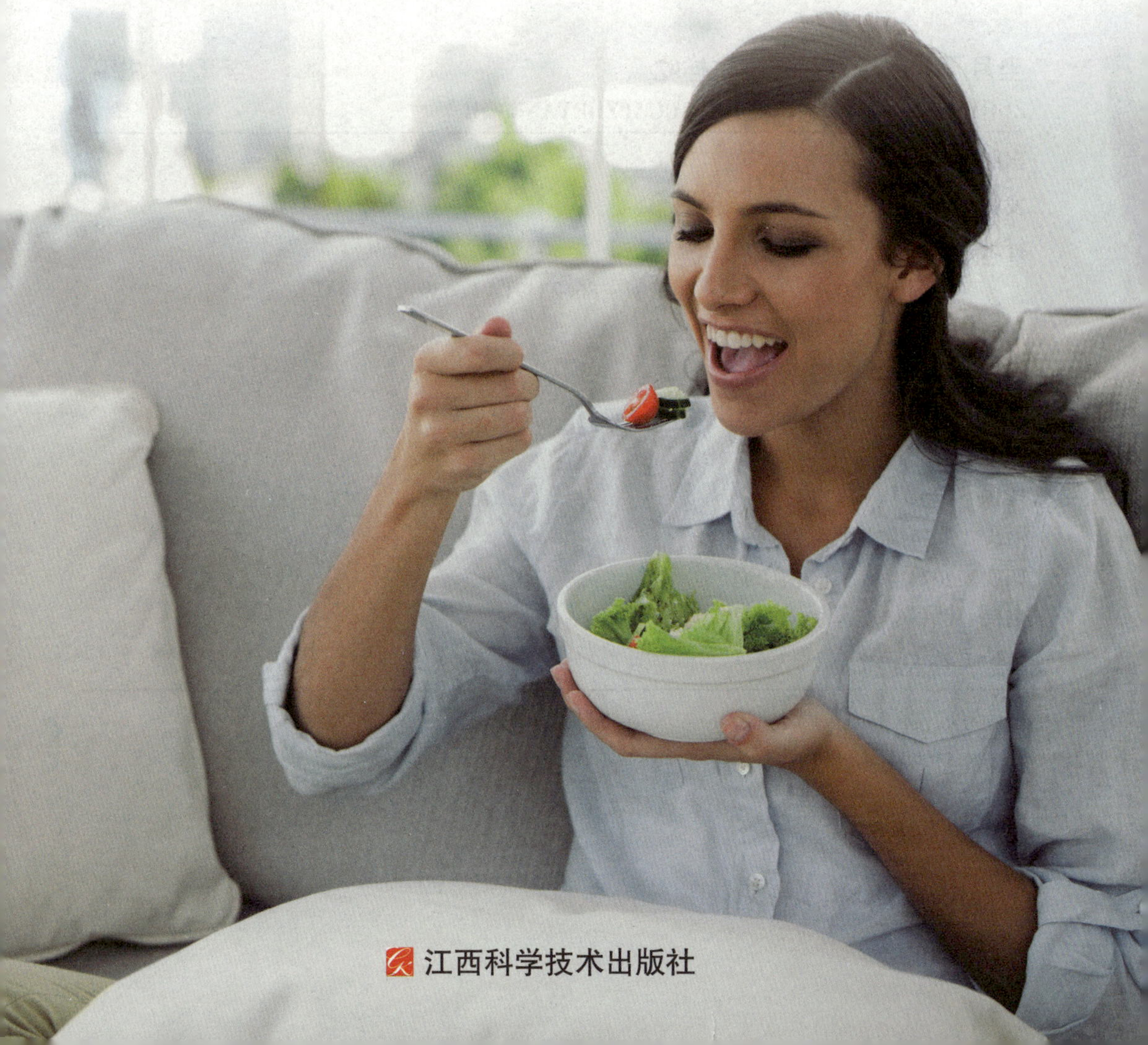

江西科学技术出版社

图书在版编目（CIP）数据

坐月子、产后恢复就该这样吃 / 李开生主编. -- 南昌：江西科学技术出版社, 2014.11（2024.10重印）

ISBN 978-7-5390-5139-0

Ⅰ. ①坐…　Ⅱ. ①李…　Ⅲ. ①产妇－妇幼保健－食谱 Ⅳ. ①TS972.164

中国版本图书馆CIP数据核字（2014）第254066号

坐月子、产后恢复就该这样吃　　李开生　主编

ZUOYUEZI、CHANHOU HUIFU JIUGAI ZHEYANG CHI

出版发行　江西科学技术出版社

社址　南昌市蓼洲街2号附1号

邮编：330009　电话：（0791）86623491　86639342（传真）

印刷　三河市泰丰印刷装订有限公司

经销　各地新华书店

开本　787 mm × 1092 mm　1/16

字数　220千字

印张　12

版次　2014年11月第1版

印次　2024年10月第2次印刷

书号　ISBN 978-7-5390-5139-0

定价　49.00元

国际互联网（Internet）地址：http://www.jxkjcbs.com

选题序号：ZK2014370　赣版权登字：-03-2014-324

责任编辑：万圣丹　装帧设计：春浅浅

版权所有　侵权必究

（赣科版图书凡属印装错误，可向承印厂调换）

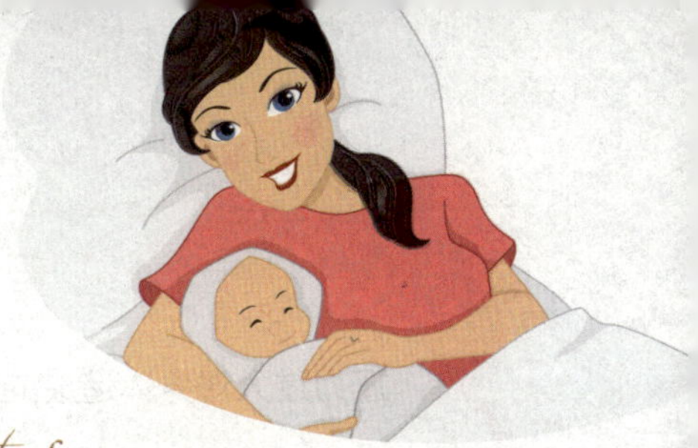

目录 Contents

Part 1 产妇为什么需要产后调理

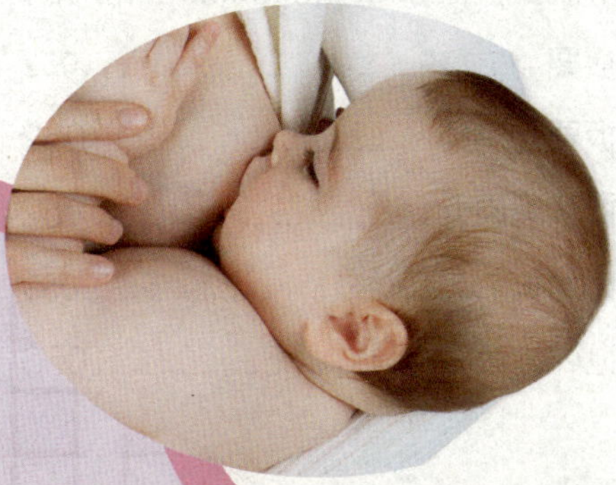

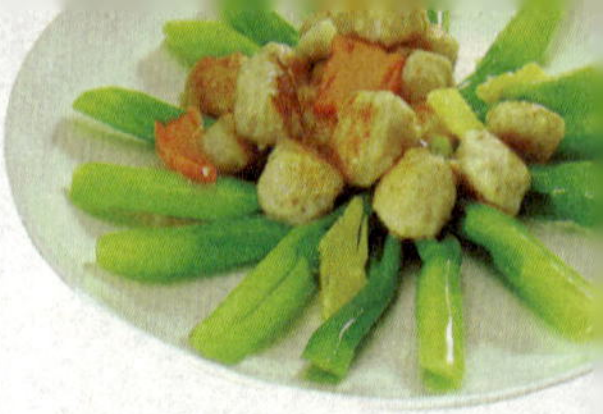

Part 2 不要怕胖，月子里就该这样吃

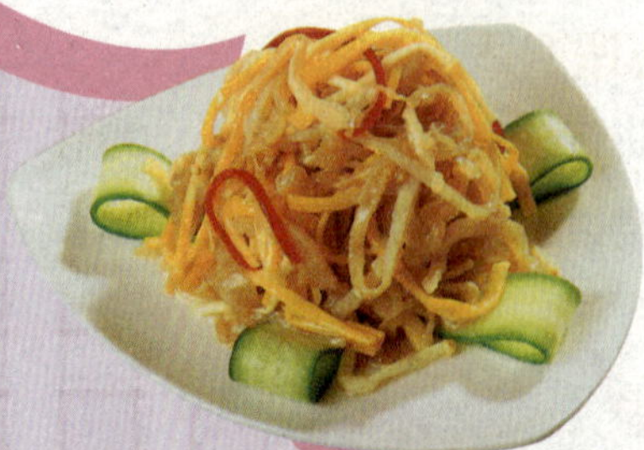

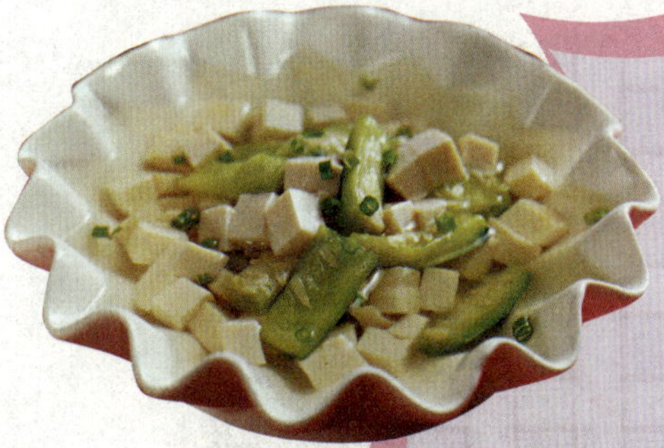

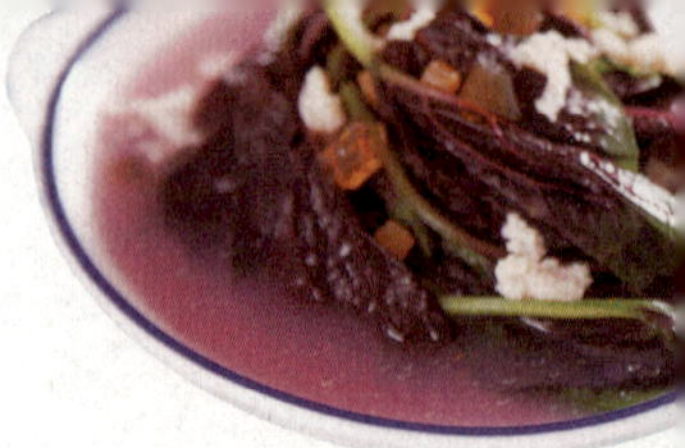

吃补血的食材

吃补虚的食材

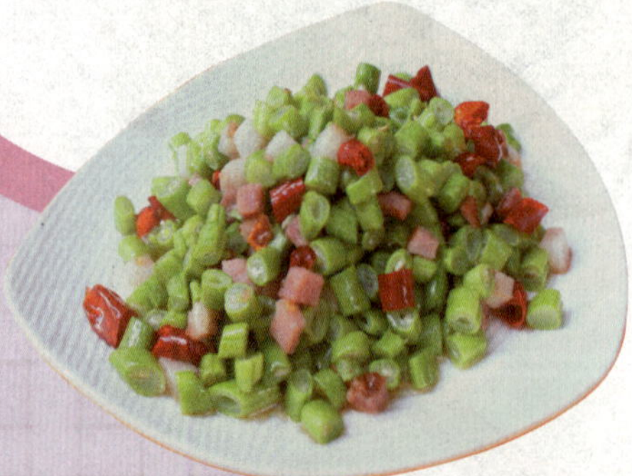

吃消除水肿的食材

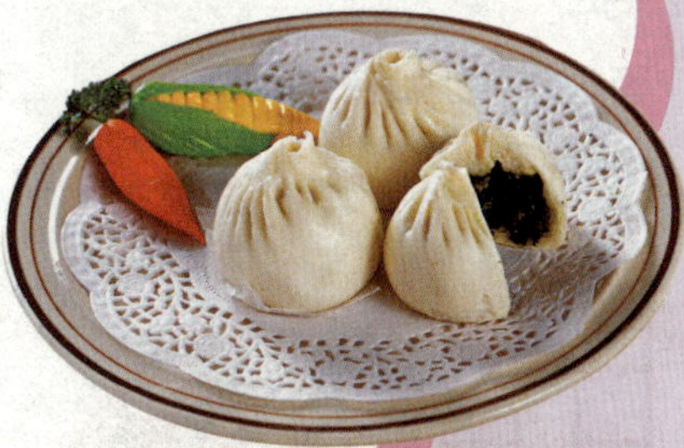

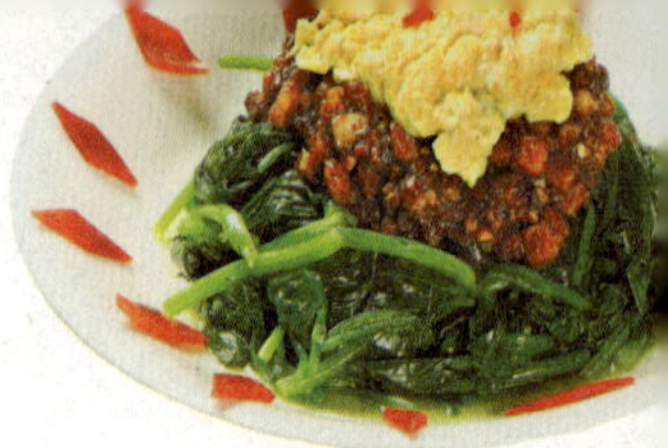

吃助眠的食材

吃抗抑郁的食材

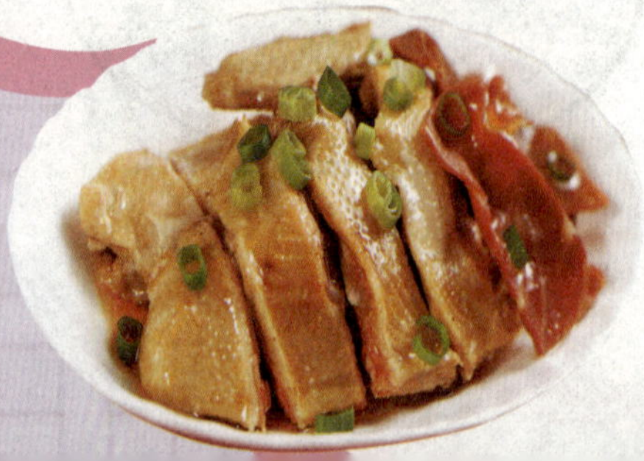

吃强筋壮骨的食材

吃生发、乌发的食材

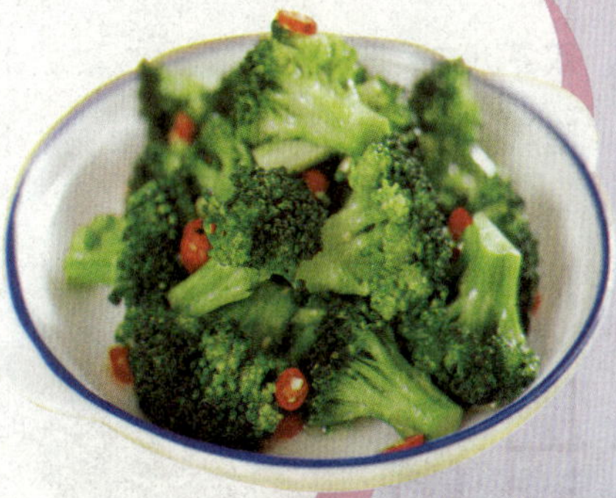

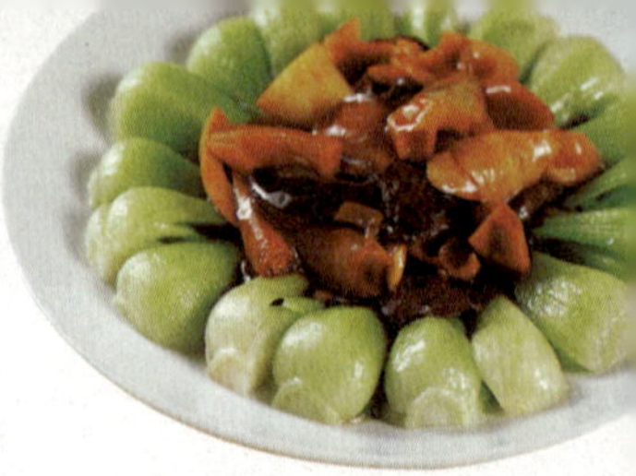

Part 3 产后恢复这样吃，苗条又美丽

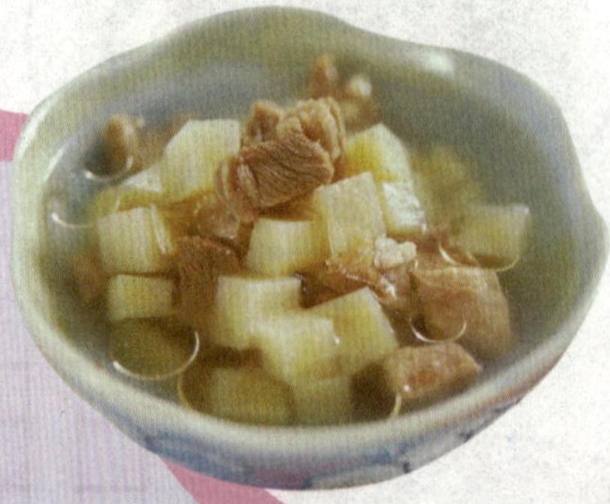

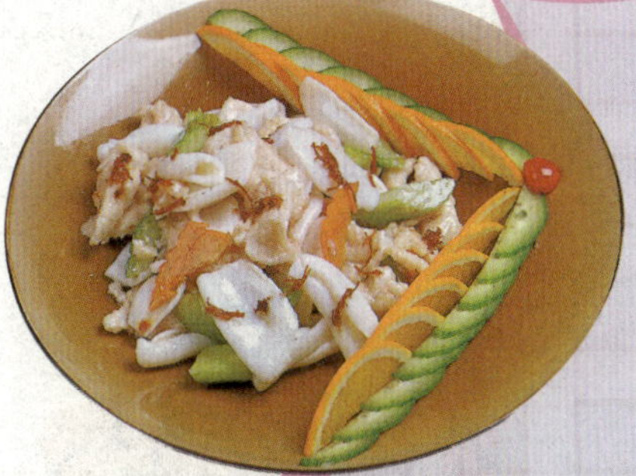

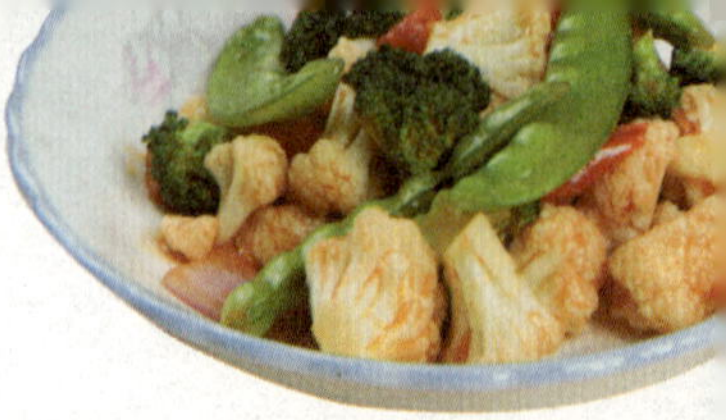

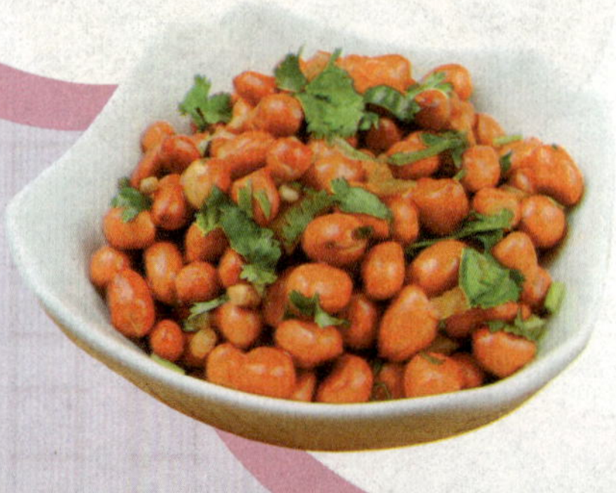

产后祛除妊娠纹应该这样吃

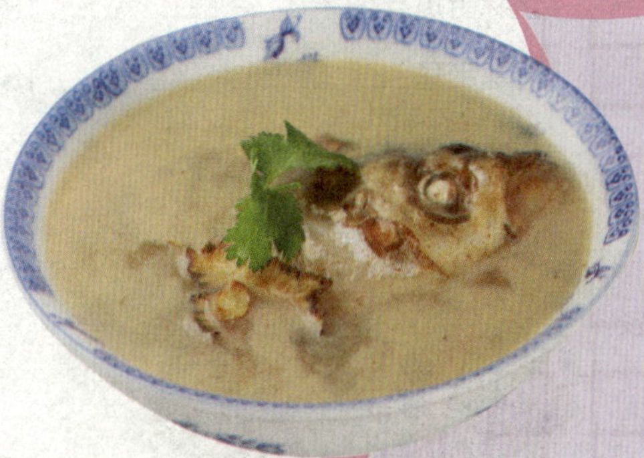

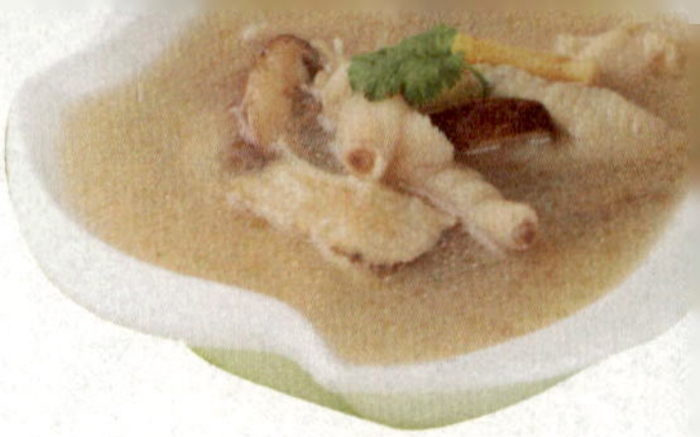

产后祛斑应该这样吃

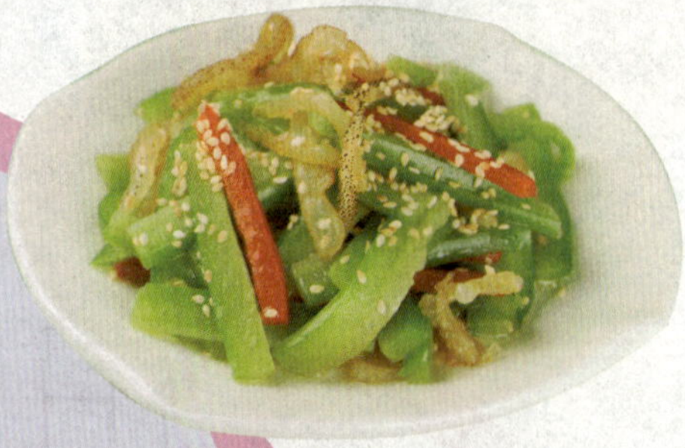

Part 1

产妇为什么需要产后调理

产后调理，即“坐月子”，可以帮助产妇的身体最大限度地恢复到孕前的状态，对产妇来说是很重要的一个阶段。

本章就产后调理期间的饮食、哺乳、护理、保健等方面进行阐述，为产妇们提供细致的生活指导，帮助其身体更快恢复健康状态。

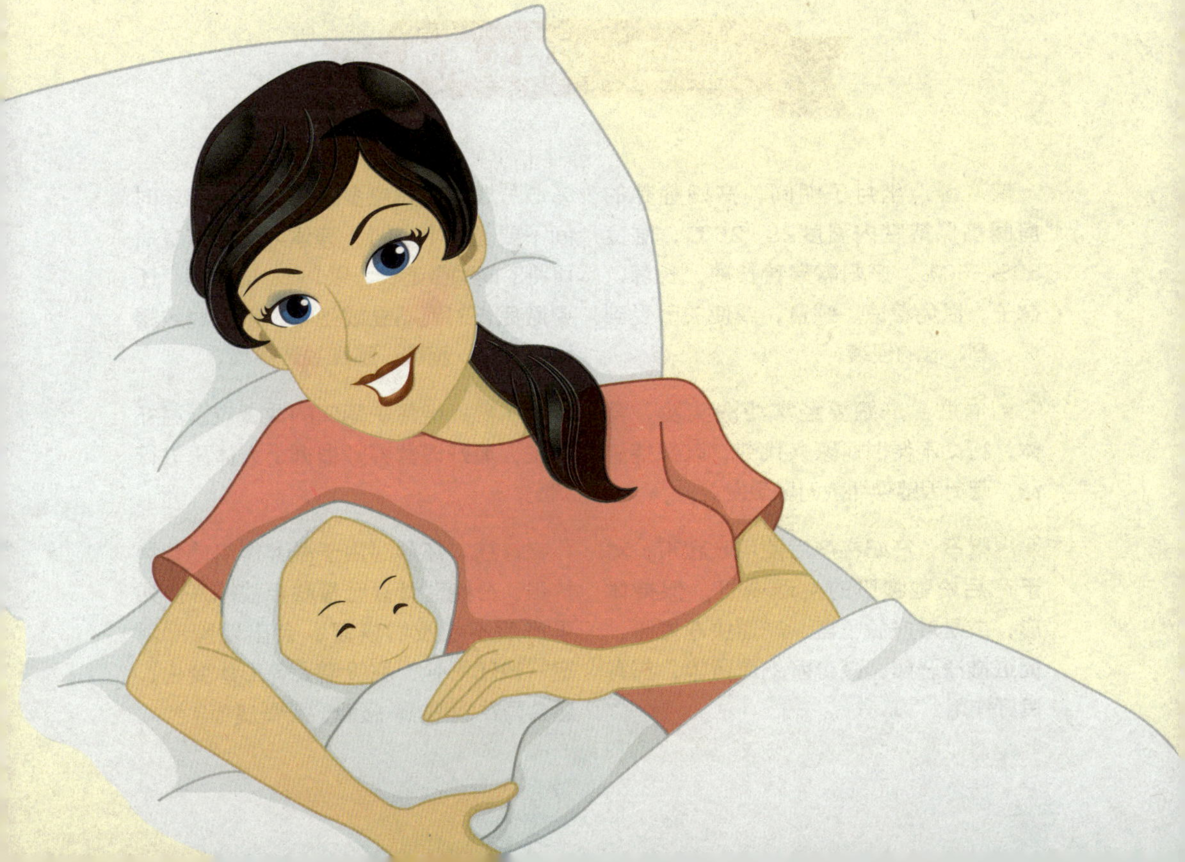

产后"坐月子"有多重要

为什么要"坐月子"？

"坐月子"，又称产褥期，是指胎儿、胎盘娩出之后，机体基本复原的一段时间，一般需要6~8周。

在怀孕期间，孕妇承担着胎儿生长发育的一切需求，自身生理方面也在发生变化。其中，以子宫的变化最为明显。子宫肌细胞会增殖、变大、变长，容积可增大至非孕时的1000倍；血容量会增加15%~25%，以满足自身和胎儿的需求；血液处于高凝状态，以防止产后出血；肾脏为了排出自身与胎儿的代谢产物，负担增加，肾功能也有所改变；其他如消化、内分泌、皮肤、乳房、骨骼等都会发生相应的变化。再加上分娩带来的伤害，都需要在"坐月子"期间经过休息和调养才能恢复。所以，产妇在"坐月子"期间的调养和保健是至关重要的，也是调理体质的最佳时期。

"坐月子"的基本原则

①慎寒湿。坐月子期间，产妇静养的房间需保持室内温度25~26℃，湿度50%~60%。产妇需穿着长袖、长裤、袜子，以免着凉、感冒，或使关节受到风、寒、湿的侵袭。

②适劳逸。产妇应多卧床休息，起床时间不要超过半小时，等体力逐渐恢复后可将时间稍微延长，以1~2小时为限，还要避免长时间站立或坐着，以免导致腰酸、背痛、腿酸、膝踝关节疼痛。

③勤清洁。产妇要经常清洗头发、身体，行动不便时可家人代劳，以保持清洁，避免因感染细菌而导致发炎。

④调饮食。坐月子期间的饮食应以温补为主，最好请营养师根据个人体质进行调配。

⑤用腹带。产妇在产后使用收腹带，对于产后松弛腹肌的生理恢复，保持体形，或是对产后子宫、产道快速复原，促进排净恶露，减少瘀患遗留等，都有良好作用。

⑥收骨盆。怀孕时由于激素作用使骨盆扩张，分娩时骨盆耻骨联合被撑开。如果产后不能及时恢复，会出现胯部增宽、臀部松弛、屁股增大等形体变化，还会导致O型腿、腰痛、耻骨痛等。

产后饮食安排

产后进食遵循一定原则

产后1~2天，产妇的消化能力较弱，应摄入容易消化的食物，不宜吃油腻的食物。产后3~4天，不要急于喝过多的汤，应避免乳汁过度瘀胀。产后1周，产妇胃口恢复正常，可进食鱼、禽、蛋等，但最好做成流食食用，以降低咀嚼难度。

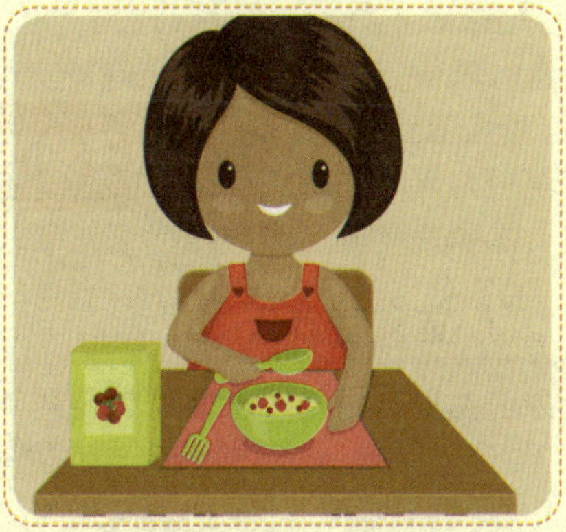

产妇产后正确的进餐顺序应为：汤→青菜→饭→肉，餐后半小时进食水果。饭前应先喝汤。因为饭后喝汤会冲淡食物消化所需要的胃酸，所以产妇吃饭时忌一边吃饭，一边喝汤，以汤泡饭，或吃过饭后，再来一大碗汤，这样容易妨碍正常消化。

另外，因为米饭、面食、肉食等富含淀粉、蛋白质的食物需要在胃里停留1~2小时，甚至更长的时间，所以最好饭前先喝汤。

如何选择“月子水”

分娩时，妇女气血大耗，阴液受损，喝一些几乎不含酒精成分的无醇米酒可以补血行气、促进血脉畅通、调养气血，避免产后气血两虚。同时，也可以帮助产妇避风寒，预防产后关节疼痛等疾患，起到通经活血、温补脾胃、促进乳汁分泌的作用。这里所说的无醇米酒便是我们俗称的“月子水”之一。

“月子水”的选择非常有讲究，标准一般有两个。

①不含酒精。含酒精成分的“月子水”会抑制乳汁分泌，而且还会通过乳汁影响新生儿的睡眠和心脑血管、神经系统发育。

②“小分子团”。一般的“月子水”分子体积大，产妇不易吸收，容易形成“水桶腰”，而“小分子月子水”有利于营养吸收和代谢，可帮助产妇重塑形体。

月子期间的进补原则

产妇每天进补的膳食营养应保持一个基本的量，具体可参考以下数据：

◆牛奶	250~500毫升
◆鸡蛋	1~2个
◆瘦肉类（包括禽肉、鱼肉、畜肉等）	150~200克
◆豆制品	100~150克
◆蔬菜（尽可能多吃叶菜）	500~750克
◆主食	400~600克
◆汤水	1000~1500毫升
◆水果、糖类、油脂	适量

月子期宜食食物一览表

1. 宜食营养素↓

胶质	如猪蹄、排骨等，可以补充营养，也可以补充肌肤缺失的胶原蛋白，对皮肤起到一定的修复作用。
纤维素	怀孕末期可多摄入纤维素，能增加人体粪便的体积，促进排便顺畅，缓解痔疮等病症。但分娩过后，纤维素摄入量应适当减少。
必需脂肪酸	必需脂肪酸能调整激素、减少炎症反应，可以帮助产妇子宫恢复到原来大小。

2. 宜食食材↓

黄豆芽	含有大量蛋白质、维生素C、纤维素等营养成分，能修复分娩时损伤的组织，增强血管壁的弹性和韧性，防止出血，还能润肠通便，预防便秘。
莲藕	含有大量淀粉、维生素和矿物质，能化瘀养心，尽早清除腹内积存的瘀血，增进食欲，帮助消化，还能促进乳汁分泌。
海带	含碘和铁较多，能制造甲状腺素和血细胞，增加乳汁中碘和铁的含量，预防贫血、甲状腺功能低下等疾病。
红枣	含丰富的维生素C、葡萄糖和蛋白质，可口嚼生吃，也可熬粥蒸饭，适合产后脾胃虚弱、气血不足的产妇。
桂圆	桂圆为补血健脾的佳果，既能补脾胃之气，又能补心血不足，适合产后体质虚弱的产妇。

月子期慎食食物一览表

辛辣食物	如大蒜、辣椒、胡椒、茴香、酒、韭菜等，易助内热，使产妇虚火上升，出现口舌生疮、大便秘结、痔疮等症状，还可能通过乳汁使婴儿内热加重。
过咸食物	食物中如果含过多盐分，可能会引起产妇体内水钠潴留，造成水肿，并诱发高血压。产妇不可忌盐，但也不宜多食。
生冷食物	生冷食物未经过高温消毒，可能带有细菌，也不易消化，对脾胃功能较弱的产妇来说是很重的负担，还可能导致肠胃炎，也不利于祛除恶露、瘀血。
油炸食品	容易引起脾胃热滞，导致便秘、腹胀，也容易引发胸闷、腹泻、胃口下降、呆滞、手脚不温等症状，舌苔还容易呈白色。
甜食	甜食吃得过多，会导致脾虚生湿，造成虚湿积滞，引起腹泻，还会带来脂肪困扰，使身体发胖，影响产妇的身体健康。

根据体质选择不同食物

1. 寒性体质↓

产妇特征：面色苍白、怕冷或四肢冰冷、大便稀软、尿频、舌苔白、易感冒。

适用食物：宜温补，如麻油鸡、四物汤、十全大补汤等，但不能太油腻。

功效：可促进血液循环，达到气血双补的目的，还能保护筋骨，不易扭伤。

2. 热性体质↓

产妇特征：面红目赤、怕热、四肢或手足心热、口干口苦、大便干硬、痰涕黄稠、尿量少、舌苔黄或干、舌质红赤、易生痘疮或痔。

适用食物：宜滋补，如山药鸡、黑糯米、鱼汤、排骨汤、丝瓜、莲藕、冬瓜等。

功效：可以降火气、滋补身体，对腰、背等部位的酸痛有一定的缓解作用。

3. 中性体质↓

产妇特征：不热不寒、不特别口干，无特殊常发的疾病。

适用食物：宜食补、药补交叉进行，可适当补充降火食物。

功效：能起到强身健体、补虚、催乳的作用。

产后催乳、哺乳、回乳

母乳分类早知道

产妇的母乳成分在分娩后的不同时期内会有所变化，一般可分为初乳、过渡乳、成熟乳和晚乳四种。

产后5~7天 → 为初乳。这时的乳汁略稠，呈黄色，含脂肪较少，含球蛋白、白细胞、锌、铁、生长因子、维生素A等较多，对新生儿生长发育和抗感染十分重要。

产后7~14天 → 为过渡乳。这时的乳汁是初乳向成熟乳过渡的乳汁，其蛋白质的含量会逐渐减少，脂肪和乳糖的含量则逐渐增加。

产后14天后 → 为成熟乳。这时的乳汁虽然称为成熟乳，但实际上，乳汁要产后30天左右才会趋于稳定，其锌的含量非常高。

产后10个月后 → 为晚乳。这时母乳的量和乳汁的各种营养成分已经很少了，产妇应该考虑进行回乳。

六“不”因素影响奶水分泌

以下六种因素，经常成为导致奶水分泌不足的重要原因。

睡眠不足 → 初为人母，产妇一时间很难适应，再加上每天晚上都要起床喂奶，或多或少会影响睡眠质量。长期过度焦虑，就会直接影响奶水的分泌，造成奶水不足。

营养不良 → 产妇坐月子期间应多注意营养摄入，最好多摄入富含蛋白质的食物以及适量液体。还应注意营养均衡，且不宜过早、过度减轻体重，以免影响乳汁的分泌，造成奶水不足。

（续表）

耐心不足	有些产妇耐心不足、缺乏自信，一发现宝宝吸几口就停止，便放弃母乳喂养，或过度担心宝宝吃不饱，总要多添点奶粉。这些举动都会在一定程度上影响乳汁的分泌。
姿势不对	宝宝的吸吮力度和吸吮频率也是影响奶水分泌的因素之一。产妇要采取正确的哺乳姿势，使宝宝的嘴与乳房垂直，将大部分乳晕含入口中，这样能促进奶水分泌。
心态不好	产妇分娩后，体内的黄体素和雌激素因妊娠的结束而骤减，会对产妇的情绪、心理活动产生很大影响，严重时易导致乳汁分泌不足、抑郁症发作等情况，因此要注意舒缓情绪。
精神不佳	由于分娩时过度紧张，或过于忧虑宝宝的健康，再加上其他方面造成的精神负担，都会引起奶水分泌不足。产妇应尽早减轻精神负担，克服心理障碍，不要放弃母乳喂养。

催乳应选定最佳时期

1. 产后1周内不宜催乳↓

产妇的奶水情况与其遗传、营养摄取等因素有关，刚生完孩子的产妇身体比较虚弱，此时若强行催乳会导致产妇身体更加虚弱，还会带来多种弊端。

①新生儿吃不了那么多奶水，容易造成浪费。

②产妇过早吃一些过于油腻的食物，容易造成消化不良。

③产妇过早喝催乳汤，且乳腺管还没有畅通，很可能会将过早分泌出的乳汁堵在乳腺管内，造成积奶，严重时还会引起发热。

2. 产后第1个月是催乳最佳时期↓

在生理激素的刺激下，分娩后第1个月是产妇催乳的最佳时期，但具体时间还要根据产妇的身体状况而定。此外，还要根据产妇的耐受力而定，以免增加产妇胃肠的负担，出现消化不良。

催乳时间还应根据产妇的分娩情况而定。产妇若为顺产，产后第一天一般比较疲劳，可待身体稍恢复后再喝催乳汤；若为剖宫产，则进食催乳汤的时间可适当提前。

产后怎样做催乳按摩

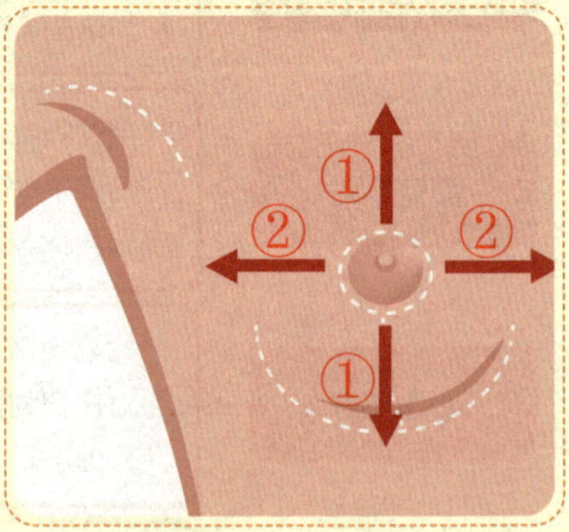

催乳按摩的原则是理气活血、舒筋活络，多采用点、按、揉、拿等基本手法，实际应用时也需要多种手法进行配合。

具体方法如下：

将两手拇指、食指分别放在乳晕两侧，先往下压，再向两旁推开；以乳头为中心点，采取上下、左右对称的方式按摩。

这种方法会使乳头突出，进而保证乳腺管通畅、乳汁分泌畅通。

按摩催乳治疗可促进局部毛细血管扩张，增加血管通透性，加快血流速度，改善局部血液循环，有利于乳汁的分泌和排出。同时，通过按摩还可以疏肝健脾、活血化瘀、安神补气、通经行气，调节人体脏腑功能，达到促进组织器官新陈代谢、促进乳汁分泌的目的，以满足宝宝的需求。

利于催乳的食物一览表

豌豆	含有十分丰富的磷元素，能起到利小便、生津液、解疮毒、止泻痢、通乳的作用。
豆腐	含有非常丰富的蛋白质、维生素，能起到益气和中、生津润燥、清热解毒的作用，是很好的催乳食物。
鸡蛋	含有较高的蛋白质、铁元素及其他营养素，容易被人体吸收利用，对产妇身体康复及乳汁分泌很有益处。
红糖	红糖的含铁量比白糖高1~3倍，可以起到补血、活血、催乳的作用，促进体内瘀血排出，帮助子宫修复。
花生	含有丰富的脂肪、蛋白质、维生素、矿物质等营养元素，能起到促进脑细胞发育、增强记忆力的作用。
黑芝麻	含有大量的脂肪和蛋白质以及钙、糖类、维生素A、维生素E等营养元素，对乳汁的分泌非常有帮助。

妊娠期如何做好哺乳准备

孕妇应在分娩前纠正平坦或内陷的乳头，在怀孕期间多进行伸展练习。

具体方法如下：

先在乳头左右两侧各放一根手指，由乳头两侧向外拉，再用两手的手指分别放在乳头上下，进行上下拉伸，每天2次，每次5分钟。

与此同时，孕妇可以从妊娠7个月起佩戴乳头罩，通过对乳头周围组织的固定，使内陷的乳头外翻，并能经中央小孔持续凸起，为成功哺乳做好准备。

正确的哺乳姿势

将婴儿置于胸前，使其胸部与腹部贴着母亲的身体，但不要太贴近母亲的胸部。将婴儿的头部稍微倾斜，使其下巴触碰胸部，并确定宝宝含住了整个乳晕。

当姿势调整正确之后，宝宝开始吸吮，会发现其太阳穴与耳朵都微微地颤动，并且乳头不会觉得肿痛。

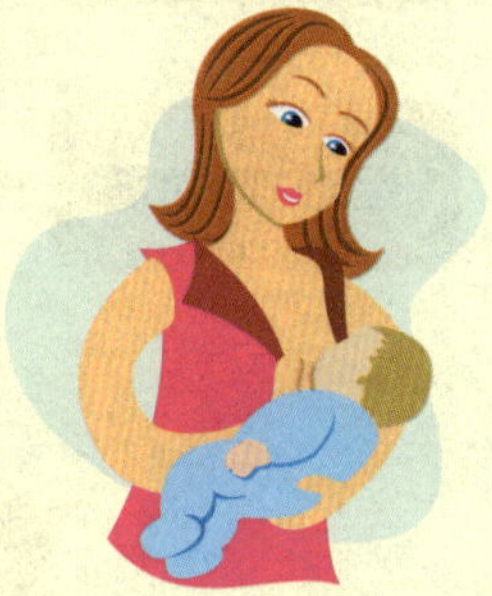

怎样把握每次喂奶时间

为了保护好乳头，使之能逐渐适应哺乳的需要。在开始哺乳的前三天里，每次哺乳最好不要超过5分钟，从第4天起可以将时间延长至10分钟，第5天可延长至15分钟，以后再延长至20分钟，形成一个循序渐进的过程。

如果十天之后，乳头一直保护得很好，可由产妇或宝宝自己决定每次哺乳时间的长短。大多数婴儿每次要吸吮15~25分钟。

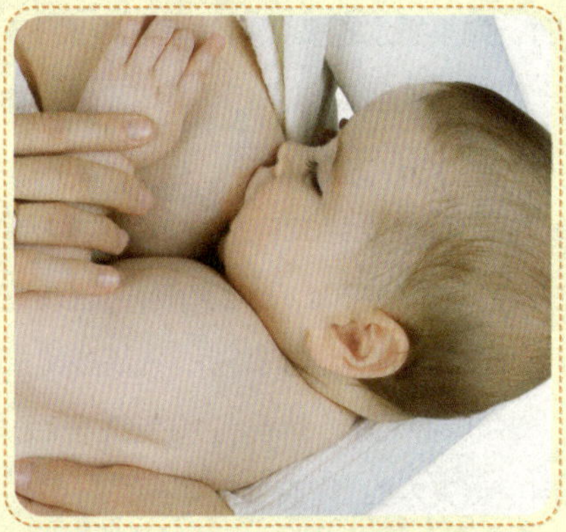

喂奶时的不良习惯

边喂奶边逗宝宝	一边喂奶，一边逗宝宝，很容易使宝宝发笑，引起宝宝消化不良，或导致奶汁误入气管而引起呛奶，甚至诱发肺炎。
躺着喂奶	刚出生的宝宝的胃呈水平位，入口较成人松，产妇如躺着喂奶，会使空气进入宝宝胃里，很容易引起宝宝吐奶、腹胀，严重时吐的奶还容易反吸入气管，引起窒息。
喂奶只喂一边	如果产妇喂奶总习惯只喂一边，另一边的乳房很可能会因为积乳而引起乳腺炎，或因受刺激减少而减少分泌乳汁。
按时喂奶	哺乳间隔其实是由宝宝和产妇的感觉决定的。当宝宝因饥饿啼哭，或产妇感到乳房饱满时就应该进行哺乳，不要硬性规定时间，而应按需哺乳。
运动之后喂奶	不管是运动后还是性生活后，妇女所分泌的乳汁都是“热奶”，会影响乳汁质量，进而对婴儿不利。

回乳的方法有哪些

回乳是复杂的神经内分泌调节过程，其方法可分为药物回乳和自然回乳两种。

一般来讲，因哺乳时间已达10个月至1年且正常断奶者，可以使用自然回乳法；因各种疾病或特殊原因在哺乳时间尚不足10个月时断奶者，多采用药物回乳。正常断奶时，如果奶水过多，自然回乳效果不好，也可以使用药物回乳。

药物回乳可以采用内用和外敷两种方法。

1. 内用回乳法↓

①将生麦芽60克放在冷水中浸泡30分钟后入锅，大火煮沸后小火煮20分钟，过滤去渣，浓缩成2碗，分2次服，连服3~5天。

②将10克小麦麸淘净，入锅炒黄，加入50克红糖略炒后出锅。趁热食用，可常食。

③将八角、茴香各10克洗净后，放入锅中，加水熬煮，过滤去渣后，取药汁服用，每天2次，连服3天。

2. 外敷回乳法↓

①取芒硝300克，装入布袋中，待排空乳汁后，将布袋敷在乳房四周，将乳头暴露出来，潮湿后更换即可。

②取明矾6克，溶于1500毫升开水中，待水温后，揉洗乳房3分钟，再用洁净毛巾浸明矾水，在乳房局部做湿热敷15分钟。每晚1次，连用3天。

自然回乳应遵循一定的规律，循序渐进，注意方法，才能正确回乳。

限制促乳食物 →	在开始准备回乳之前，应尽量控制容易导致乳腺堵塞的食物的摄入。
↓ 前3天不挤乳 →	在前3天内，如果胀乳疼痛难以忍受，可以在乳晕稍变软的情况下少量挤乳，一直到不必再挤乳为止。
↓ 3天后挤出滞留在乳腺中的乳汁 →	此时可以按压乳房的根部进行挤乳，并在腋下夹一块冷毛巾，抑制乳汁的分泌。当松开乳头时可能会出现乳汁喷射的情况，借此可以确认乳腺出口的位置，再一个个挤压。当整个乳晕开始变软且不再泌乳时，意味着挤乳工作的完成。
↓ 第7天、第14天再次挤乳 →	第7天再进行一次挤乳，方法与第3天挤乳一样，之后等到第14天再次挤乳。类似的操作，可以有效避免回乳时容易出现的乳腺疾病。
↓ 回乳大功告成 →	等到第30天时，已经几乎挤不出来乳汁，且乳头慢慢渗出一些浓稠的、看起来像初乳一样的东西，则意味着回乳大功告成了。但要是还有少量乳汁泌出，可以重复上述挤乳方法，再坚持1个月。

回乳期的注意事项

①如果乳房胀得难受，可以挤出乳汁，但不要完全挤出，否则易导致乳汁分泌。

②回乳期要减少对乳房、乳头的刺激，这样泌乳素和乳汁分泌才会逐渐减少。

③不要让宝宝再吸乳汁，也不要让宝宝摸乳房。

④淋浴时尽量避免用热水冲洗乳房，可用冰袋冷敷乳房以减轻胀痛的感觉。

⑤如果发现乳房里有硬块，要及时用手揉开，防止乳腺炎。

⑥回乳期要注意减少饮食中水的摄入量。

⑦尽量避免使用激素类药物或回奶针，否则易引起乳房萎缩或乳腺分泌问题。

产后身体护理

谨防产后十种异常状况

小便困难	膀胱和输尿管在分娩时可能会受伤。产后，产妇要用喝水来保证自己不脱水，如果持续不能小便，就需要到医院诊治。
流血过多	如果分娩后阴道血流量过多，而且排出如乒乓球一样大小的血块，那可能是子宫出血，需要向医生请求帮助。
分泌物有异味	如果产妇的阴道分泌物有异味，则可能是部分胎盘没有排出来，或是出现了伤口感染。
乳房胀痛或有肿块	哺乳时若感觉乳房胀痛，摸上去有肿块，则可能患了乳腺炎；若乳头裂开，奶水里有脓和血，则可能已发生细菌感染。
发热38℃	产后持续高热则表明子宫感染或是乳腺感染，需要立即到医院检查。
胃或子宫持续疼痛	如果产后产妇一直感觉胃或子宫疼痛，很可能是出现了体内出血、感染或其他严重的问题，应及时就诊。
小腿肚疼痛	如果在小腿骨后的腿肚肌肉很软，或者痛点变红和变热，可能是血栓形成的征兆。如果血栓扩散蔓延到肺部或心脏，可能会危及生命，应立即就诊。
伤口发炎	经历了会阴侧切手术的产妇若发现缝针处异常红肿，味道难闻且有分泌物；剖宫产产妇如发现手术切口张开，呈红色，味道难闻，有分泌物，二者都可能是感染了。
气喘	分娩后，产妇如突然出现气喘症状，且并非来自运动，则很可能是肺部或心脏有问题，或由情绪低落、心情抑郁引发的。
肿胀	肿胀可能是先兆子痫的症状，多发生在产后7天内，产妇全身肿胀，还会头痛、视物模糊，必须及时医治。

阴道松弛的护理

产后阴道松弛主要是由耻骨尾骨肌功能下降造成的。耻骨尾骨肌是肛提肌群中作用范围最广的肌肉之一，能托起盆腔内脏，保持盆尾阴部软组织张力。它和近端尿道壁括约肌相互交错，还延伸至阴道括约肌的1/3处，能收缩直肠下端和阴道，完善排便动作和阴道“紧握”功能。因此，要防治阴道松弛，应注意锻炼耻骨尾骨肌的功能。

要使阴道收缩，最基础的方法之一就是锻炼，可常做“提肛功”。吸气时用力使肛门收缩，呼气时放松，反复20~30次，每隔1~2分钟再进行一组，每天清晨锻炼5~6组，白天锻炼2~3组。锻炼时可采用慢速收缩、快速收缩或两者交叉进行。

此外，也可以尝试一下凯格尔运动。

如何护理松弛的阴道（凯格尔运动）

第一步，产妇坐马桶上，两腿分开，正常排尿，中途有意识地收缩阴部肌肉，使尿流中断，如此反复。过程中感到在收缩的肌肉就是耻骨尾骨肌。

第二步，产妇可坐在椅子上，由后向前缓慢收缩耻骨尾骨肌，在收缩状态下从1数到10，再由前向后逐渐放松，可反复练习。

第三步，产妇仰卧床上，以头部和双脚为支点，抬高臀部，同时收缩耻骨尾骨肌，放下臀部后放松耻骨尾骨肌。如此反复，可以有效提高耻骨尾骨肌的活力。

产后会阴疼痛的护理

产妇产后会阴疼痛，应在日常护理中多加注意，以免触碰伤口，加重病情。

①休息时。产妇在休息时要尽量平躺，以减轻肌肉的压力。同时，产妇可以在臀部和腰部的位置各放一个枕头，但要在胸前保留一点空隙，这样可以避免压迫胸部。

②喂奶时。产妇在喂奶时可以选择在床上侧躺着喂，以减轻部分肌肉压力。如果条件允许，可以试着坐在中空的橡皮垫上哺乳婴儿，但不宜坐得过久，以免引起会阴部的肿胀。

③排尿时。产妇在上厕所排尿时，身体可前倾而坐，或是采取半蹲的方式，这样可以避免会阴部过度疼痛。

④运动时。产妇要坚持做基本的凯格尔运动，并尽早开始做，以加速产妇会阴部的痊愈。

产后恶露何时排清

产后经阴道流出的液体叫恶露，其中含有血液、黏液、坏死的蜕膜组织、白细胞、细菌等成分。恶露多寡有时会受到胎儿大小、孕前是否做过子宫刮宫术等因素影响。也会因为子宫发育不良、子宫内膜发炎、胎盘等组织残留于子宫内、过度疲劳、使用血管扩张剂等原因而导致恶露不尽。恶露排量少并非不正常，但太多则要引起注意。

通常，恶露分为三个阶段。

产后1～3天 → 血性恶露 → 量较多，含有较多血液，故呈红色，又称红色恶露。

产后3～7天 → 浆液性恶露 → 恶露中含血量减少，故呈淡红色，持续约1周，量少。

产后2周左右 → 白色恶露 → 恶露中含血量极少，白细胞增多，呈淡黄色或乳白色，可持续数周之久。

正常排出恶露需要2~3周，通常不宜超过3周，但少数产妇可能1个月后仍有少量咖啡色恶露。这是因为卵巢在产后恢复过程中产生了激素，激素使子宫内膜增生剥落后与月经混在一起形成的。恶露如果过了两个月还没彻底排净，则建议到医院检查。

产后伤口的护理

1. 自然分娩产后伤口的护理↓

自然分娩一般会留下阴道撕裂伤，或者有会阴侧切的伤口。但由于生理构造的原因，会阴部无法保证无菌条件，随时都可能感染，因此，产后伤口护理十分重要。

如何护理产后伤口

①自分娩第二天起用5%的洁尔阴洗液清洗外阴，或用5%的洁尔阴洗液擦洗外阴，每天两次，直到拆线。

②保持大小便通畅，便后及时清洗外阴和肛门，勤换卫生垫，勤换内衣。

③睡觉时最好侧卧于无会阴伤口的一侧，以降低恶露流入会阴伤口的概率。

2. 剖宫产后伤口的护理↓

剖宫产的伤口范围较大，完全恢复需要4~6周，此期间的伤口护理很重要。

①适当运动。产妇在剖宫产术后可以适当下床，多散散步，帮助恢复肠胃功能，也能适当增强体质。

②注意消毒。伤口范围大，易受外界细菌感染，因此每天一定要查看腹部切口，并给伤口做好消毒，以免引发感染。

③勤量体温。在剖宫产术后1周内，每天要测量两次体温。如果产妇感觉不适，应增加测量体温次数。

④避免沾水。产妇在术后两周内要避免腹部切口沾到水。可以用湿毛巾擦浴，恶露未排干净之前一定要禁止盆浴。

⑤少碰伤口。缝合伤口用的多是羊肠线，万一遇到线头外露的情况，千万不要用剪刀去剪，也别试着去抽线，等产后42天复查时，让医生来解决此问题。

正确防治产后风

产后风，即产后风湿病，也就是俗称的“月子病”，是指妇女产后或人工流产手术后因受到风湿寒邪所引起的以肌肉关节酸楚、疼痛为主要表现的疾病。

产后风的原因大体分为两种。一种是妇女分娩后保健不到位，外邪乘虚侵入肌肉、关节等处，随着产后恢复，肌表、筋骨关闭，风湿寒邪包裹于体内而成；另一种是由于妇女产后关节过度活动、血液损失过多或营养不足而引起的。

产后风多在产后几天或几周内就出现症状，也有在体内潜伏几年甚至更久的情况。产后风会随着孕妇的体质减弱而发病，会出现产后眩晕、头沉或疼痛、冒冷汗、寒颤等症状，腰部、膝盖、脚踝、手腕等部位会感觉发麻、发痛，严重时还会妨碍子宫的血液循环，出现瘀血，降低生殖器官和泌尿系统的功能，影响下肢的血液循环。

坐月子期间要做好保健工作，只要稍加调养，就可远离“产后风”的困扰。

①小心寒气。产妇在产褥期要避免受寒，不能吹冷风或是喝凉水，洗漱宜用温水，饮食方面也不能吃寒凉或刺激性的食物。

②注意休息。产妇平时要特别注意避免身体劳累或精神刺激，保持心平气和、情绪稳定，切忌过度劳累。

（续表）

③勿过度活动关节。分娩前一点小小的刺激都能在分娩后引发问题。因此，产妇在产后2~3周内绝对不能过度活动关节，以免损伤关节而引发产后风。
④服用产后补药。产后补虚的中药对恢复气血、帮助身体恢复、预防产后疾病的效果显著。但要注意宁迟勿早，必须要等恶露完全排净后再服用，以免导致反作用。
⑤注意居住环境。产妇坐月子期间，居住的房间要向阳、通风、干燥，保持空气新鲜，避开潮湿、阴冷的环境，这样有利于产妇身体恢复，避免产后风。

正确防治产后尿潴留

尿潴留是产褥期常见的不适症状，不仅会影响子宫收缩，导致阴道出血量增多，还可能造成产后泌尿系统感染。

一般来说，产妇顺产后4~6小时内就可以自行排尿，但如果在分娩6~8小时后甚至在整个月子期间仍不能正常将尿液排出，并且膀胱有饱胀感，就可能患上了尿潴留。产后尿潴留一般分为完全性和部分性两种。前者是指产妇完全不能排尿，后者是指产妇仅能排出部分尿液。

产后尿潴留对产妇的伤害较大，其预防应提前到生育过程中。家属要时刻关注产程，积极处理由各种原因造成的产程延长，以免产妇过度疲劳。尽量减少不必要的阴道检查和反复导尿，以防外阴、尿道水肿和泌尿系统感染。

如果已经得了尿潴留，在接受治疗的过程中，也可以采取一些简单有效的方法，帮助缓解症状。

条件反射法	拧开水管或用水杯倒水，让流水声刺激排尿中枢，诱导排尿。
局部热敷法	将500克食盐炒热，包好后趁热敷在小腹上，冷却后炒热再敷；让产妇坐在50℃左右的热水中浸泡，每次5~10分钟；用开水熏下身，让水汽充分熏润会阴部，但身体不能接触水。这些方法都可以促进膀胱肌肉的收缩，利于排尿。
吹鼻取嚏法	用少许皂角粉吹入产妇鼻中取嚏，可促使排尿成功。
加压按摩法	在排尿时顺时针按摩小腹，并逐渐加压，可促进排尿。
呼吸调息法	吸两次气，呼一次气，反复进行，直到排尿为止。
通排大便法	以开塞露注入肛门，有便意时排便，一般尿液会随着大便排出。

产后心理调适

分阶段进行心理调适

接受期：接受期多半出现在产后前几天。这个时期，产妇最强烈的需求是补充睡眠。在经历了待产的煎熬和分娩的体力消耗后，产妇都会比较嗜睡，所以家人应给产妇提供一个安静、舒适的环境，以便保证产妇的休息时间和质量。

执行期：执行期从产后第3天开始，大约持续10天。这段时间，产妇开始学习照顾宝宝的各项事宜，所以会积极地寻求别人的意见和查阅有关资料。因此不论出现多小的问题，都会使她非常焦虑。这种时候家人应给予产妇更多的关心和帮助，帮助她平复急躁的情绪。

放手期：当产妇对“妈妈”这个身份逐渐接受以后，对“妈妈”的功能也使用得更好了，此时就进入了放手期。这时期的产妇必须完成两种分离，一种是接受自己与宝宝身体上的分离，另一种是舍弃没有宝宝之前的那个女性角色。

产后容易造成压力的因素

落差感：生产之前将母亲的角色过分理想化，但随着宝宝的出生，“得不到家人足够的心理支持”“丈夫关怀陪伴时间不够多”“婴儿性别没有符合期望”等现实落差带来了诸多压力。

身兼数职：家中添了新成员，自己的身份也发生了转变，身为母亲，需要兼顾好多种角色，还要照顾家人的需求，各种问题持续累积会让产妇身心俱疲。

身体和心理的改变：因怀孕、分娩造成身体机能、身体结构、社会功能和身体感受四方面的改变，产妇会产生“生活感觉不自在”“身材无法恢复”等想法，给自身带来困扰。

日常作息改变：有了宝宝，日常作息要根据宝宝来调整，不能再随心所欲，有时忙得完全无法顾及自己的生活。这种状况通常要持续一段时间，直到习惯了新的作息并形成一定规律后方可好转。

压力过大对身体造成的危害

伤害

心血管系统	压力会产生应激反应，如果长期反复发作就可能引起冠状动脉炎症，甚至导致心脏病发作。
神经系统	受到压力后，肌肉会突然转变能量的来源，“击退”被察觉到的威胁，交感神经系统向肾上腺发出信号，释放肾上腺素等。
生殖系统	受到压力后，会引起月经失调或闭经，甚至导致月经周期延长，压力过大时还会降低性欲，影响夫妻间的感情。
运动系统	受到压力后，肌肉张力会增加。肌肉长时间地收缩可以诱发张力性头痛、偏头痛和各种骨骼肌疼痛。
呼吸系统	受到压力后，容易让人呼吸不畅，对身体造成负担，从而引起精神恐慌。
内分泌系统	受到压力后，大脑向下丘脑发出信号，引起肾上腺皮质产生皮质醇；肝脏会产生更多的葡萄糖，为身体提供额外的能量。
肠胃系统	受到压力后，有时会靠食物来排解，从而胃口大增，但吃过之后会感到胃灼热或酸反流，出现恶心、疼痛等症状。

产妇如何缓解压力

①利用“组织”沟通。产妇可以尝试多参与一些社会上组织的育儿活动，这样既可以得到专业的育儿指导，还可以和身份相同、经历相似的妇女沟通，找到与自己“志趣相投”的人，也能帮助缓解压力。

②适当进行运动。产妇千万不要每天关在家里不出门，即便是在冬天，只要条件允许，也应该多到外面走走，也可以带着宝宝一起散散步。此外，还可以适当进行体育锻炼，有助于转移注意力，还能缓解焦虑心情。

③坚持合理饮食。月子期的身体调养很重要，产妇应合理饮食，以调节情绪，比如食用鸡肉、贝类、巧克力、瘦肉、鱼肉、面包等，在摄取营养的同时也悄然改善了心情。

④保持作息规律。产妇不妨抽出一些时间按照事情的轻重缓急来做计划，最重要的事情优先处理，再处理次要的。这样一来，产妇也可以赢得更多的时间来休息，心情也能更加放松。

（续表）

⑤合理安排分工。宝宝需要照顾，但产妇也同样需要呵护。整个家庭应该有明确的分工，将坐月子期间的看护任务分配好，比如谁来照顾宝宝、谁来洗衣服、谁来安排一日三餐等。这样才能使家庭和睦，减少纷争，有利于缓解产妇的不稳定情绪。	⑥懂得咨询医生。宝宝一出生，几乎所有人都会将注意力转移到孩子身上，而往往忽略产妇的情绪变化。如果产妇的忧郁情绪持续存在甚至加重，就有必要尽快寻求专业人士的帮助，进行一些药物和心理方面的治疗和疏导，从而控制忧郁情绪发展。
⑦保证充足睡眠。产妇睡眠不足，就会无精打采、疲惫不堪，感到头晕脑涨、烦躁不安，这样对身体的伤害是很大的。产妇应尽量抓紧时间多休息，也可以让家人帮忙照顾宝宝。有了良好的能量储备，可以让人精神更饱满，做起事来也更有效率。	

产后精神障碍有哪几类

产后精神障碍根据病情的轻重可分为产后抑郁症和产后精神病两种。

1. 产后抑郁症↓

产后抑郁症是指产妇受性激素、社会角色、心理变化的影响而导致的身体、情绪、心理上的一系列变化，是女性精神障碍中最为常见的类型，发病率较高。一般在分娩后2周内发病，分娩后4~6周内逐渐明显，可在3～6个月时自行恢复，但严重的也可持续1～2年，再次妊娠时有20%～30%的复发率。

产后抑郁症患者会表现出睡眠不足、心理不适、烦躁、疲乏无力、悲观厌世、易怒、有犯罪感等症状，易与身边的人产生隔阂、引发矛盾等，严重时甚至会伤害婴儿。

2. 产后精神病↓

产后精神病，又称产褥期精神病，指的是产妇在产后6周内出现的精神障碍。产后精神病主要是因妊娠和分娩而诱发的一类产后精神障碍，一般发病较急，临床上主要分为精神分裂症、躁狂抑郁症和症状性精神病三类。产妇会表现出行为紊乱、缄默少语、情感不适、意识障碍、消极观念、情绪高涨、自怨自艾等症状。

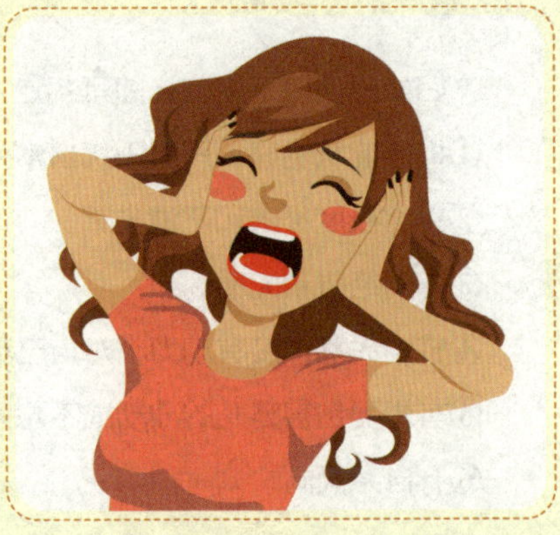

正确防治产后抑郁

产后抑郁综合征和产后抑郁症都属于产后抑郁的范畴，会对产妇的身心健康造成很大伤害。

1. 如何自我检测是否得了产后抑郁症↓

产后抑郁的表现与一般抑郁会有所不同，产妇可以先自我测试一下，看看自己近2周内是否有以下表现和感受。

选项：	①白天情绪低落，夜晚情绪高涨，出现昼夜颠倒的现象。 ②对所有事物几乎都失去兴趣，感觉生活索然无味，活着等于受罪。 ③食欲大增或大减，体重增减变化较大。 ④睡眠不佳或严重失眠，但白天很容易昏昏欲睡。 ⑤精神焦虑不安或呆滞，常为一点小事而恼怒，或者几天不言不语、不吃不喝。 ⑥身体异常疲劳或虚弱。 ⑦思想不能集中，语言表达紊乱，缺乏逻辑性或综合判断能力。 ⑧有明显自卑感，常常不由自主地过度自责，对任何事情都缺乏自信。 ⑨有反复自杀的意念或企图。
结果：	第一种情况：如果9道题中有4~5道题答“是”，且这种状态已经持续2周之久，那么就要考虑是否是产后抑郁了。 第二种情况：如果9道题中只有1道题答“是”，但每天都出现，那么也应该警惕是否是产后抑郁了。 第三种情况：如果不满足以上两种情况，但又感到情绪有些低落的话，就很可能是产后抑郁。

产妇如出现以下症状，即可判定为严重产后抑郁症，请务必立即接受治疗。

①抑郁症状明显，严重干扰日常生活，甚至无法照看婴儿。

②感觉极度厌倦和严重失眠。

③感到绝望和无助。

④感到失落，没有动力，对自己和家庭失去兴趣。

⑤有想要伤害婴儿的冲动或不想照看婴儿。

⑥有自杀倾向。

2. 诱发产后抑郁症的因素↓

诱发产后抑郁症的因素有多种，不管是哪一种，都有可能对产妇的身体和心理造成极大压力，严重时还将带来更大的伤害。

①生孩子前没有充分准备。很多夫妻原本没有要孩子的打算，突如其来的怀孕让他们毫无准备，尤其是女方还没调整好心态去迎接新生命的到来，没有给自己留余地来消化“当妈妈”这个事实。等到孩子出生，面对一大堆琐事就会产生要崩溃的感觉。

②夫妻关系不和谐。有的夫妻原本感情不是很好，便试图用孩子来打破夫妻间的僵局，一味地将希望寄托在孩子身上。但有了孩子之后，夫妻间的关系没有丝毫缓解，反而因为孩子而导致夫妻关系持续恶化，继而导致产妇患上产后抑郁症。

③婆媳关系不和。婆媳关系向来是影响家庭和睦的重要问题之一。产妇坐月子期间身体和心理都很脆弱，此时即便是小的争执也会造成伤害。在这样一个非常时期一定要注意不能使婆媳关系矛盾激化，否则对缓解压力没有任何帮助。

④孕激素下降。孕妇在妊娠期，由于胎盘分泌大量激素，体内的雌激素、孕激素、催乳素等激素大量增加，使其内分泌亢进，大脑的活跃性、灵敏性和警觉性增加，保障了正常妊娠。而产后由于胎盘娩出，这些激素大幅度减少，易引发产后抑郁。

⑤月子期间睡不好。很多产妇无论白天、晚上都自己带孩子，长期处于睡不好的状态，久而久之便容易产生委屈、烦躁、易怒的情绪，加上产后激素下降、身体不适、没有发泄渠道等因素，往往就容易引发产后抑郁。

3. 如何预防产后抑郁症↓

①孕妈妈要做好迎接宝宝到来的充分准备。

②产妇要保证合理的饮食和休息，不要整天待在家里，最好可以带宝宝一起出去参加户外活动，这样既可以增进母子之间的感情，又能让自己心情保持愉悦、舒畅。

③家人要给予产妇更多的关爱，尤其是丈夫更应该多花点时间陪伴妻子，多跟她聊天，多关心她的状况，这样可以帮助减轻、消除产后抑郁症。

④要尽量选择自然分娩。虽然妊娠、分娩期神经内分泌改变是产后抑郁症不可否认和忽视的生物学基础，但自然分娩可以帮助降低产后抑郁症发生的概率。

4. 如何调节产后抑郁↓

①主动求助法。产后抑郁的妇女内心会有一种无助感，希望获得他人的关注，因此最有效的方法就是主动寻求和接受别人的关心，这是一种很有效的自我保护方式。

②放松充电法。将孩子暂时交给家人照料，给自己放个短假，哪怕是两小时、半天，也能适度放松，避免心理、情绪透支。

③焦点转移法。产妇不要将精力都集中在不愉快的事情上，那样很容易陷入情感恶性循环的怪圈。适当转移注意力，培养兴趣爱好，充实生活，也能调节心情。

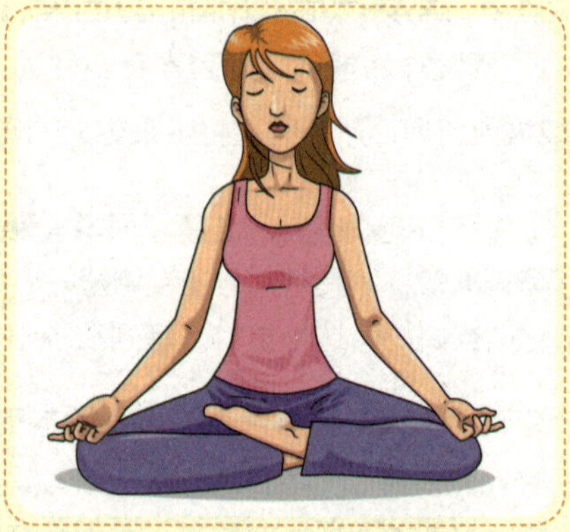

④行为调整法。女性分娩后不适合做剧烈运动，但尝试做一些放松运动还是非常必要的，如散步、打坐、冥想等。也可以多听舒缓的音乐，放松身心。

⑤倾诉宣泄法。有不开心的事情，产妇不要一个人憋着，找好友或亲人交流、倾诉，或者大哭一场，尽情宣泄苦闷，是非常有效的减压方法。

正确防治产后精神病

随着社会压力的增大，产后精神病的发病率也有上升的趋势。产后精神病的临床表现是多种多样的，但不管是何种类型，一般多为突发性，症状以幻觉和意识障碍为主。而且病情还有多变性，有时家属毫无觉察，以致发生难以预料的意外事件。

要防治产后精神病，除了给产妇补充足够的营养，让其得到充分休息之外，还要进行适当的心理辅导，以满足产妇的心理需求。

关注心理变化 → 家人应了解产妇在产褥期的心理变化，体谅产妇，帮助其调节情绪，还要给予产妇足够的关怀和照顾。特别是丈夫，不能只将精力投放在宝宝身上，否则会给产妇带来刺激。

减轻应激压力 → 产妇要积极改善家庭关系。家人也要积极配合产妇，改善家庭生活环境，帮助产妇适应母亲这一角色。婆婆还应以过来人的经验指导产妇多与宝宝接触、交流，培养产妇的自信心。

警惕伤害性行为 → 要加强健康检查，督促产妇定期自觉地进行健康检查。同时应广泛宣传围生期保健知识，使产妇在分娩前提前了解有关分娩和育儿的知识，正确对待孕期、分娩前后出现的不适，树立正确的生育观，培养健康行为。

产后体质锻炼

哺乳期是体质锻炼的最好时期

坐月子期间，除乳房仍较丰腴之外，产妇的其他生殖器官基本已经恢复至正常状态，因此在此期间，可以采用科学方法进行锻炼。

早期运动对于恶露的排出、子宫的恢复、防止栓塞都是非常有利的，所以在分娩24小时，就应该开始做产褥操。

分娩后体形和体态的恢复，一般需要半年至一年的时间。因此，哺乳期是分娩后产妇进行体质锻炼、体形恢复的最好时期，此时的产妇从生活到饮食，从休养到锻炼，都要通过综合调理才能达到较为理想的状态。

产后可做哪些床上活动

1. 肢体活动↓

在床上做抬头、伸臂、抬腿等动作，小幅度地活动四肢，放松关节。每天可做4~5次，每次5~6下。

2. 肛门收缩↓

躺在床上的任何时间，产妇都可以做收缩肛门和憋尿的动作，以促进骨盆底部肌肉张力的恢复，每天可做30~50次。

3. 胸膝卧位↓

顺产产妇可于产后第二天晨起或睡前俯卧15分钟。从产后第十天起，早晚各做1次胸膝卧位，以胸部贴床，抬高臀部，膝关节呈90°。一开始每次2~3分钟，以后逐渐增至15分钟。

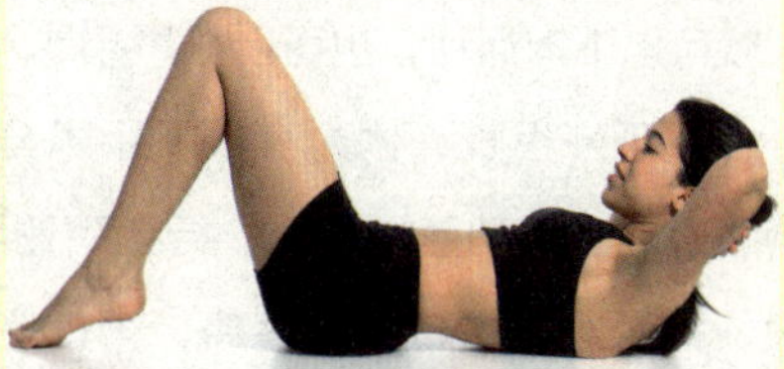

4 仰卧起坐↓

产妇自产后1周开始可尝试做仰卧起坐。要每天坚持去做，以逐步促进腹肌的恢复。

产后可做哪些床下运动

产妇可以根据自身的情况，适当下床运动，也能起到一定的康复作用。

①呼吸运动

第一步，平卧，双手置于身体两侧。

第二步，吸气，扩胸收腹，两臂慢慢高举至床头。

第三步，呼气，手臂和胸肌复原。

②屈腿运动

第一步，仰卧，双臂置于体侧。

第二步，双腿屈起，使大腿尽力靠近腰部。

第三步，慢慢复原，重复数次。

③缩肛运动

第一步，仰卧，屈膝。

第二步，有节奏地抬高臀部，并模拟排解大便后的缩肛门运动，重复数次。

④抬头运动

第一步，平卧，双手托头。

第二步，利用腹肌收缩力前屈颈部，使颈部尽可能接触胸部，重复数次。

⑤仰卧屈膝运动

第一步，仰卧，双臂弯曲置于头下。

第二步，双腿屈起，再慢慢放平，有节奏地重复。

此运动一般在产后10天开始做，可预防子宫后倾。

如何正确做产褥操

因为怀孕分娩，产妇的骨盆底部肌肉被拉开，腹部肌肉也被拉到极限。产褥操就是为帮助这些部位恢复到原来的状态而编排的。

正常分娩的健康产妇，经过分娩后1天的休息，体力、精神已基本恢复，所以第二天就可以下床活动，也可以在晨起或入睡前各俯卧15分钟，然后开始做产褥操。

对于产程长、体力衰弱、手术分娩的产妇，应根据体质和恢复情况来安排产褥操的时间及运动量。比如，行会阴侧切术或行剖宫产术的产妇应推迟至分娩后的第三天，待拆线后伤口不感疼痛，再做产褥操。如果是分娩后出现发热、严重心血管疾病、大出血、肾脏疾病、会阴严重裂伤等情况的产妇，则不适合做产褥操。

在做产褥操的过程中，如果出现明显气短、心慌、头晕等现象，应暂时停止锻炼。

做好了热身和准备活动之后，就可以开始做产褥操了。根据个人情况，可以选择不同的产褥操。

1. 胸式呼吸操↓

产妇取仰卧位，双手放在胸前，慢慢吸气、呼气，每天2~3次，每次10遍。

2. 腹式呼吸操↓

产妇取仰卧位，双手放在腹部，吸气至下腹部凹陷，再呼气，每天2~3次，每次10遍。

3. 仰卧起坐操↓

产妇取仰卧位，让人压住双脚，在不用双臂支撑的情况下，使上身坐起，而后恢复平卧状态，每次10遍。

4. 脚部绷紧操↓

产妇取侧卧位，脚尖交叉，上边的脚轻轻敲打下边的脚2~3次，再绷紧大腿内侧，保持此状态呼吸1次，再慢慢放松，恢复原状。

5. 双脚踝部操↓

产妇将双脚交叉，前后运动；脚趾伸屈交替运动；脚踝左右交替转动。以上动作每次各做10遍，每天2~3次。

6. 骨盆倾斜操↓

产妇取仰卧位，脊背贴紧床面，双手放在腰部，保持两膝伸直的状态，右腰向上抬起，坚持2秒后恢复原状，然后抬起左腰，两边交替进行，每次5遍，每天3次。

7. 仰卧抬臀操↓

产妇取仰卧位，两膝弯曲使小腿竖起，双脚踩踏床面以支撑，让臀部抬离床面10~20厘米，而后恢复臀部着床。如此反复，每组10~20次，每天2~3组。

此外，在做产褥操过程中，要坚持以适度为宜，还要注意“三宜三忌”。

产褥操的“三宜”

①宜与体力恢复同步，不可运动到过于疲劳。

②剖宫产的产妇，拆线后宜先做准备运动，数月后再做产褥操。

③做操时，最好用腹带束住腹部，因腹直肌还处于左右分开的状态，中央分缝处还未合拢。

产褥操的“三忌”

①忌饭后马上做操，应于饭后一小时后再做操。

②若产妇会阴切开，有裂伤时，宜听从医生指导，不做某些动作。

③产妇若发现身体某处疼痛，应立即停下来，与医生沟通后再决定做不做产褥操。

月子期宜做的轻度运动

产妇在月子期应首先从轻度运动做起，这样既不会一下子加大身体的负担，又能够促进身体的恢复。

1. 手指屈伸运动↓

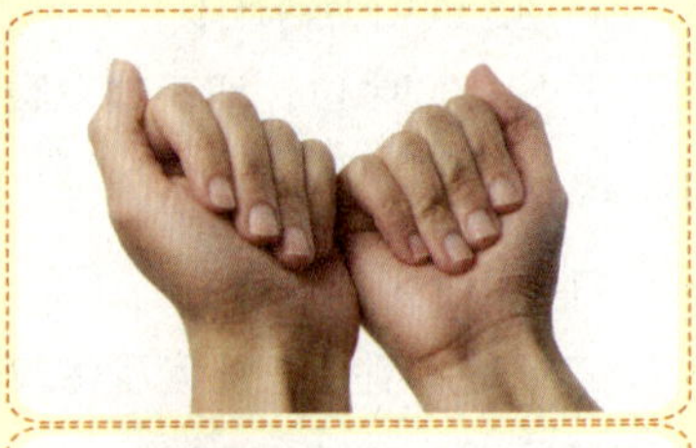

从大拇指开始，依次握起，再从小拇指开始依次展开。两手同时握起，再同时展开，反复进行。整个过程中保持深呼吸，用鼻子缓缓深吸一口气，再从口中慢慢吐出来。

2. 背、腕伸展运动↓

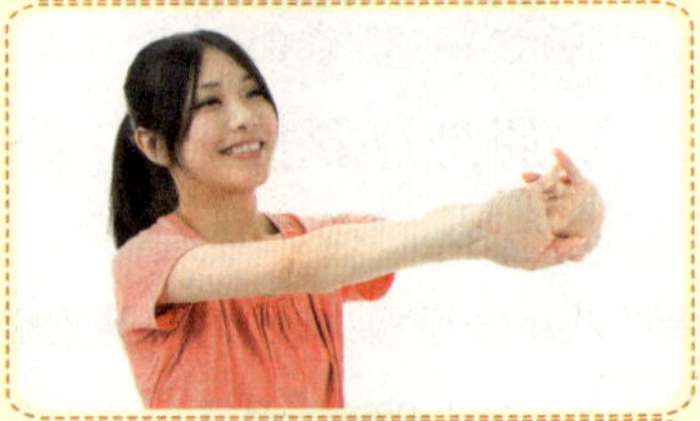

双手五指交叉握紧，向前水平伸展，背部用力向后拉，两手掌压紧，坚持5秒后放松。双手五指交叉，手掌向外，以同样方法再坚持5秒。

3. 胸肌运动↓

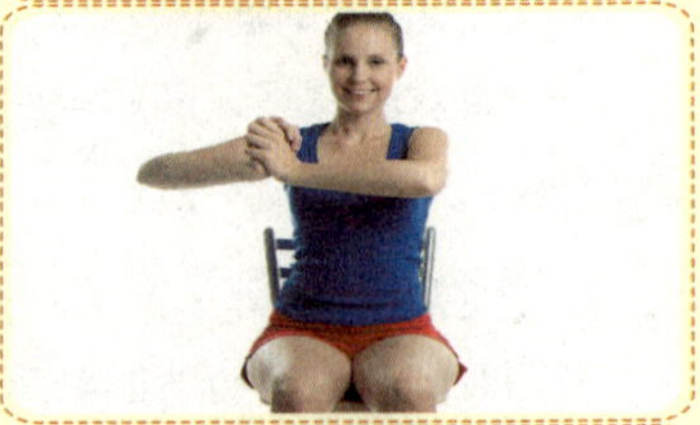

身体坐直，可以屈腿坐在床上，也可以坐在椅子上伸展背肌，双手呈抱腕姿势，两腕抬至肩高，用力向左推肘，肩部不受力，再用同样的方式用力向右推肘，反复进行。

4. 合掌姿势↓

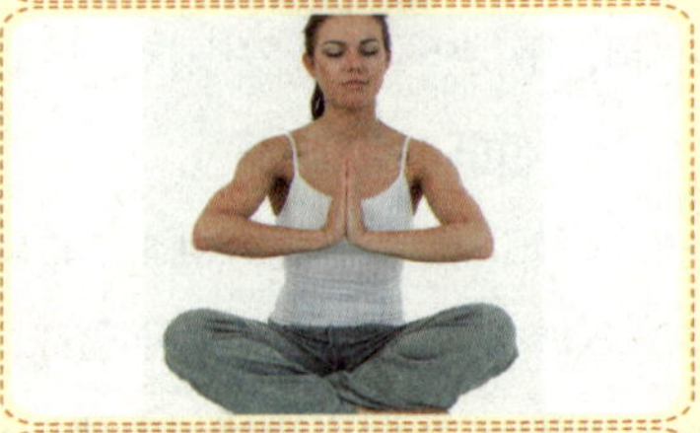

产妇将身体坐直，屈腿坐好，伸展背肌，将双手合掌，一边缓缓吐气，一边挺胸，互推手掌，坚持5秒后放松。

5. 骨盆运动↓

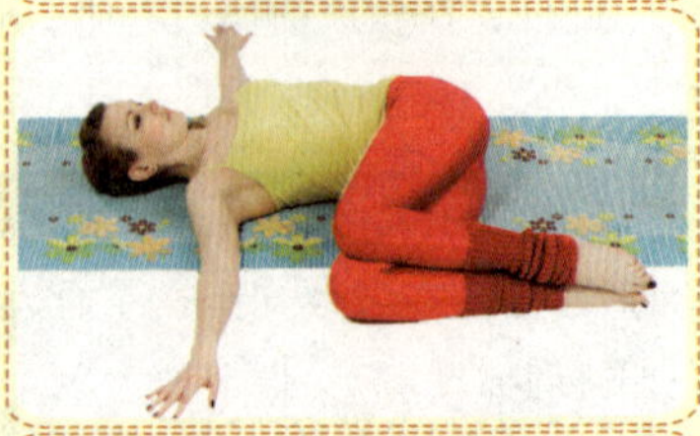

产妇取仰卧位，两手摊开，两膝紧贴，弯曲并立，保持上半身不动，将双腿先缓缓倒向左边，再恢复，之后缓缓倒向右边，并尽量着地，与此同时两肩不要离地。

6. 紧腹运动↓

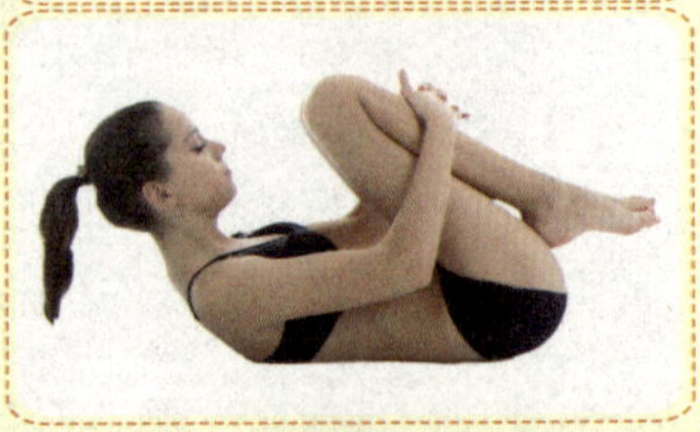

取仰卧位，屈膝，双手抱住双腿，留点空隙，再慢慢用力绷紧腹部肌肉，逐渐缩小背与床的空隙，再慢慢放松腹肌。

如何正确做子宫复旧操

子宫复旧操，是指通过锻炼腹部实现子宫复旧的运动，能起到一定的塑形效果。具体可以有以下几种方式：

1. 深呼吸运动↓

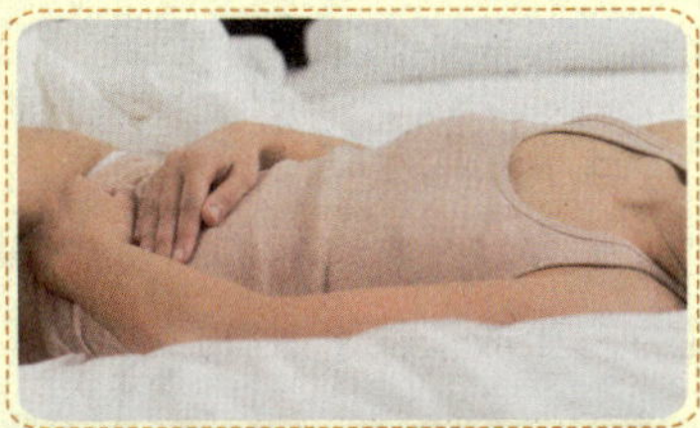

产妇取仰卧位，两腿的膝关节屈起，再将两脚掌平放于床上。产妇将两手放在腹部，进行深呼吸运动，过程中要采取腹式呼吸法，先深深吸气，使腹部胀大，再深深呼气，使腹部紧缩。

2. 类俯卧撑运动↓

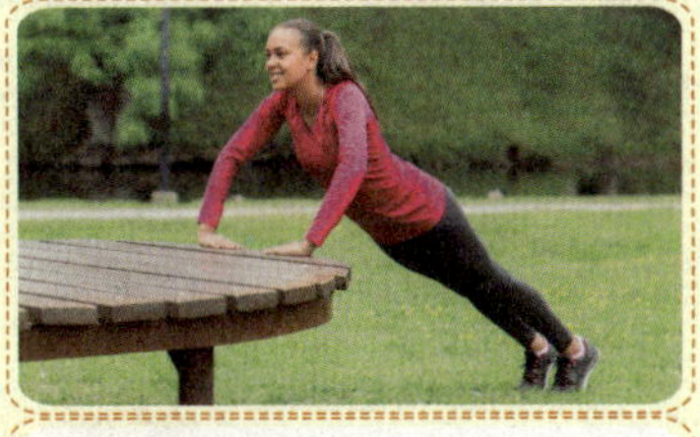

产妇站立在床边，双手扶床，两脚向后撤，使身体呈一条直线，再将两前臂屈起，身体向下压，停顿2~3秒后恢复，反复进行5~15次。

3. 抬臀运动↓

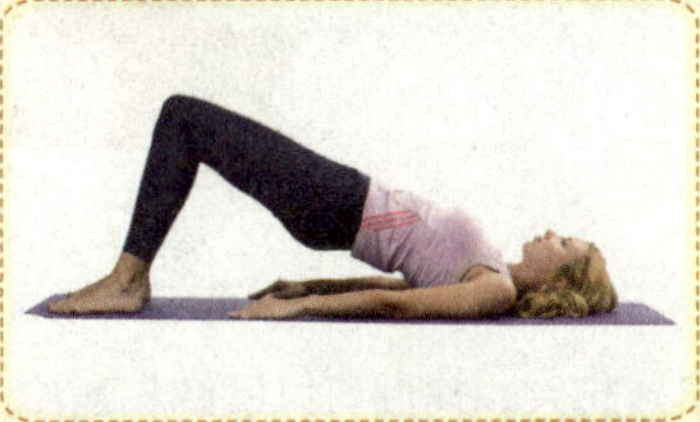

产妇将双手放于身体两侧，支撑住床，两膝关节屈起，脚掌蹬住床，臀部尽量向上抬起后保持约4秒后落下，稍作休息后再继续。

4. 蹬车运动↓

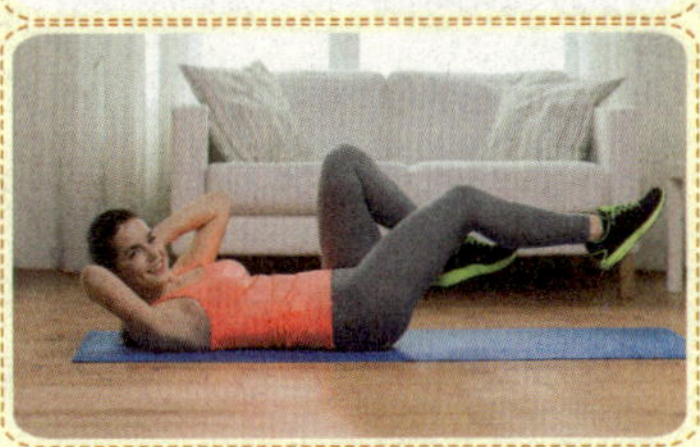

产妇将双手放在身体两侧，或者十指交握，托住后脑勺，两腿像蹬脚踏车一样，蹬到感觉两腿酸沉即止。

月子期可做的复原运动

分娩一个月后，产妇可适当做些复原运动。

1. 瘦腿运动↓

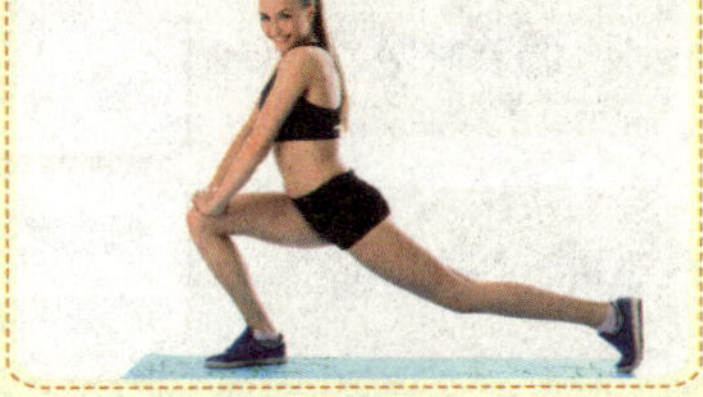

两脚前后分开站立，右脚在前，右膝弯曲，右脚尖往上翘，边呼气边用双手按住右膝，拉伸左腿后侧，左右交替进行。

2. 减赘肉运动↓

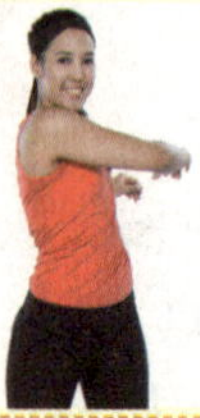

产妇站在空地上，两脚分开，与肩同宽，两手放于腰部，或与肩部平齐，保持头部不动，自右向左扭转腰部2~3次。注意腰向前突出时提臀，向后转时收腹，再逆向扭转。

3. 减腹运动↓

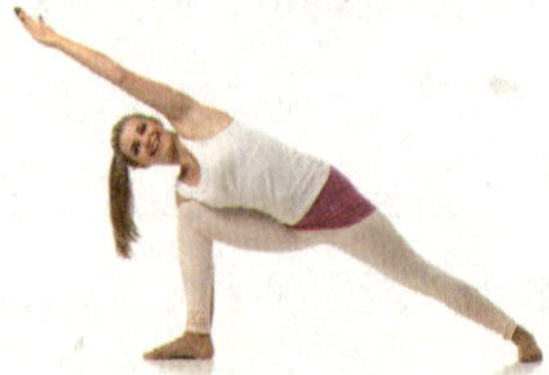

两脚分开，比肩稍宽，脚尖朝外站立。右膝弯曲，右手放于膝上或腿边，支撑上半身，左手以推的动作向前伸展，边吐气边缓缓拉伸侧腰，左右交替进行。

复原运动既可帮助产妇在产后恢复形体，还能锻炼身体，增强抗病能力。

如何正确做产后瑜伽

产后瑜伽针对产妇的腿、腰、臀、腹、胸等部位进行体式练习，可以使这些部位紧致起来。瑜伽可以缓解和治疗产后颈椎、腰椎疲劳，缓解产后抑郁，还能改善孕期产生的不良体态，同时也可以促进产妇子宫淤血的排出，使产道恢复正常状态。

分娩后练习瑜伽是有一定优势的，因为此时产妇骨盆底部的支持组织、韧带都处于比较松弛的状态，因此更容易完成某些高难度动作。

练习瑜伽前，要做好充分的准备，以免发生意外。

选择合适的衣着 →	衣服要保证宽松舒适，练习时最好赤脚，这样能使动作更标准、更到位。
空腹练习 →	产妇最好是在空腹状态下练习瑜伽，并在瑜伽结束30分钟后再进食、洗澡。
调节呼吸 →	先做适当的深呼吸，练习时精神要集中，动作要缓慢柔和，配合呼吸慢慢进行，切勿急躁。
定时、定期进行 →	瑜伽练习最好能每天都坚持，且要定时进行，这样可以帮助产妇养成良好的习惯，更利于身体恢复。

制订月子期的瘦身方案

产妇利用产褥期来瘦身，是聪明的举措。产妇刚生完宝宝，身体正处于高代谢率的状态，只要坚持正确饮食，搭配不太剧烈的运动，制订恰当的瘦身方案，就能很快重塑形体，恢复产前的完美身材。

产后第1周 → 挑选轻柔、舒适且可以24小时穿着的束腹产品，搭配弹性适中、穿脱容易的紧缩裤，给予子宫适度压力，帮助体内功能恢复；同时尽量配合适度的产后运动，让骨盆、阴道恢复正常。

↓

产后第2周 → 白天可以使用束缚力较强的束腹产品，靠其强劲的紧缩力道消除囤积在下腹的脂肪，同时帮助腹直肌及左右骨盆恢复原状；到了晚上，最好换回第1周锻炼时的舒适穿着。

↓

产后第6周 → 产妇在身体完全恢复且不需要进行母乳喂养的前提下，可以通过适当控制食量和适当运动来减轻体重。但母乳喂养其实是产后减肥的最好方式，因为可以借此消耗一定的热量。

↓

产后2个月 → 此时母乳的营养已大不如前，新手妈妈可开始循序渐进地减轻体重。通过适当加大运动量，并减少一定食量来改善饮食结构，但也要保证摄取足够的营养。

↓

产后4个月 → 此时身体已恢复得很好，可以像产前一样减肥。但如果坚持母乳喂养，最好仍旧采用产后2个月时的瘦身方式，适当减少食量并适度增加运动。

↓

产后6个月 → 到了此时新手妈妈必须减重，否则脂肪一旦安营扎寨，就会大大增加减肥难度。尽量多吃高营养、低热量的食物，但不能减少液体的摄入，同时可以采取有效的运动减重方式，如瑜伽、游泳等。

平时如何合理安排锻炼

产妇在日常生活中如果可以合理安排锻炼，对产后恢复也非常有利。

①上楼不乘电梯，最好选择走楼梯；短距离出门不乘车，最好选择步行。

②推着婴儿车带宝宝到户外时，多选择爬坡路，并快速行走。

③在刷牙、洗澡、做饭、收拾屋子时，随时随地做收腹运动，锻炼腹部肌肉。

④在接电话或做其他事情时可以抬起脚后跟，收紧腹肌并提臀；也可将一条腿屈膝抬起，尽量贴近上身后放下，两腿交换进行，可锻炼腿部和臀部肌肉，减少脂肪。

产后性生活调节

哪些因素易影响性生活

生殖器官的变化	经历分娩后，女性阴道内部的肌肉会发生变化，会阴处撕裂、侧切等会给会阴带来不同程度的损伤，同时骨盆韧带变宽，子宫也比以前稍大。产后阴道不同程度的变化，会使性生活时摩擦力减弱，导致原有阴道对阴茎的“紧握”能力下降，对性生活的质量会有一定的影响。
产后激素	产后，产妇体内的黄体酮和雌激素会急剧下降，会使阴道壁变薄，对供应环包阴道的软组织的血液流量会产生一定影响，使得阴道不能正常润滑，从而使性交难以正常进行，影响性欲。
生殖系统疾病	很多产妇因分娩时阴道、外阴撕裂留下瘢痕，使阴部的性敏感度减弱，或阴道狭小导致性交时疼痛；有的则因分娩后并发子宫内膜异位症或慢性盆腔炎而出现性交不适；也有的因患有真菌性、滴虫性阴道炎，或外阴瘙痒、白带增多、烧灼疼痛等，使性欲受到抑制。

注意性生活前后的清洁

1. 性生活前的清洁↓

性生活前，夫妻都应先洗漱、清洁，如刷牙、漱口、洗脸、洗脚等，最好再洗个温水澡，既能使身体感到清爽，还能促进周身血液流通，对生殖器官产生一定的良性刺激。

洗澡后可喷香水，但不能喷洒过多导致盖过男女身体特有的气味，还要注意喷香水的部位，切不可喷洒阴部引发外生殖器炎症。

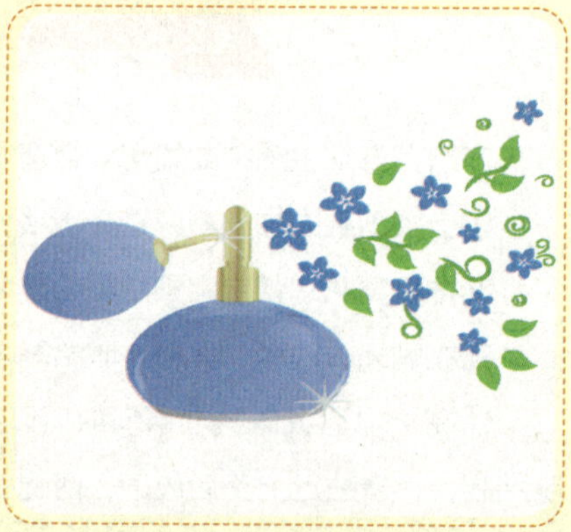

2. 性生活后的清洁↓

性生活后，夫妻双方应用消毒软性卫生纸擦去黏附在生殖器上的分泌物，最理想的是可以用水清洗一下性器官，这样一来，男性可以预防包皮炎、龟头炎，女性可以预防生殖器官炎症、泌尿系统感染等。

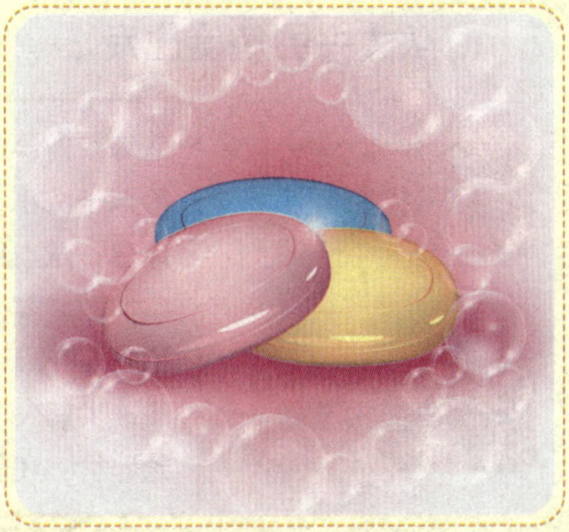

清洗时不要用烈性肥皂，以免刺激外生殖器黏膜。

此外，产妇在性生活后可不必冲洗阴道，因为阴道内的乳酸液体能保护阴道黏膜，也能帮助杀灭各种病菌。

巧处理性爱中的突发状况

避孕套脱落	几乎所有已婚者都经历过避孕套破裂的意外，此时正确的做法应该是在72小时内口服两次事后紧急避孕药。如果避孕套脱落在阴道内，只需要轻轻捏住其根部再拽出即可。
阴道隔膜滑落	有时动作比较剧烈，会将阴道隔膜推向深处，难以取出。此时可以取蹲位，屏住呼吸收缩腹部，阴道隔膜就会被向外推至够得着的位置，再自行取出即可。
痉挛、疼痛	性交时最常见的就是大腿外侧或小腿的肌肉痉挛，这可能与性爱时肌肉过度拉伸、动作过于剧烈有关，只需要稍加休息即可。
背部扭伤	无论什么原因或体位造成背部疼痛，都应立即停止性活动。性生活中背痛多见于背部肌群相对较薄弱的女性，此时应立即屈膝侧卧，在两膝之间放一个枕头，并进行局部冷敷处理。
颈部疼痛	性爱中某个姿势不当，会使颈部肌肉僵硬或牵拉扭伤，此时可用一条扭成一股的毛巾，围在脖子周围，并将两端系紧，来支撑头部，以减轻肌肉的负担，再休息一下即可。
盆腔充血	女性在性兴奋时，大量血液会涌入盆腔组织而形成充血状态，如果未能达到性高潮，则盆腔充血状态会消退得很缓慢。此时女方应平卧，用枕头垫高臀部，每次半小时，每天3~4次，可帮助血液回流。必要时还要服用阿司匹林等抗炎药物。

改变性冷淡应怎么做

1. 从丈夫的角度出发↓

多分担家务	丈夫要多体贴妻子，有空的时候要多帮忙打扫、煮饭，或者给孩子洗澡，以减轻妻子的负担，也能让妻子有更多的时间休息，做点属于自己的事。
行房事前做准备	宝宝是产妇产生性欲的障碍之一，行房事前，丈夫应先喂饱孩子，哄其入睡，再准备好安全套，这样不仅可以保护妻子的生殖器官，还能保护伤口在尚未恢复的情况下不被细菌感染。
做足前戏	丈夫应加强房事前的感情诱惑，利用听、视、触、吻等动作，进行充分的行为与语言上的爱抚，还要加强房事前性敏感区的刺激，以唤起妻子的情欲。
适当克制冲动	丈夫平时要尽量克制性冲动，切勿急躁，还要给妻子更多的情爱和温暖，迎合妻子对孩子的情感，以重新唤起妻子对夫妻生活的兴趣。
采用适当体位增加快感	丈夫应鼓励妻子在适当的时候采取主动权，采用不同的性交体位，按照自己的感觉来帮助丈夫进入阴道，使自己的阴道逐渐适应、舒展。

2. 从妻子的角度出发↓

提倡母乳喂养	在产褥期，产妇应坚持母乳喂养宝宝，这样可以使自身的性反应能力保持在一定的水平，有助于产妇改善产后性冷淡的现状。
对自己增强信心	产妇可以在条件允许的情况下适当地运动，以恢复身材，再配合合理的膳食营养和充分的休息，调节好自身状态，从而增强自信心。
多分时间给自己	产妇不要总是沉浸在对孩子的爱恋、担忧中，不要将所有时间、精力都耗费在孩子身上，应该多抽一点时间给自己、丈夫和家人，改善负面情绪。

Part 2

不要怕胖，月子里就该这样吃

产后的新妈妈终于完成了这个神圣而艰巨的任务，这是一场意义非凡的蜕变。您身心俱疲、神经衰弱，却又充满希望。从现在开始，您最需要的是通过合理、恰当的饮食来调养身体，恢复往日美丽的体态。

本章根据女性产后身体情况，为您提供了全面、形式多样、功能不一的美味食谱，愿它能为您带来健康，带来快乐！

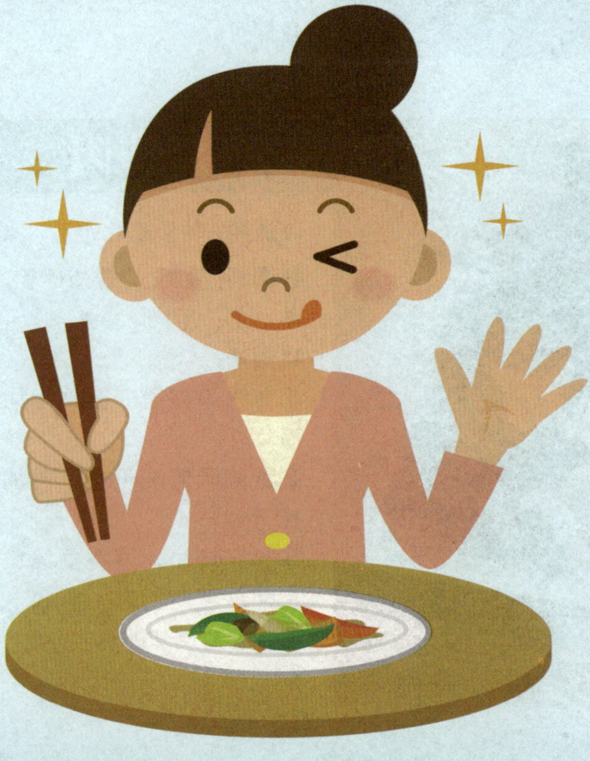

吃排除恶露的食材 紫苏

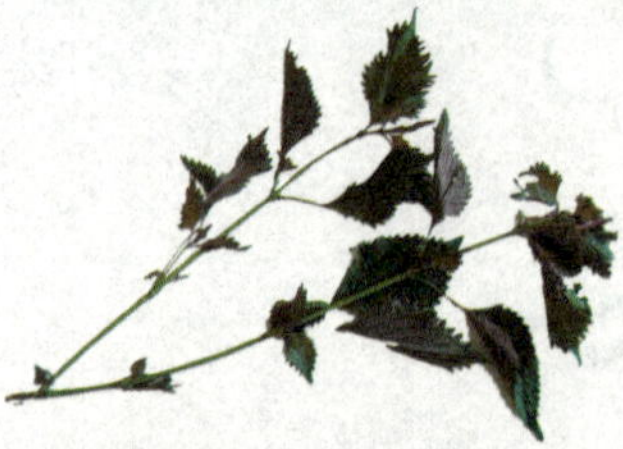

排除恶露原理： 紫苏叶有解表、散寒、理气的功效，可缓解妇女恶寒发热、脘腹胀闷等症状，增强人体免疫功能。产妇合理食用，能强身健体、促进恶露排出。

食用注意： 紫苏含有大量草酸，会影响人体对钙的吸收，所以不宜过多食用。

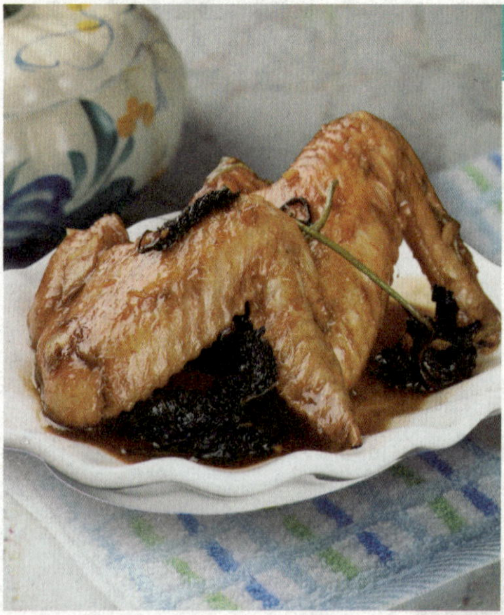

紫苏炒鸡翅

原料： 鸡翅300克，紫苏20克

调料： 盐4克，老抽3毫升，料酒8毫升，生抽5毫升，白糖5克，水淀粉、食用油各适量，姜片、蒜末、葱白各少许

做法：

①鸡翅洗净装碗，淋入老抽、料酒，加盐、白糖拌匀，腌至入味。

②起锅烧油，姜片爆香，下鸡翅煎香，加入蒜末、葱白，炒匀，加紫苏，炒匀。

③淋入料酒、生抽炒香，加水、盐、白糖，炒匀，加水淀粉勾芡，大火收汁装盘即可。

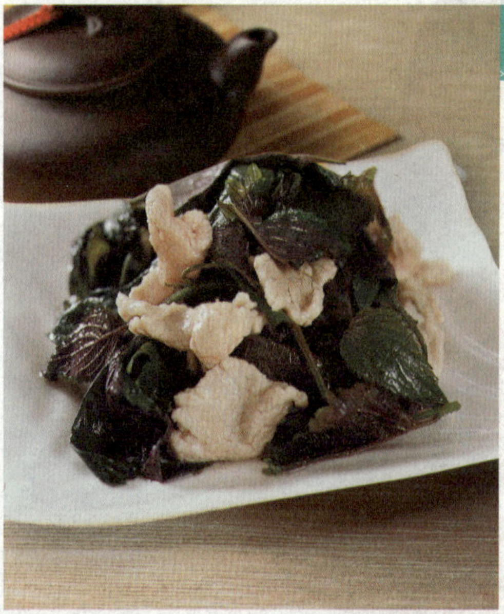

紫苏炒瘦肉

原料： 鲜紫苏叶50克，里脊肉150克

调料： 盐5克，酱油适量，生粉适量，嫩姜10克，葱1根

做法：

①葱洗净切段；姜洗净切丝；肉洗净切薄片。

②紫苏叶清洗干净；肉加酱油、生粉腌10分钟。

③起锅烧油，爆香姜丝、葱段，加入肉片翻炒至变色后，再放入紫苏叶快炒几下，加盐调味即可。

吃排除恶露的食材 西红柿

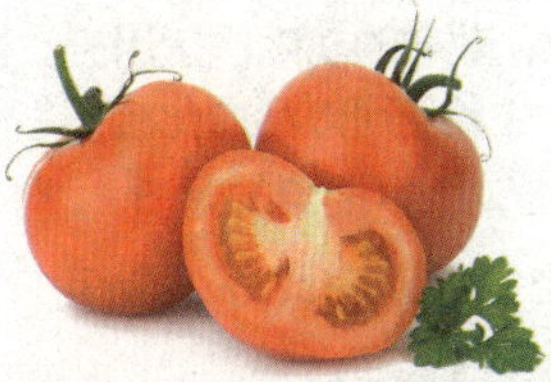

排除恶露原理： 西红柿富含矿物质和维生素，有清热解毒、补血养血和增进食欲的功效。所以产妇适当食用一些西红柿，有利于排出有害物质，并补充身体损耗。

! 食用注意： 烹调时不宜久煮，烧煮时稍加些醋，可破坏西红柿中的有害物质番茄碱。

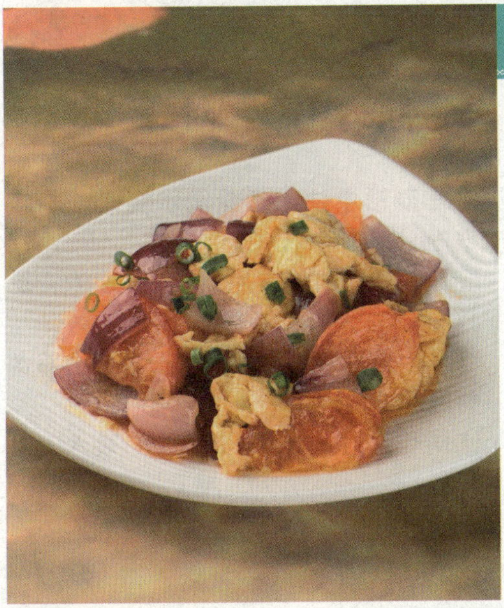

西红柿洋葱炒蛋

原料： 西红柿100克，鸡蛋2个，洋葱95克

调料： 盐3克，鸡粉2克，水淀粉4毫升，食用油适量，葱花少许

做法：

①将洋葱去皮洗净，切成小方块；西红柿洗净，切成小块；鸡蛋加盐打散。

②起锅烧油，倒入蛋液炒熟，盛出。

③锅底留油，倒入洋葱、西红柿炒匀，再放入炒好的鸡蛋，炒至熟软。

④加入盐、鸡粉调味，倒入水淀粉勾芡，盛出装盘，撒葱花即可。

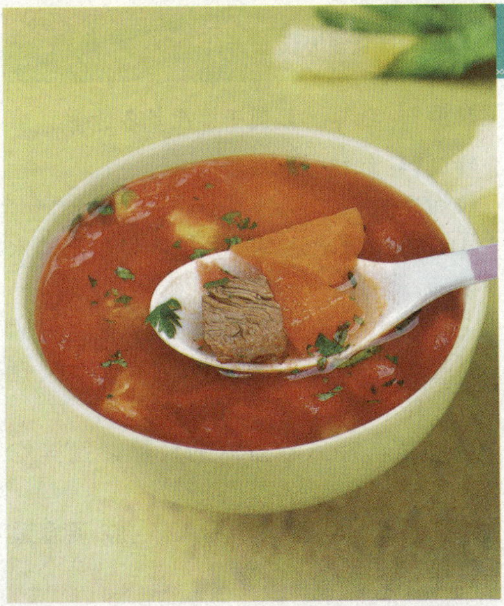

西红柿炖牛肉

原料： 牛肉175克，西红柿1个，胡萝卜20克

调料： 高汤适量，盐4克，香菜段3克，芝麻油2毫升

做法：

①将牛肉用清水洗净，切成块后焯水，再捞出沥干水分。

②胡萝卜用清水洗净，去皮，切成块。

③将西红柿用清水洗净，切块备用。

④锅置火上倒入高汤，加入盐，下入牛肉、胡萝卜、西红柿煲至熟，撒入香菜段，淋入芝麻油即可。

吃排除恶露的食材 生姜

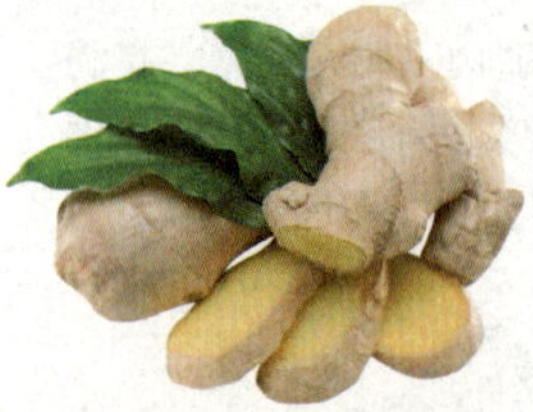

排除恶露原理： 生姜有解表、散寒的功效，适用于产妇肢体恶寒、体虚血弱等症状。生姜还可以活血化瘀，产妇适当食用，有利于恶露的排出，恢复健康的体质。

食用注意： 生姜皮中含有较多的营养成分，食用时可以不去皮或者少去皮。

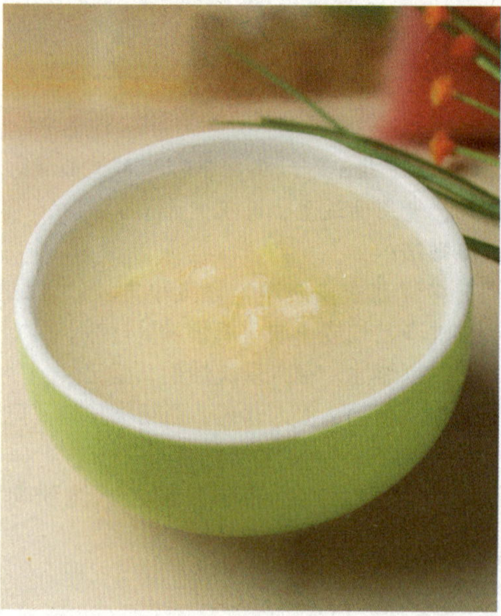

参姜小米茶

原料： 人参片10克，姜片30克，小米90克

做法：

①在砂锅中注入适量清水烧开，小米洗净。

②放入备好的人参片、姜片、小米，搅拌均匀。

③盖上盖，用小火煮约30分钟至全部食材熟透。

④揭开盖，盛出煮好的茶水，装入碗中即可。

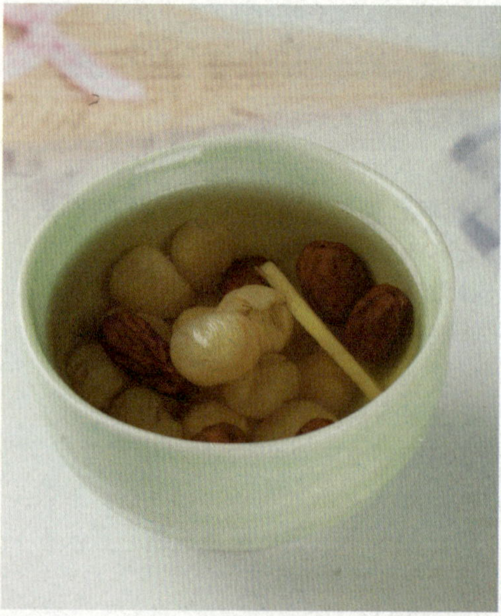

红枣桂圆姜茶

原料： 红枣、桂圆干、生姜各适量

调料： 红糖

做法：

①红枣用清水洗净，去核；生姜用清水洗净，切片。

②在锅中加入适量清水，放入准备好的桂圆、红枣、生姜，盖上盖，大火煮开，转小火，继续煮20分钟。

③开盖，加入准备好的红糖，搅拌均匀，关火。

④取一茶杯，将茶汁倒入杯中，温度适宜即可饮用。

吃排除恶露的食材

黑芝麻油

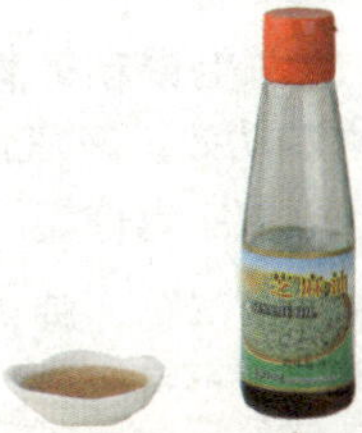

排除恶露原理： 黑芝麻油有生肌、消肿止痛的作用。黑芝麻油富含不饱和脂肪酸，在体内会转换成前列腺素，帮助子宫收缩与复原，抗血栓形成，促进恶露的排出。

食用注意： 黑芝麻油每次食用量不宜过多，否则容易引起腹泻，尤其对产后腹泻患者不利。

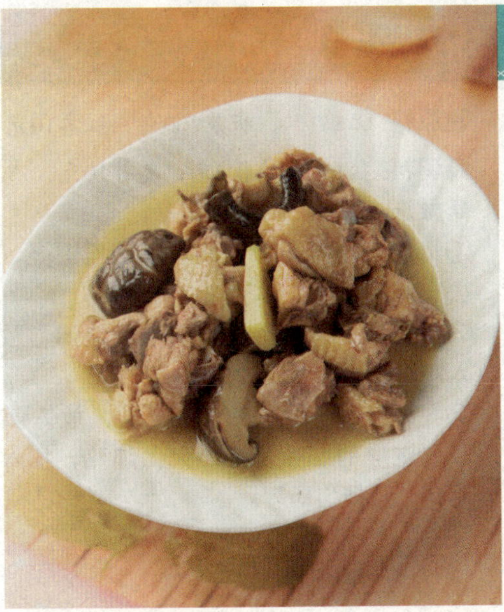

麻油鸡

原料： 鸡腿350克，老姜片50克

调料： 盐3克，生粉8克，生抽3毫升，米酒7毫升，黑芝麻油、食用油各适量

做法：

①鸡腿洗净，切小块装碗，加盐、生抽、生粉、食用油，腌至入味。

②炒锅中倒入黑芝麻油烧热，下姜片爆香，放鸡块，淋入米酒，炒至断生。

③放入生抽，炒匀提鲜，注入清水，煮沸后盖上锅盖，转小火焖煮约5分钟。

④取下盖子，用大火翻炒至汤汁收浓，关火后盛出焖煮好的鸡块即成。

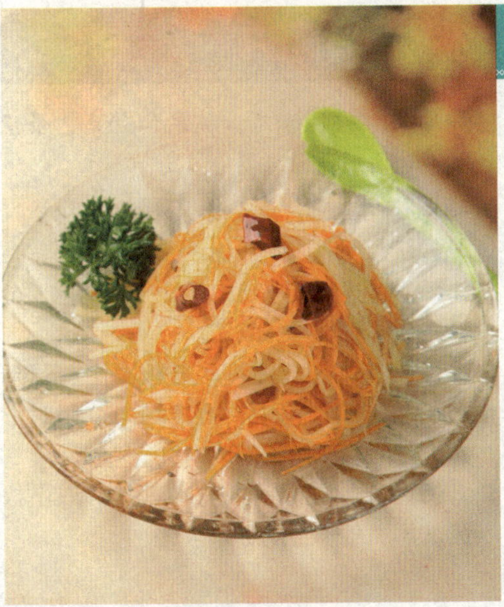

麻油萝卜丝

原料： 白萝卜150克，胡萝卜100克

调料： 白砂糖5克，盐2克，黑芝麻油20克，红椒碎少许，白醋适量

做法：

①白萝卜和胡萝卜分别洗净，去皮切成细丝。

②向锅中加入适量清水，大火烧开，将胡萝卜和白萝卜分别焯水。

③将焯好的萝卜丝放入盘中，加入白砂糖、盐，拌匀。

④将黑芝麻油淋入萝卜丝内，拌匀，再淋上白醋，撒上红椒碎即可食用。

吃排除恶露的食材 板栗

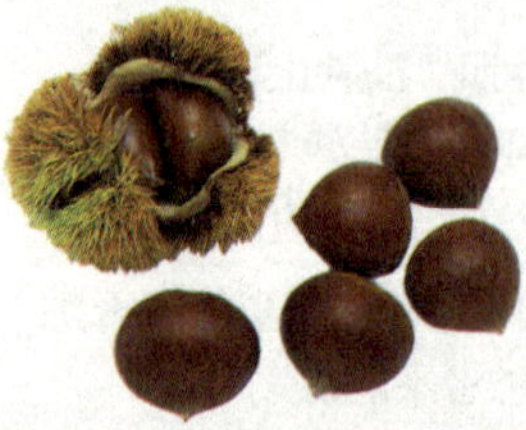

排除恶露原理： 板栗富含淀粉、维生素和矿物质，有益气补脾、调养肠胃、活血止血的功效。产妇适当食用可以补充营养，促进恶露排出，恢复子宫健康。

食用注意： 板栗“生极难化，熟易滞气”，脾胃虚弱、消化不良者不宜多食，产妇食用宜少不宜多。

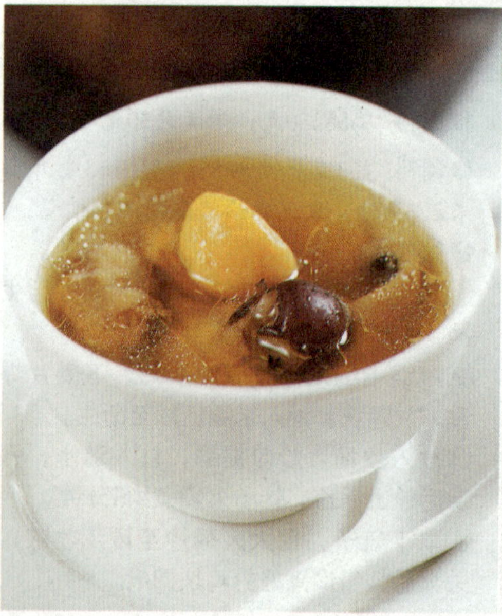

板栗土鸡汤

原料： 土鸡1只，板栗200克，红枣10克

调料： 盐4克，鸡精2克，姜片10克

做法：

①将土鸡收拾干净，切块；板栗剥壳，去皮备用。

②锅置火上，加入适量清水，烧沸，放入鸡肉、板栗，滤去血水，备用。

③将鸡肉、板栗转入炖盅里，放入姜片、洗净的红枣，置小火上炖熟，加入鸡精、盐拌匀即可。

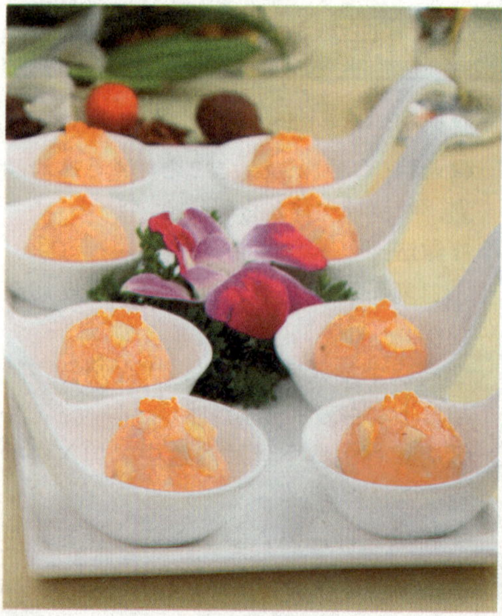

板栗鸡肉丸

原料： 鸡肉200克，板栗仁50克，蛋清40克，面粉适量

调料： 盐2克，鱼子酱少许

做法：

①鸡肉洗净，剁成肉泥，加盐腌10分钟；板栗仁洗净，切丁。

②面粉加水调成面糊，与板栗丁、蛋清一起放入鸡肉馅中，搅拌均匀；手掌心抹少许油，取肉馅制成肉丸。

③将肉丸放进蒸锅中隔水蒸熟，取出摆盘，再加鱼子酱点缀即可。

吃排除恶露的食材 火龙果

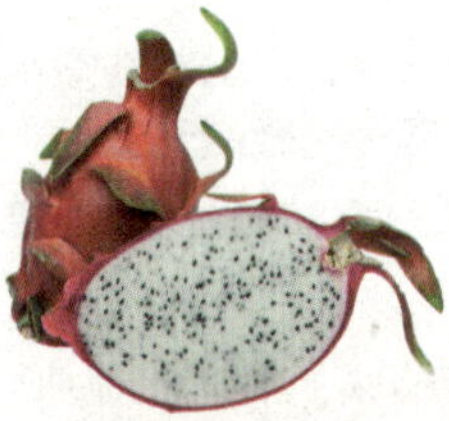

排除恶露原理： 火龙果中铁元素含量很高，可补血养血。同时，火龙果有调节阴阳平衡、预防便秘、帮助细胞膜形成、预防贫血、美白皮肤、防止黑斑的功效。产妇食用火龙果，对排出恶露有一定的帮助。

食用注意： 火龙果切勿与鲜贝同食，以免中毒。

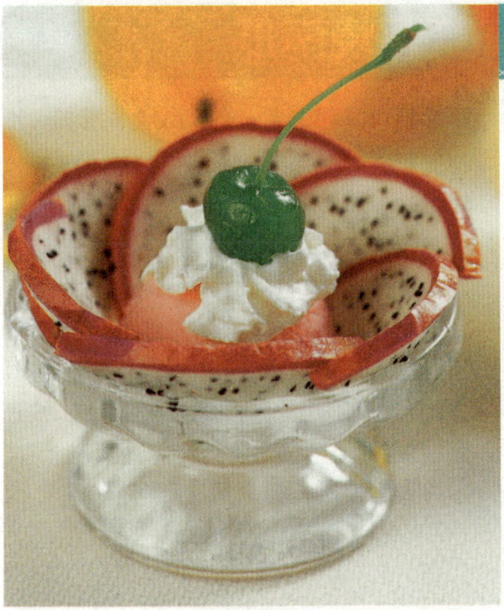

世外桃源

原料： 草莓雪糕球1只，鲜奶油少量，樱桃1个，火龙果、水蜜桃、什果各适量

做法：

①取一干净的杯子，依次加入什果、雪糕球。

②将火龙果、水蜜桃摆在周围，挤上鲜奶油，再饰以樱桃即可。

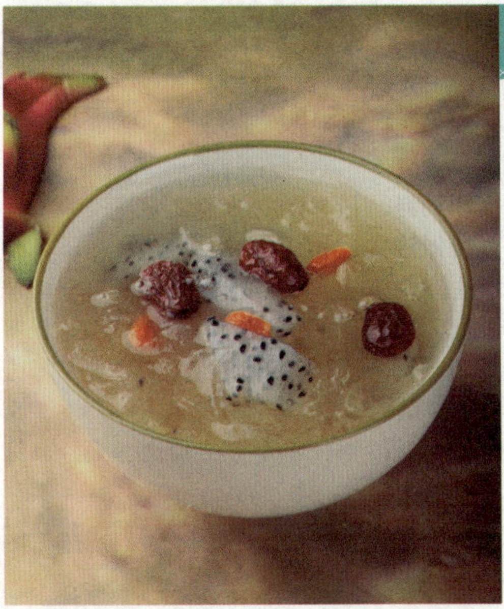

火龙果银耳羹

原料： 火龙果150克，水发银耳100克，红枣20克，枸杞10克

调料： 冰糖30克

做法：

①将银耳洗净，切去根部，撕成小朵，焯水；火龙果洗净，去皮，切丁。

②向砂锅中注入适量清水烧开，倒入洗净的红枣、枸杞，放入银耳，大火烧开后用小火煮20分钟至熟。

③倒入火龙果，撒上冰糖，转中火煮至糖溶，盛出放凉即可。

吃治腹痛的食材 南瓜

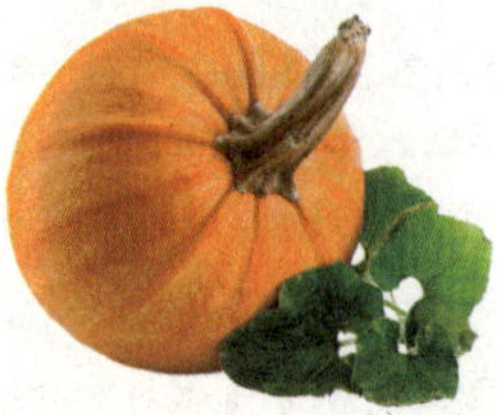

治腹痛原理：南瓜的营养极为丰富，可防治妊娠水肿、促进血凝及预防产后出血。南瓜含有微量元素钴，食用后有补血作用。产妇适当食用，可以减轻身体肿痛的症状，并促进身体恢复健康。

食用注意：如果南瓜散发出酒精味，不可食用。

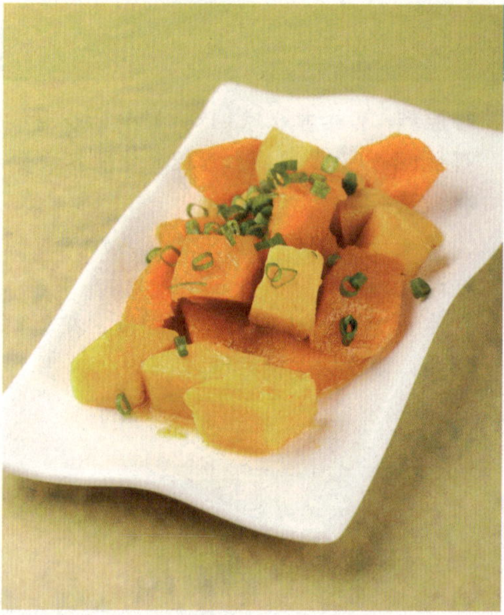

红薯烧南瓜

原料：红薯100克，南瓜120克，葱花少许

调料：盐2克，鸡粉2克，食用油适量

做法：

①将南瓜洗净，去皮、瓤，切丁；红薯洗净去皮，切丁。

②向锅中注油烧热，倒入红薯、南瓜炒匀，加入适量清水，用小火焖10分钟。

③加盐、鸡粉调味，用大火收汁，快速翻炒片刻。

④关火后盛出，撒上葱花即可。

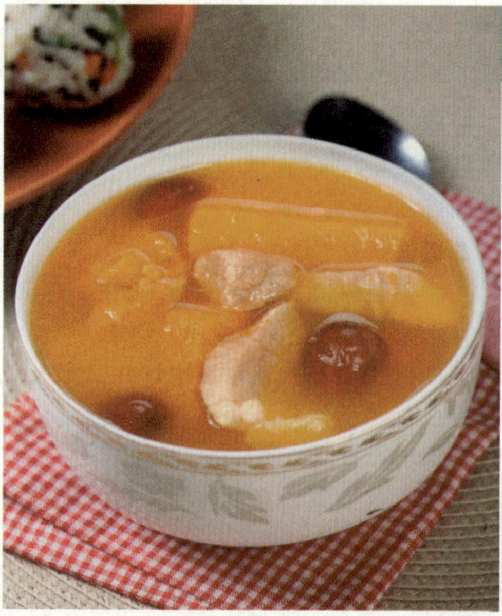

南瓜猪肉汤

原料：南瓜100克，猪肉180克，姜、红枣各适量

调料：盐、高汤、鸡精各适量

做法：

①南瓜洗净，去皮、瓤，切块；猪肉洗净，切块；红枣洗净；姜洗净，切片。

②向锅中注水烧开后，加入猪肉，焯去血水后捞出。

③另起砂锅，将南瓜、猪肉、姜片、红枣放入锅内，注入高汤。

④小火将以上材料煲煮1.5小时，然后加入盐、鸡精调味即可。

吃治腹痛的食材 茼蒿

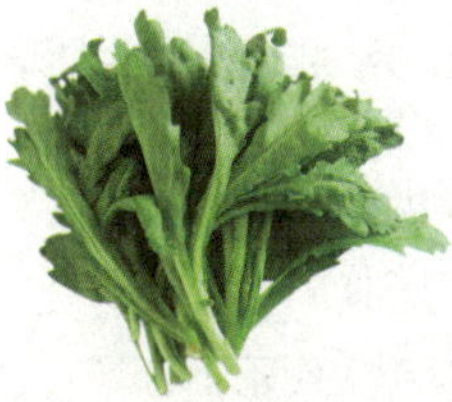

治腹痛原理： 茼蒿含多种氨基酸、蛋白质及较丰富的钠、钾等微量元素，能通利小便、缓解肿痛、养心安神、稳定情绪、避秽化浊。产妇食用茼蒿，大有裨益。

食用注意： 茼蒿中的芳香精油遇热易挥发，会减弱茼蒿的健胃作用，所以烹调时宜旺火快炒。

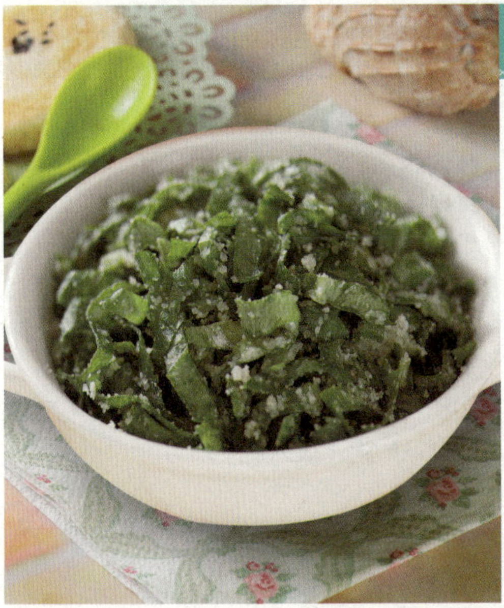

粉蒸茼蒿

原料： 茼蒿300克，米粉50克

调料： 盐3克，猪油50克

做法：

①将茼蒿洗净，切2厘米长的段。

②将茼蒿盛入盆内，加入米粉、盐、猪油一起拌匀。

③将拌好的茼蒿放入干净的碗中，蒸40分钟即可。

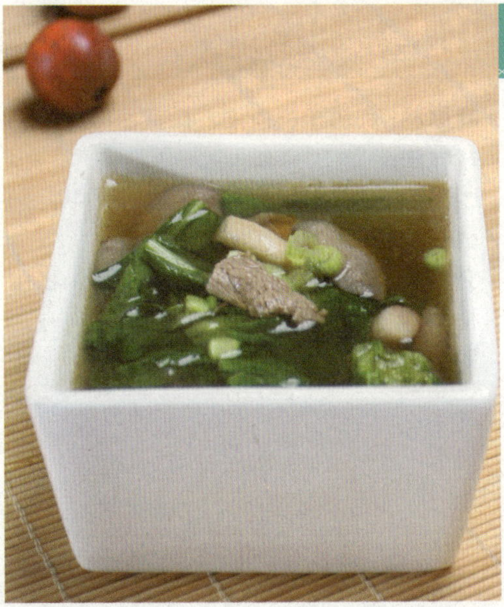

茼蒿牛肉汤

原料： 牛肉100克，蘑菇、茼蒿各50克

调料： 盐、咖喱粉、味精、生抽各适量

做法：

①将牛肉洗净切片；蘑菇、茼蒿均洗净。

②在牛肉中加入咖喱粉、盐搅拌均匀。

③油锅烧热，入蘑菇稍炒，注入适量清水烧开，放入牛肉。

④加入盐拌匀，加入茼蒿煮熟，起锅前放入味精、生抽调味即可。

吃治腹痛的食材 山楂

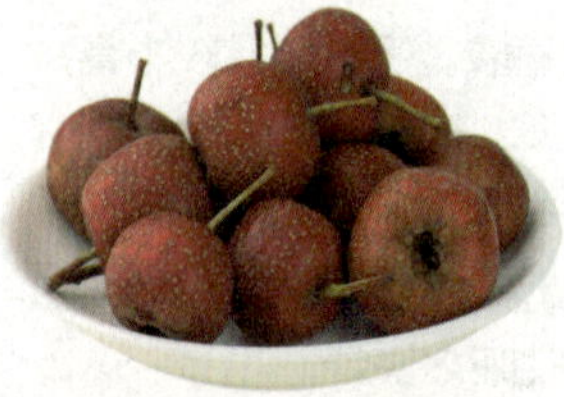

治腹痛原理： 山楂可扩张血管，增加冠状动脉血流量，改善心脏活力，兴奋中枢神经系统，软化血管，并有利尿、镇静作用。它可以刺激子宫收缩，利于子宫复原。山楂还可活血散瘀，能促进子宫排出瘀血，减轻腹痛。

食用注意： 山楂可缩宫，所以孕妇不可以吃。

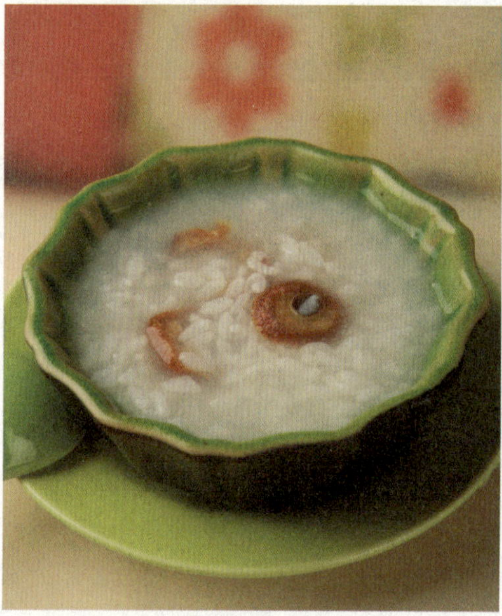

山楂白糖粥

原料： 水发大米120克，山楂干25克

调料： 白糖4克

做法：

①向砂锅中注入适量清水，用大火烧热，倒入备好的山楂干、大米，搅拌均匀。

②盖上锅盖，烧开后用小火煮约40分钟至食材熟软，揭开锅盖，加入少许白糖。

③搅拌片刻，煮至白糖溶化，关火后盛出煮好的粥，装入碗中即可。

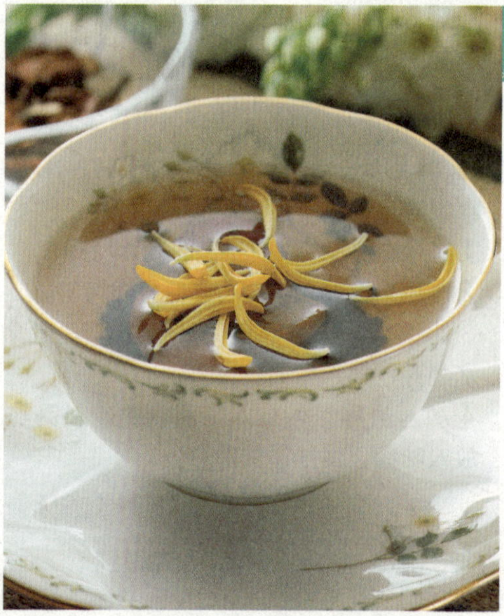

山楂决明茶

原料： 决明子、山楂、杭菊各10克

做法：

①将山楂、决明子洗净，放入锅中，加500毫升水，煮约10分钟。

②将瓷杯用热水烫过，放入杭菊，将山楂和决明子水倒入杯中，待菊花泡开，即可饮用。

吃治腹痛的食材 红糖

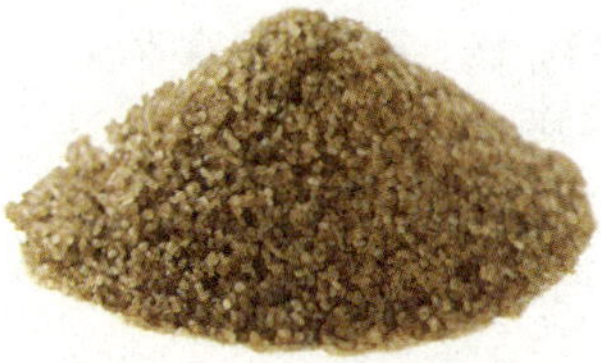

治腹痛原理： 红糖富含苹果酸、胡萝卜素、钙和铁等成分，可祛风散寒、补血止痛，减轻产后瘀血导致的腰酸、小腹胀痛等不适症状，并促进子宫收缩与复原。

！食用注意： 产妇连续食用红糖时间不宜过长，以10~12天为宜，而且一次不宜食用过多。

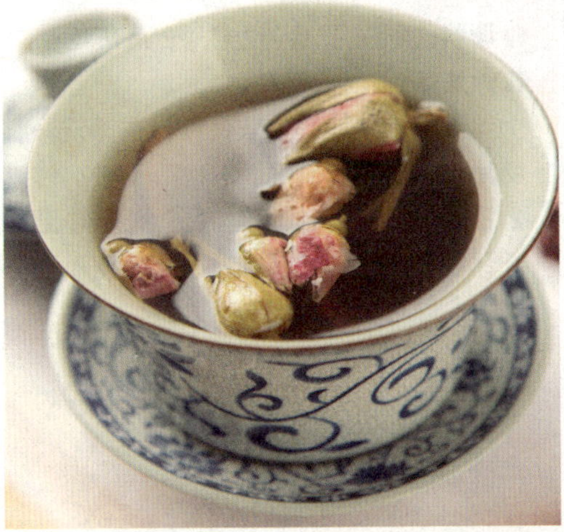

月季玫瑰红糖饮

原料： 玫瑰花、月季花、陈皮各适量

调料： 红糖适量

做法：

①向砂锅中注入适量清水，大火烧开。

②放入备好的玫瑰花、月季花、陈皮，搅拌均匀。

③倒入适量红糖，用汤勺拌匀，盖上盖，略煮。

④揭开盖，盛出煮好的茶水，装入碗中即可。

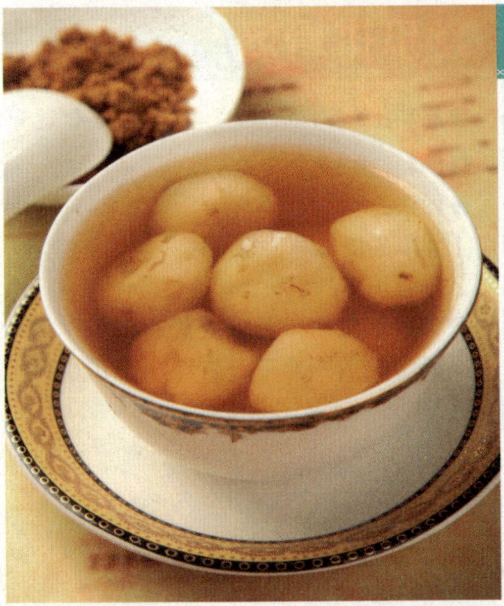

马蹄红糖水

原料： 马蹄100克，红糖30克

做法：

①将洗净的马蹄去皮，对半切开，改切小块儿，装入盘中待用。

②锅置旺火上，加入约1000毫升的清水，加盖煮约2分钟至沸。

③揭开锅盖，倒入马蹄，再倒入红糖，用汤勺拌匀。

④再煮约3分钟至沸腾，关火，将做好的糖水盛入碗中即可。

吃催乳的食材 丝瓜

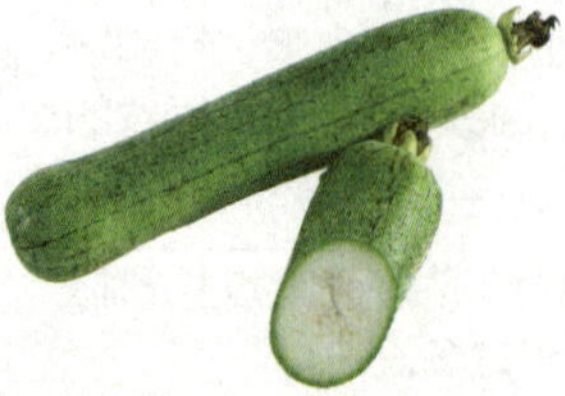

催乳原理： 丝瓜富含钙、磷、铁、B族维生素等成分，有排毒通便、通经络、行血脉、行气化瘀、催乳汁等功效，对女性月经不调有不错的食疗效果。

食用注意： 体虚内寒、腹泻者不宜食用。丝瓜与菠菜、芦荟同食易引起腹泻。

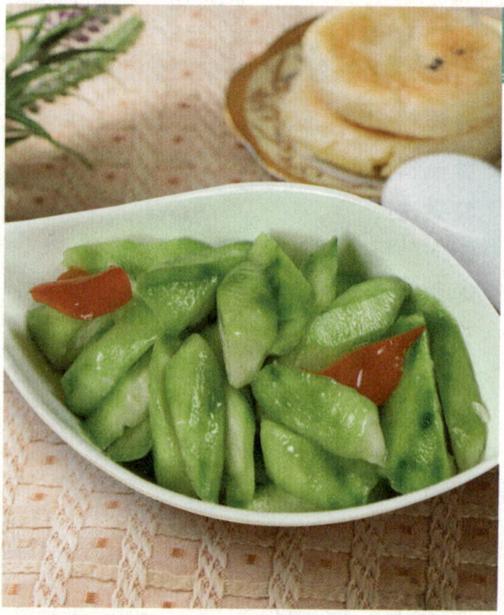

炒丝瓜

原料： 丝瓜300克，红椒30克

调料： 盐3克，鸡精2克，食用油适量

做法：

①丝瓜去皮洗净，切块；红椒去蒂洗净，切片。

②锅下油烧热，放入丝瓜、红椒炒至八分熟，加盐、鸡精调味，炒熟装入干净的盘中即可。

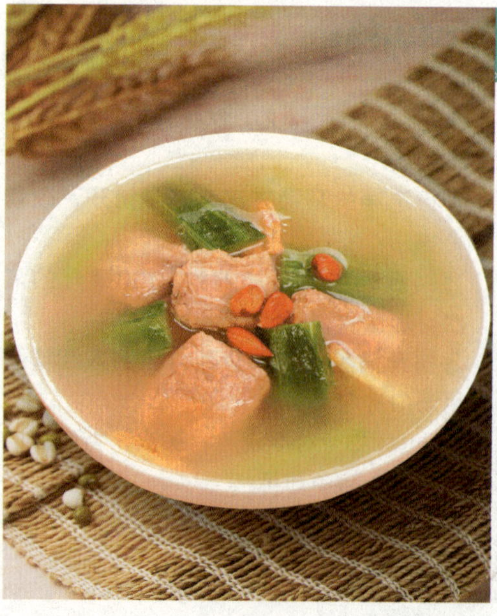

丝瓜排骨汤

原料： 丝瓜1根，排骨200克，杏仁适量

调料： 盐3克，姜片5克

做法：

①丝瓜去皮洗净，切成段；杏仁洗净。

②排骨洗净，切块，焯水。

③向砂锅注水，放入姜片、排骨，用大火煲沸，放入丝瓜、杏仁，改用小火煲炖2小时，加盐调味即可。

吃催乳的食材 黄花菜

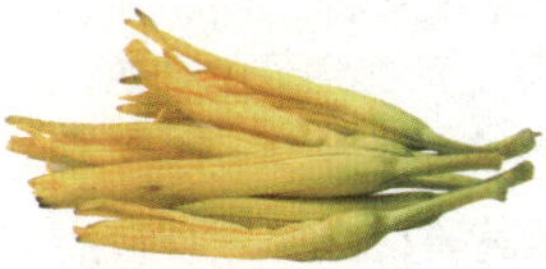

催乳原理： 黄花菜富含卵磷脂、多种维生素和矿物质，有消肿利尿、止痛补血、宽胸、利尿、下乳的功效，是产妇的推荐食品之一。

食用注意： 鲜黄花菜不能食用，因为它含有毒物质秋水仙碱，食用后会引起中毒。

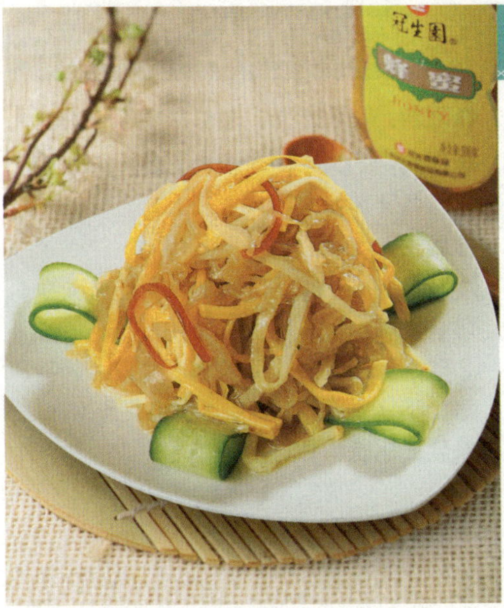

黄花菜拌海蜇

原料： 海蜇200克，黄花菜100克

调料： 盐3克，味精1克，醋8毫升，生抽10毫升，香油15毫升，红椒少许

做法：

①黄花菜洗净；海蜇洗净；红椒洗净，切丝。

②向锅内注水烧沸，分别放入海蜇、黄花菜焯熟后，捞出沥干，放凉并装入碗中，再放入红椒丝。

③向碗内加入盐、味精、醋、生抽、香油拌匀后，再倒入盘中即可。

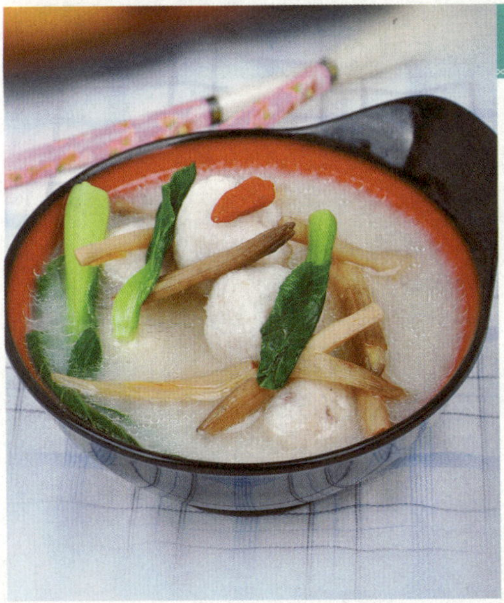

黄花菜鱼丸汤

原料： 草鱼肉200克，黄花菜150克，油菜50克

调料： 盐、高汤、食用油各适量，葱段3克

做法：

①将草鱼肉洗净，剁蓉，加盐搅匀，捏成鱼丸后焯熟；黄花菜浸泡洗净；油菜洗净备用。

②锅置火上，倒入油，加葱爆香，倒入高汤，加入盐，再下入鱼丸、黄花菜煲至熟，放入油菜汆熟即可。

吃催乳的食材

莴笋

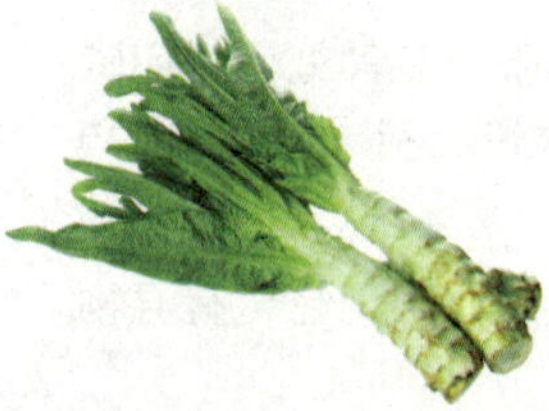

催乳原理： 莴笋含有较多的烟酸和锌、铁、钾，可调节体内酸碱平衡，有清热利尿、活血通乳的功效，适合产后少尿、少乳或无乳的女性食用。

食用注意： 过量或经常食用莴笋，会导致夜盲症或诱发其他眼疾，不过停食莴笋，几天后就会好转。

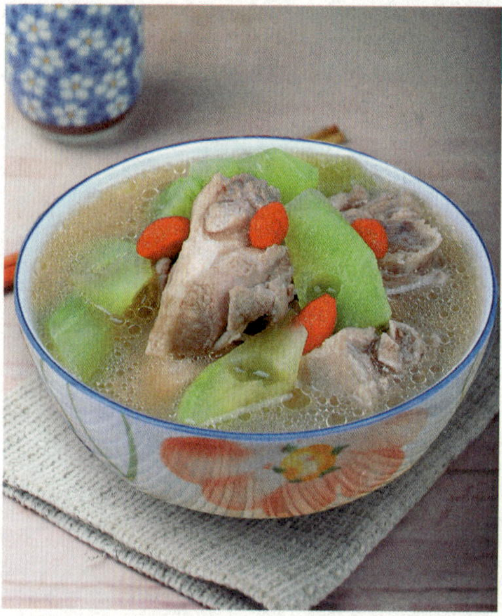

老鸭莴笋枸杞煲

原料： 莴笋250克，老鸭150克，枸杞10克

调料： 盐少许，胡椒粉3克，葱段、姜片、蒜片各2克

做法：

①将莴笋去皮，洗净切块；老鸭洗净，切块，焯水；枸杞洗净备用。

②砂锅置于火上，倒入水，放入葱、姜、蒜，下入莴笋、老鸭、枸杞煲至熟，加入盐、胡椒粉即可。

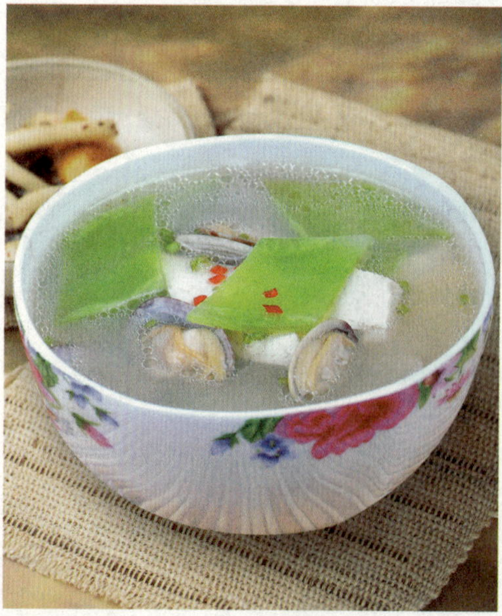

莴笋蛤蜊煲

原料： 莴笋175克，豆腐100克，蛤蜊约75克

调料： 盐少许，葱丝、姜末各2克，食用油适量

做法：

①莴笋去皮，洗净，切片；豆腐洗净，切片；蛤蜊洗净。

②锅置火上，倒入适量食用油，将葱、姜爆香，下入莴笋煸炒，倒入水烧开，下入豆腐煲10分钟，下入蛤蜊续煲至熟，加入盐即可。

吃催乳的食材 茭白

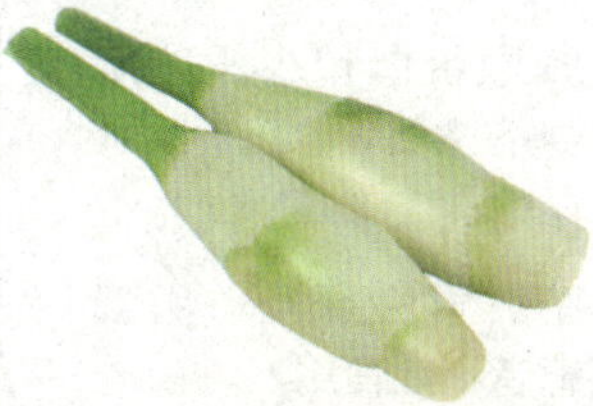

催乳原理： 茭白营养丰富，含有维生素B_1、维生素B_2、维生素C及多种矿物质，有解热毒、防烦渴、催乳的功效。产后乳汁缺乏者可适当食用茭白，促进乳汁分泌。

食用注意： 茭白性寒滑，脾寒虚冷、精滑便泻者少食为宜。

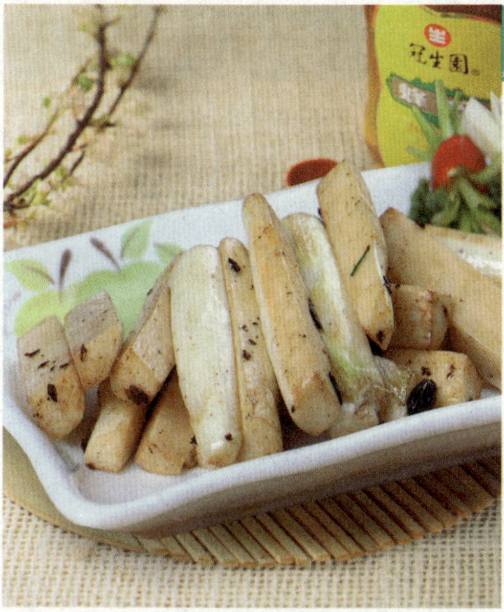

干煸茭白

原料： 嫩茭白300克，芽菜末50克

调料： 酱油5毫升，绍酒、盐、食用油、香油各适量

做法：

①将嫩茭白削去外皮，切去老根，洗净，切成粗条。

②炒锅置火上，加油烧至六成热时放入茭白，炸至棱角微呈黄色、皱皮时，加入酱油、盐煸炒入味，放入芽菜末，烹入绍酒炒匀，淋上香油即可起锅。

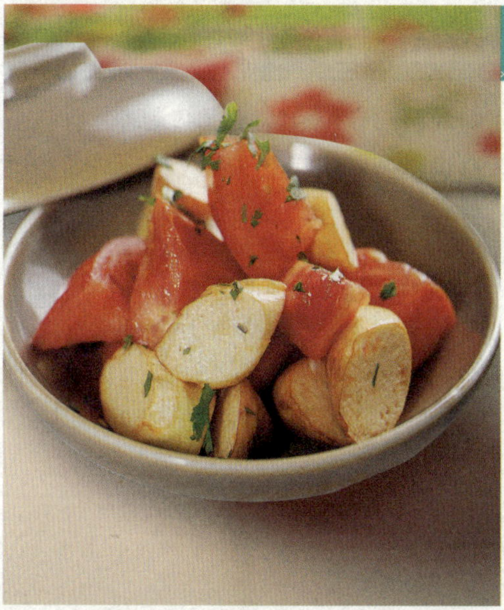

西红柿炒茭白

原料： 茭白300克，西红柿100克

调料： 盐、味精、料酒、食用油、白糖、水淀粉各适量

做法：

①将茭白洗净后，切块；西红柿洗净，切块。

②锅内加油烧热，下茭白炸至外层稍收缩，呈浅黄色时捞出。

③锅内留油，倒入西红柿、茭白、清水、味精、料酒、盐、白糖，焖烧至汤较少时，用水淀粉勾芡即可。

吃催乳的食材 猪蹄

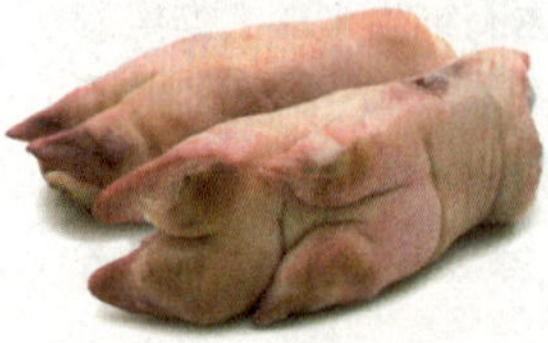

催乳原理： 猪蹄含大量的胶原蛋白和少量的脂肪、碳水化合物，常食可改善全身的微循环。它对哺乳期妇女能起到催乳和美容的双重作用。

食用注意： 猪蹄中含有脂肪，慢性肝炎、胆囊炎、胆结石、动脉硬化、高血压患者不宜食用。

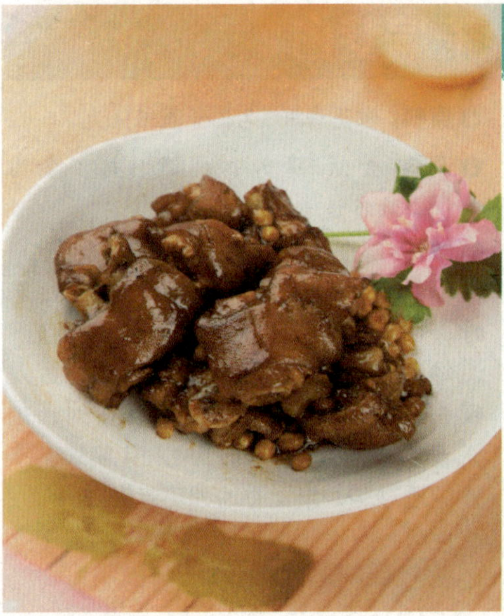

黄豆焖猪蹄

原料： 猪蹄块400克，水发黄豆230克

调料： 盐2克，生抽6毫升，老抽3毫升，水淀粉、食用油各适量，八角、桂皮、香叶、姜片各少许

做法：

①将猪蹄块洗净，焯水。

②起锅烧油，爆香姜片，入猪蹄、老抽炒匀，入八角、桂皮、香叶炒香，加水没过食材，中火焖20分钟，再加入洗净的黄豆，加盐、生抽调味，小火煮至食材熟透后，拣出桂皮、八角、香叶、姜片。

③用水淀粉勾芡，盛出装盘即可。

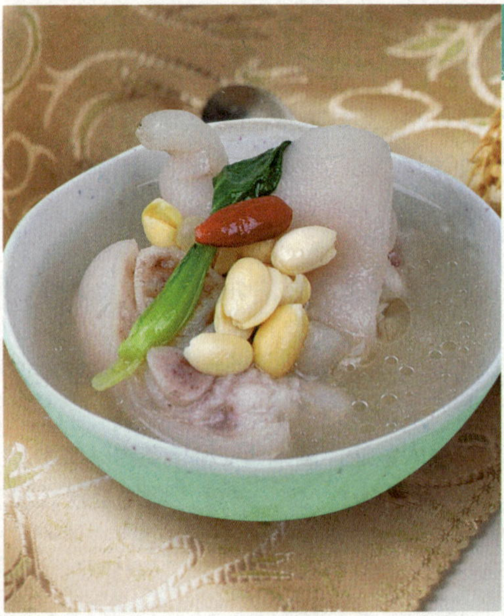

黄金猪蹄汤

原料： 猪蹄半只，黄豆45克

调料： 盐适量

做法：

①将猪蹄清洗干净，切块后焯水；黄豆用温水浸泡40分钟备用。

②锅置火上，倒入水，加入盐，下入猪蹄、黄豆，大火烧开。

③水开后转小火煲60分钟即可 。

吃催乳的食材 鸡肉

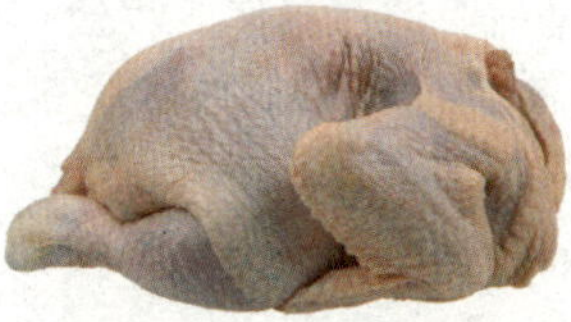

催乳原理： 鸡肉是高蛋白、低脂肪的健康食品，有温中益气、补精填髓、益五脏、补虚损的功效，可用于缓解气虚、阳虚引起的乏力、浮肿、产后乳少之症。

食用注意： 雄性鸡肉属阳，适合阳虚气弱者食用；雌性鸡肉属阴，适合产妇、年老体弱者食用。

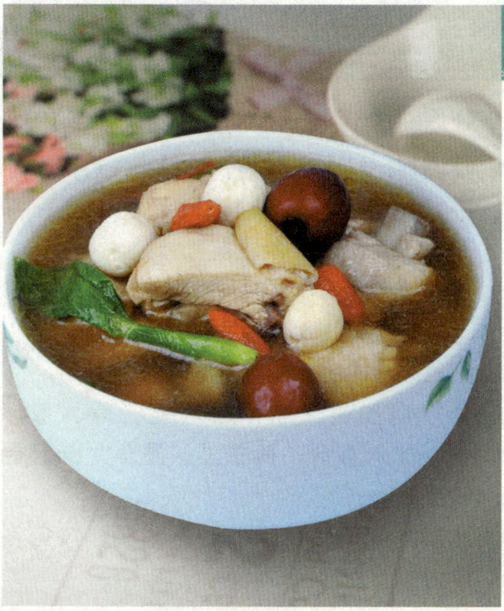

鸡块多味煲

原料： 鸡肉350克，枸杞10克，红枣5枚，水发莲子8粒

调料： 盐6克，葱段、姜片、食用油各适量

做法：

①将鸡肉清洗干净，切块焯水；枸杞、红枣、水发莲子洗干净备用。

②锅置火上，倒入食用油，下葱、姜炝香，下入鸡块煸炒，倒入水，加入盐烧沸，下入枸杞、红枣、水发莲子煲至熟即可。

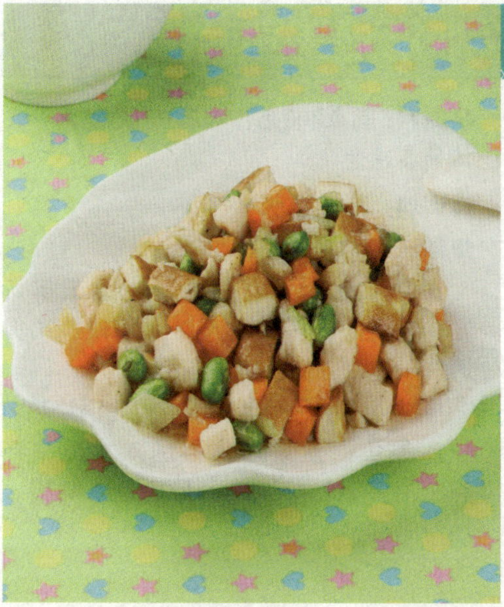

鸡丁炒鲜贝

原料： 鸡胸肉180克，香干丁、干贝、青豆、胡萝卜丁各80克

调料： 盐5克，鸡粉3克，料酒4毫升，水淀粉、食用油各适量，姜末、蒜末、葱段各少许

做法：

①将香干、胡萝卜、青豆洗净，焯水；干贝洗净，煮熟；鸡胸肉洗净，切丁，加盐、鸡粉、水淀粉、食用油腌渍入味。

②起锅烧油，爆香姜末、蒜末、葱段，倒入鸡胸肉，淋料酒炒香，再放入焯过水的食材，加盐、鸡粉调味，炒熟即可。

吃催乳的食材 墨鱼

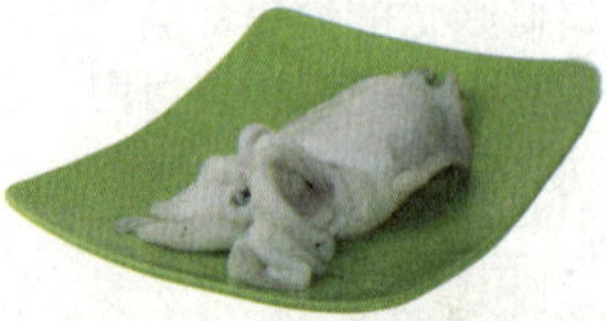

催乳原理： 墨鱼肉有补益精气、调理月经、收敛止血、美肤乌发的功效，常食可滋阴养血、益气强筋，对于乳汁分泌不足者具有良好的催乳作用。

食用注意： 食用新鲜墨鱼时一定要去除内脏，因为其内脏中含有大量的胆固醇。

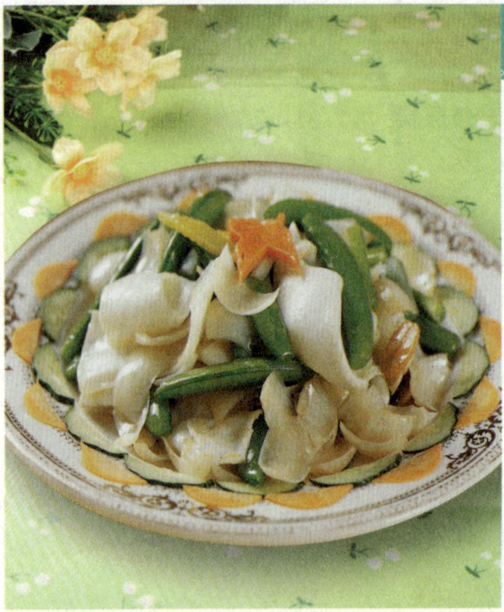

荷兰豆炒墨鱼

原料： 百合、荷兰豆各100克，墨鱼150克

调料： 味精、白糖、鸡精各5克，水淀粉10毫升，花生油10毫升，盐2克，蒜片、姜片、葱白各15克

做法：

①百合洗净，掰成片；荷兰豆清洗干净；墨鱼去除内脏，清洗干净，切片备用。

②炒锅加花生油，放入姜、蒜、葱炒香，加入百合、荷兰豆、墨鱼片一起翻炒至熟。

③加入味精、白糖、盐、鸡精，炒匀，再用水淀粉勾芡即可。

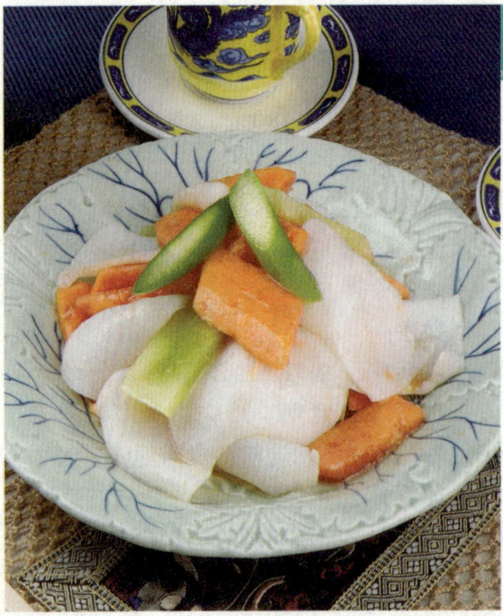

木瓜炒墨鱼片

原料： 墨鱼300克，木瓜150克，芦笋、莴笋各适量

调料： 盐4克，味精2克

做法：

①墨鱼收拾干净，切片；木瓜去皮洗净，切块；芦笋清洗干净，切段；莴笋清洗干净，去皮，切块备用。

②将墨鱼焯水后捞出，沥干；油锅烧热，放入墨鱼、盐炒匀，再加入木瓜、芦笋、莴笋，翻炒至熟，最后加入味精，炒匀即可。

吃催乳的食材 鲫鱼

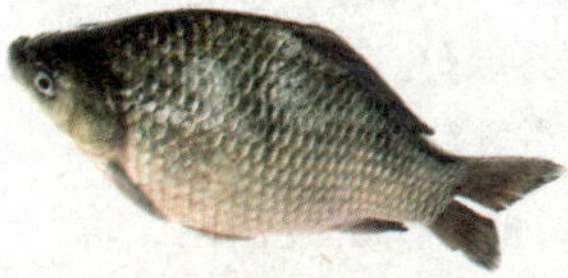

催乳原理： 鲫鱼可补阴血、利水消肿、通络下乳。鲫鱼油可促进血液循环。鱼卵则可调中补气。产妇食用鲫鱼，可补充营养，为宝宝提供优质的乳汁。

食用注意： 鲫鱼清蒸或煮汤，营养效果最佳，红烧亦可。若经煎炸，其功效会大打折扣。

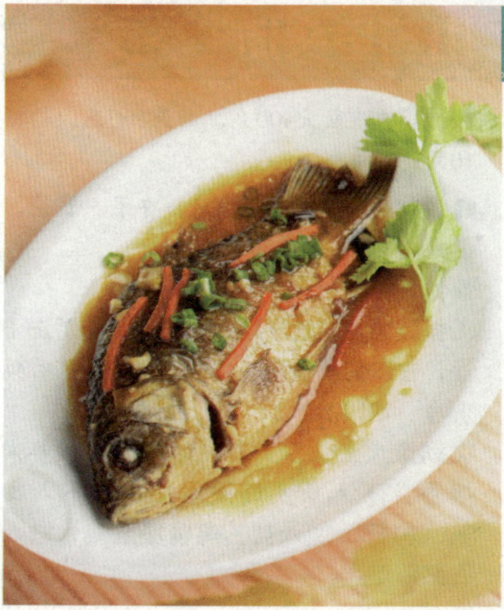

葱油鲫鱼

原料： 鲫鱼300克，葱段、葱花各10克，红椒丝5克

调料： 盐3克，生粉6克，生抽、老抽各适量，姜片、蒜末各少许

做法：

①鲫鱼洗净，加生抽、盐、生粉，拌匀上浆，腌渍10分钟，再入油锅炸至金黄。

②锅底留油烧热，倒入葱段，炸至其变软，捞出；倒入姜片、蒜末爆香。

③放入鲫鱼，将汁浇在鲫鱼上，用中火煮至鱼肉入味，关火，盛鱼装盘，撒上红椒丝、葱花即可。

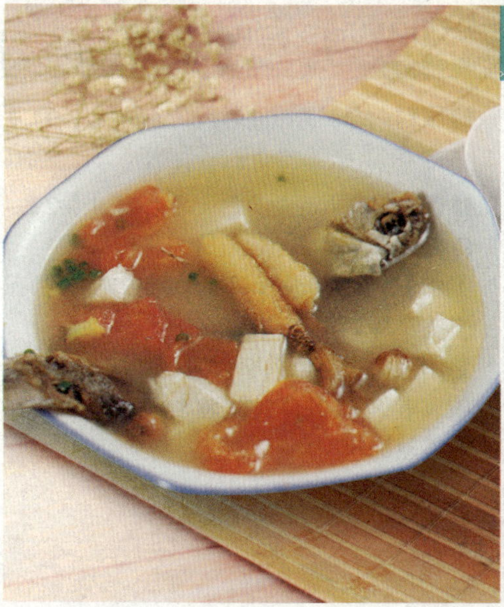

西红柿淡奶鲫鱼汤

原料： 鲫鱼1条，三花淡奶、西红柿、豆腐各适量

调料： 生姜50克，葱花、沙参各20克，盐5克，味精3克，胡椒粉1克

做法：

①西红柿洗净，切成小丁；生姜去皮，洗净，切成片；豆腐洗净，切成小丁；沙参泡发。

②鲫鱼处理干净后，在背部打上花刀。

③向锅内加水烧沸，放鲫鱼、西红柿、豆腐煮沸后，加入盐、味精、胡椒粉、三花淡奶煮至入味，撒上葱花即可。

吃催乳的食材 鲢鱼

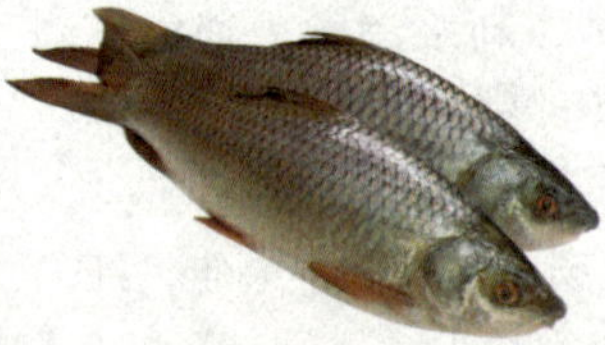

催乳原理： 鲢鱼富含蛋白质、氨基酸、多种维生素、硫胺素、核黄素、烟酸等营养成分。产妇多吃鲢鱼可起到光滑肌肤、乌黑头发、促进乳汁分泌的作用。

食用注意： 鲢鱼忌与甘草同食。清洗鲢鱼时，需彻底清除内脏并冲洗干净。

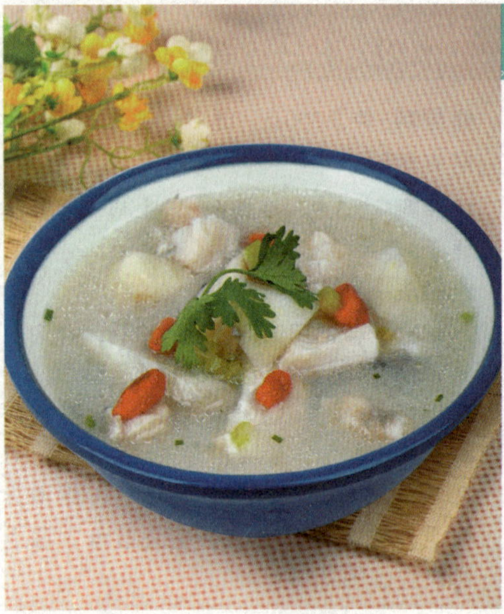

山药鱼头汤

原料： 鲢鱼头400克，山药100克，枸杞10克

调料： 盐6克，鸡精3克，香菜、葱花、姜末各5克，花生油适量

做法：

①将鲢鱼头冲洗干净剁成块；山药清洗干净，去皮切块备用；枸杞清洗干净；香菜洗净，切段。

②锅置火上，倒入花生油、葱花、姜末爆香，下入鱼头略煎后加水，下入山药、枸杞，加入盐、鸡精煲至熟，撒入香菜即可。

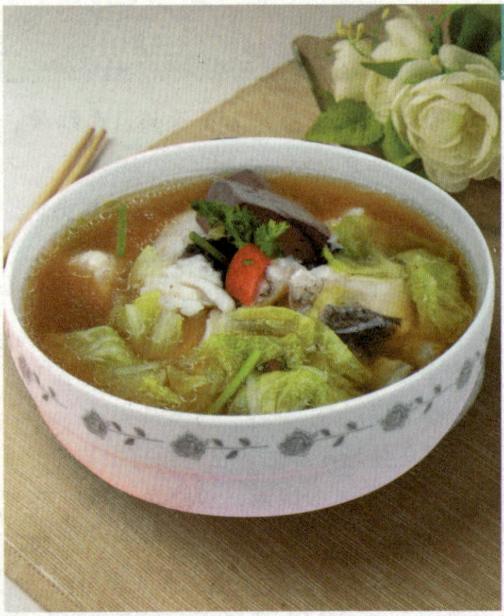

老妈煲鱼头

原料： 鲢鱼头300克，猪血50克，白菜15克

调料： 酱油适量，葱、姜、蒜片各2克

做法：

①将鲢鱼头清洗干净剁块；猪血、白菜清洗干净后均切块备用。

②锅置火上，倒入适量清水，加入酱油、葱、姜、蒜，再入鲢鱼头、猪血、白菜煲至熟即可。

吃催乳的食材 鲤鱼

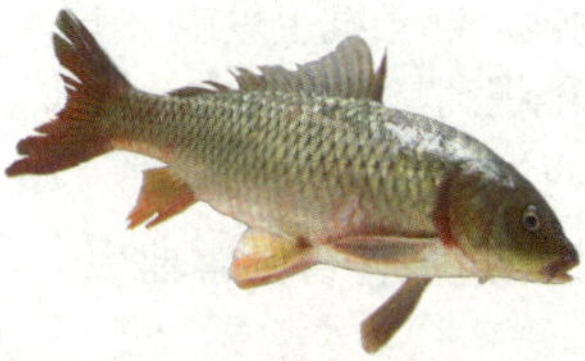

催乳原理： 鲤鱼营养价值很高，含有极为丰富的蛋白质，可供给人体必需的氨基酸。鲤鱼有益气健脾、通脉下乳之效，主治浮肿、乳汁不通、胎气不安等症。

食用注意： 鲤鱼是发物，有慢性病者不宜食用，身体过于虚弱者少食。

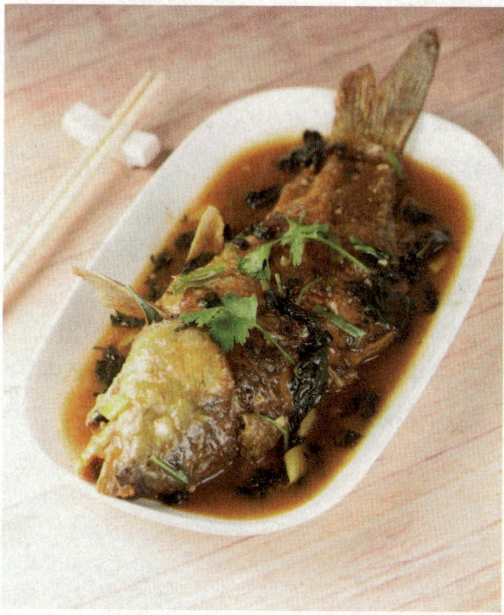

紫苏烧鲤鱼

原料： 鲤鱼1尾，紫苏叶30克

调料： 盐4克、鸡粉3克、生粉20克、生抽5毫升、水淀粉10毫升、食用油适量，姜片、蒜末、葱段各少许

做法：

①紫苏叶洗净，切段；鲤鱼收拾干净，加盐、鸡粉、生粉腌渍，炸至金黄。

②锅底留油，爆香姜片、蒜末、葱段，注入适量清水，加生抽、盐、鸡粉，放入鲤鱼煮2分钟至入味。

③倒入紫苏叶续煮至熟软后，用水淀粉勾芡，捞出鲤鱼装盘，再淋上汤汁即可。

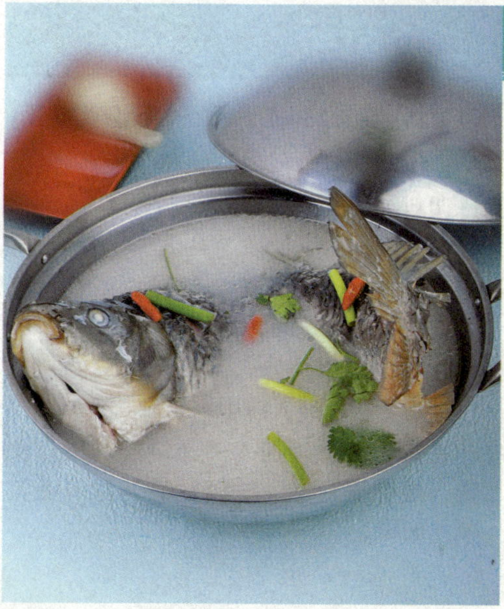

清炖鲤鱼汤

原料： 鲤鱼1尾，枸杞少许

调料： 盐、味精、胡椒粉、姜片、醋、香菜末、葱段各适量

做法：

①将鲤鱼收拾干净，一分为二备用。

②起油锅，将葱、姜爆香，加入盐、味精、醋烧沸，下入鲤鱼、枸杞煲至熟，再加入胡椒粉，撒入香菜末、葱段即可。

吃补血的食材 苋菜

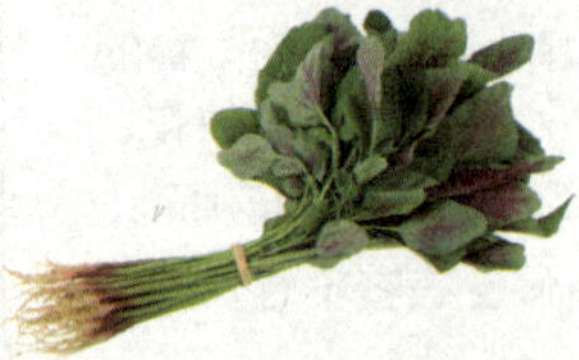

补血原理： 苋菜含有丰富的铁、钙和维生素K，有促进凝血、增加血红蛋白含量并能提高其携氧能力、促进造血等功能。产妇食用苋菜，对补血养身有良效。

! 食用注意： 苋菜不宜一次食用过多，否则容易引起皮肤方面的疾患。

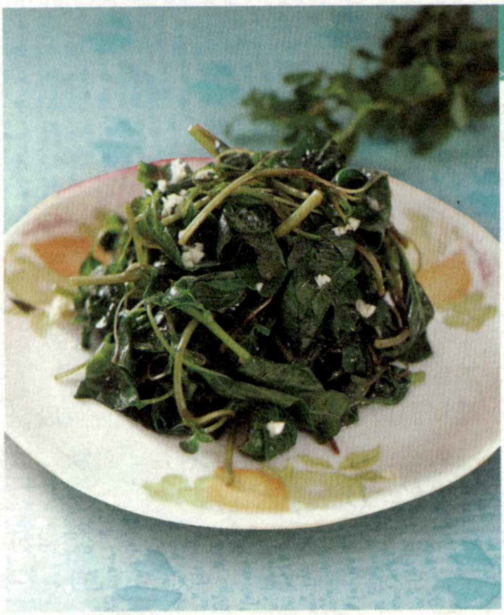

蒜蓉苋菜

原料： 野苋菜400克，大蒜30克

调料： 盐5克，味精3克，食用油适量

做法：

①野苋菜择去黄叶，洗净；大蒜去皮，剁成蓉。

②锅中水烧沸，下野苋菜稍烫后捞出。

③锅中放油，爆香蒜蓉，下入野苋菜、盐、味精炒匀即可。

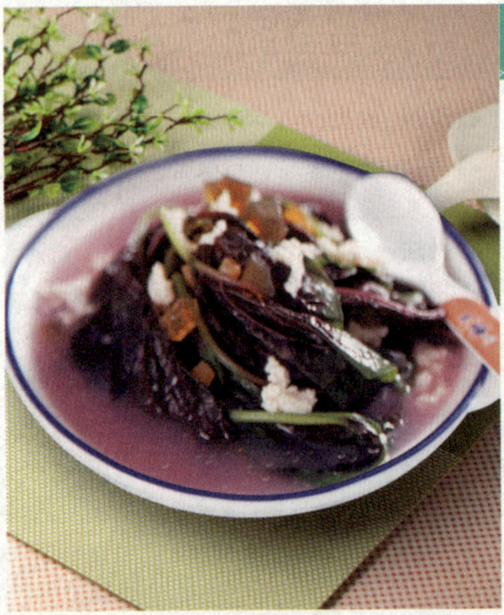

上汤苋菜

原料： 苋菜250克，皮蛋1个，咸鸭蛋1个，瘦肉20克

调料： 盐5克，味精3克

做法：

①苋菜洗净；皮蛋去壳切粒；咸鸭蛋煮熟切粒；瘦肉洗净，切成肉末。

②往锅中加水烧开，下入苋菜、油、盐稍焯后，捞出装入碗中。

③将肉末炒香，加入上汤烧开，下入皮蛋、咸鸭蛋、盐、味精，煮开后浇在苋菜上即可。

吃补血的食材 猪肉

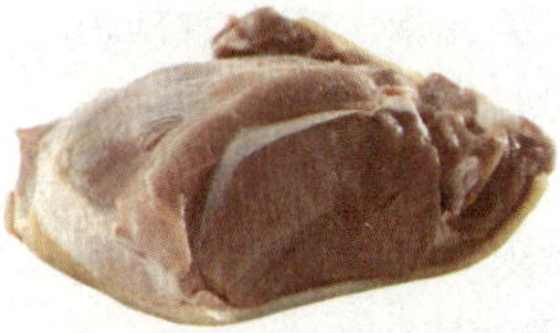

补血原理： 猪肉可提供血红素和促进铁吸收的半胱氨酸，可有效改善缺铁性贫血。产妇食用，可获得丰富的营养，促进造血功能，改善贫血症状。

食用注意： 食用猪肉后不宜大量饮茶，茶叶中的鞣酸会与蛋白质合成鞣酸蛋白质，使肠蠕动减慢。

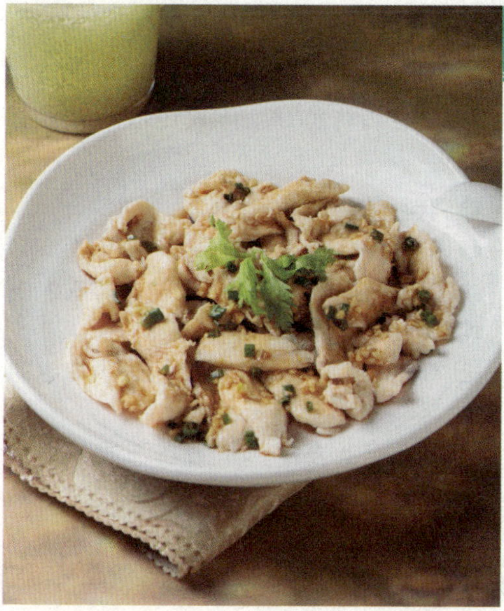

蒜汁肉片

原料： 猪肉250克，蒜末少许

调料： 食用油、盐、水淀粉、生抽、葱花各适量

做法：

①将猪肉洗净，切片，加入适量盐、水淀粉和食用油，抓匀，腌渍10分钟至食材入味。

②锅内加适量清水烧热，倒入腌渍好的猪肉，煮至熟透，捞出沥干，装盘备用。

③取一个干净的碗，加入蒜末、葱花、盐和生抽，搅拌均匀，调成味汁。

④将味汁均匀地淋在猪肉上即可。

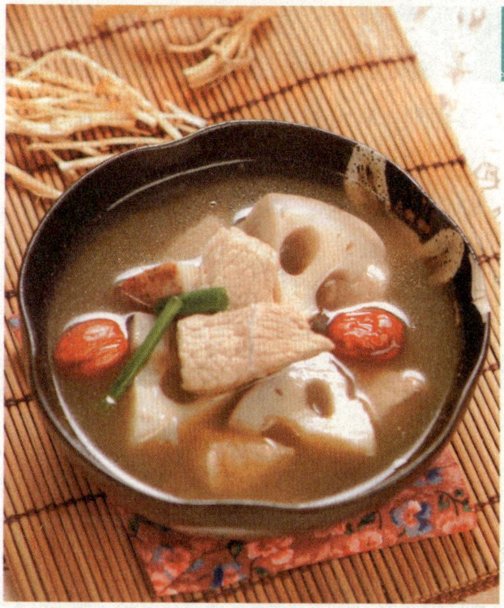

莲藕猪肉汤

原料： 猪瘦肉、莲藕各150克，红枣20克

调料： 盐4克，鸡精3克，葱10克

做法：

①猪瘦肉洗净，切成小块；莲藕洗净，然后去皮，切块；红枣洗净；葱洗净，切小段。

②锅置火上，倒入水，放入猪瘦肉焯去血水，捞出。

③另起锅，放入猪瘦肉、莲藕、红枣，加入清水，炖2小时，放入葱段，加入盐和鸡精即可。

吃补血的食材 羊肉

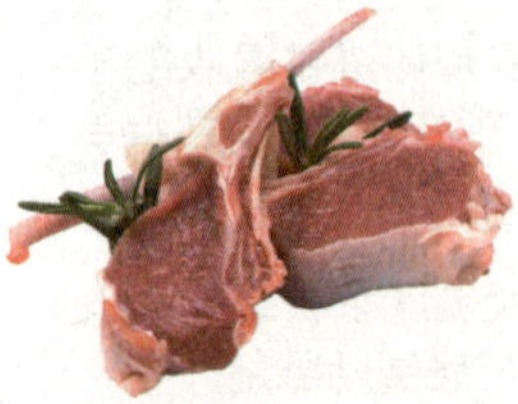

补血原理：羊肉含有丰富的铁元素，能有效预防和治疗贫血。女性产后贫血、虚弱，可通过食用羊肉，有效补益气血，恢复健康。

食用注意：肝炎病人忌吃羊肉，而且羊肉甘温大热，过多食用容易引发隐疾，加重病情。

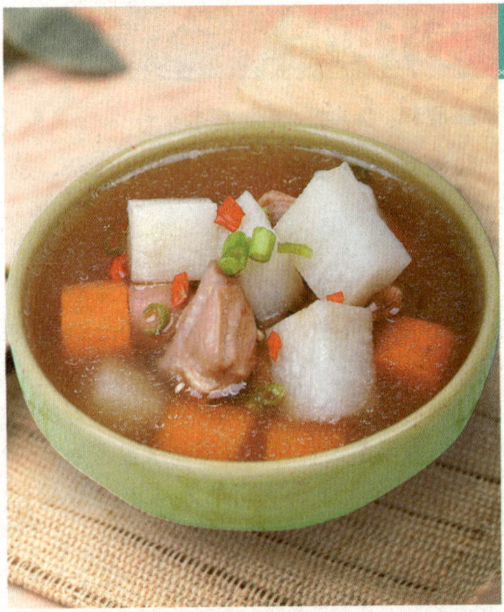

胡萝卜羊肉汤

原料：山药200克，羊肉125克，胡萝卜75克

调料：清汤适量，盐4克

做法：

①将山药去皮，用清水洗净，切成大小均匀的块。

②将羊肉用清水洗净，切成大小均匀的块，焯水后捞出沥干水分。

③将胡萝卜去皮，用清水洗净，切成块，备用。

④煲锅置于火上，倒入清汤，依次下入山药、羊肉、胡萝卜，加入盐煲至熟。

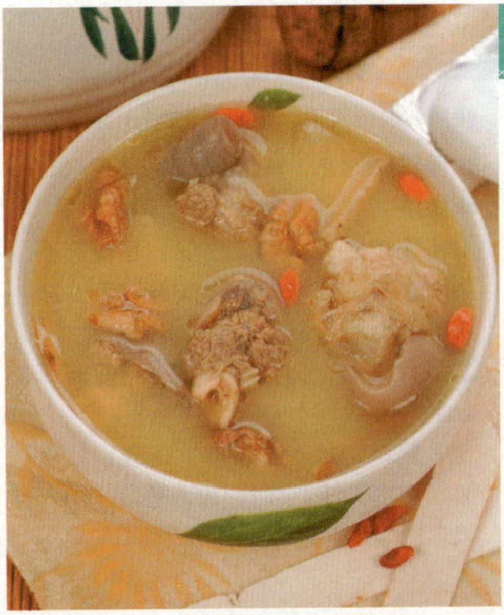

山药核桃羊肉汤

原料：羊肉300克，山药、核桃各适量，枸杞10克

调料：盐4克，鸡精3克

做法：

①羊肉洗净切块，焯水；山药洗净去皮，切块；核桃取仁洗净；枸杞洗净。

②往锅中放入羊肉、山药、核桃、枸杞，加入清水，小火慢炖至核桃变得酥软之后，关火，加入盐和鸡精调味即可。

吃补血的食材 乌鸡

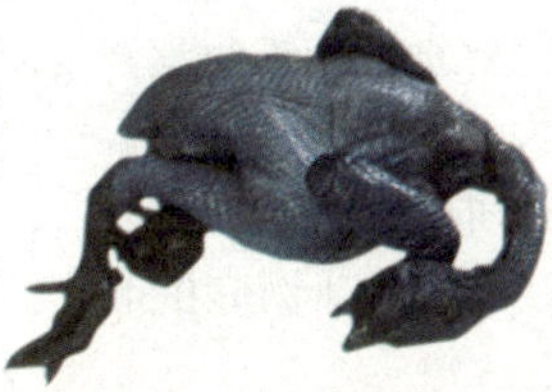

补血原理： 乌鸡有补中止痛、益气补血、调经活血、止崩治带等功效，特别是对妇女的气虚、血虚、脾虚、肾虚等尤为有效。

食用注意： 乌鸡虽是补益佳品，但多食能生痰助火，生热动风，故感冒发热或湿热内蕴者不宜食用。

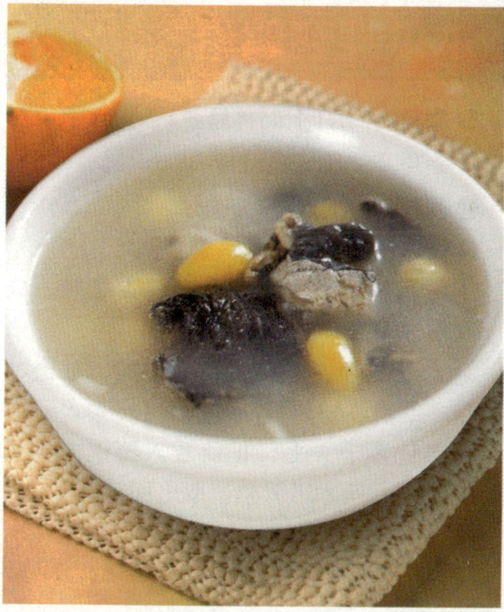

白果糯米乌鸡汤

原料： 乌鸡1只，白果25克，莲子、糯米各50克

调料： 胡椒4克，盐8克

做法：

①乌鸡洗净切块。

②白果、莲子、胡椒洗净；糯米用水浸泡，洗净。

③将乌鸡、白果、莲子、糯米一起放入炖盅炖2小时，放入盐、胡椒调味，即可出锅食用。

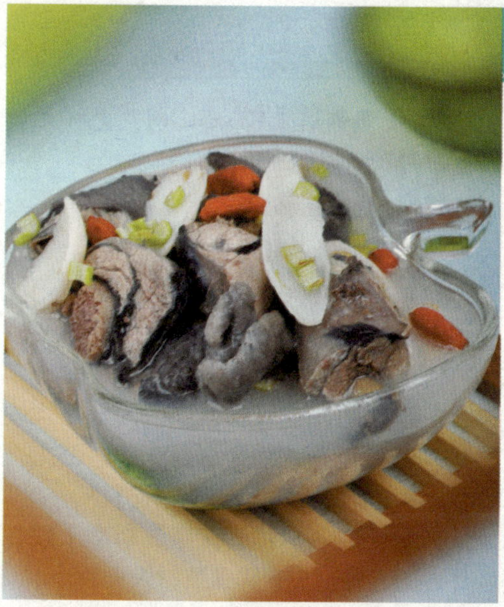

百合乌鸡枸杞煲

原料： 乌鸡300克，水发百合20克，枸杞10克

调料： 盐8克，葱花适量

做法：

①将乌鸡处理干净，切块，焯水；水发百合清洗干净；枸杞清洗干净备用。

②锅置火上，倒入水，加入盐，下入乌鸡、水发百合、枸杞煲至熟，撒上葱花即可。

吃补血的食材 鹌鹑蛋

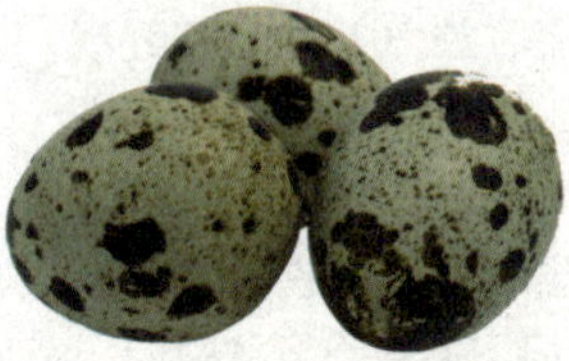

补血原理： 鹌鹑蛋含有丰富的矿物质和维生素，有补益气血、强身健脑、降脂降压、丰肌泽肤等功效，对妇女贫血、营养不良、月经不调有很好的调节作用。

食用注意： 鹌鹑蛋忌与猪肝、菌类食物同时食用，否则易使人面生黑斑或生痔疮。

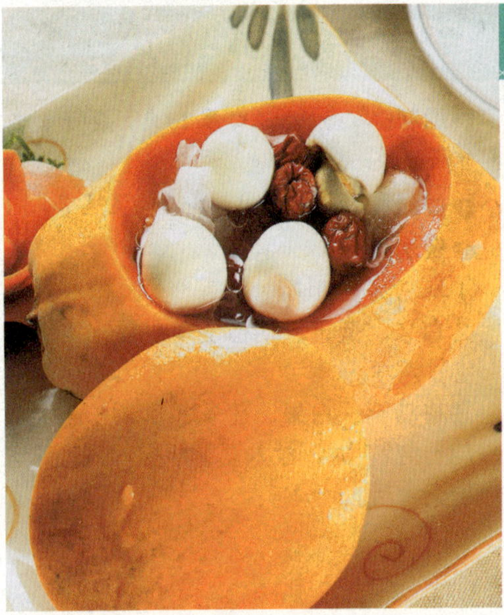

木瓜炖鹌鹑蛋

原料：木瓜1个，鹌鹑蛋4个，红枣、银耳各10克

调料：冰糖20克

做法：

①银耳泡发洗净撕碎；鹌鹑蛋煮熟，去壳洗净；红枣洗净。

②木瓜洗净，去籽，中间挖洞，放进冰糖、红枣、鹌鹑蛋，装入盘中。

③蒸锅置于火上，把盘放入蒸锅内，蒸约20分钟至木瓜软熟，取出即可。

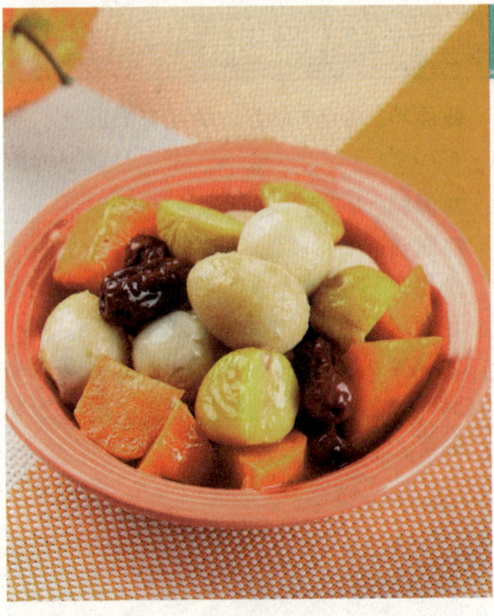

鹌鹑蛋烧板栗

原料：熟鹌鹑蛋120克，胡萝卜80克，板栗肉70克，红枣15克

调料：盐，生抽5毫升，生粉15克

做法：

①熟鹌鹑蛋放入碗中，加入少许生抽、生粉，拌匀；胡萝卜去皮洗净，切成滚刀块；板栗肉洗好，切成小块。

②热锅注油，下入鹌鹑蛋，炸至呈虎皮状。倒入板栗，炸至水分全干。关火，捞出食材，沥干油。

③起锅烧油，加水、红枣、胡萝卜块、炸过的食材，加盐焖煮熟，大火收汁。

吃补血的食材 鳝鱼

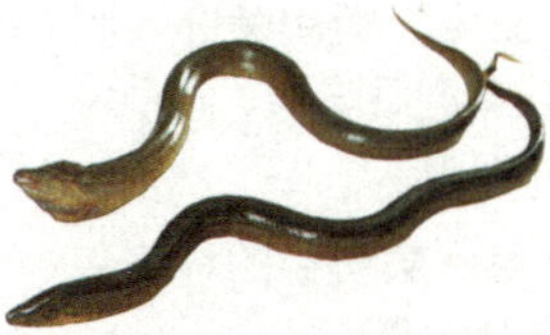

补血原理： 黄鳝具有补气、养血、温阳益脾、滋补肝肾、祛风通络等功效。产妇适当食用鳝鱼，可起到很好的补益作用。

食用注意： 食用黄鳝应选择鲜活的黄鳝烹调，不宜采用已死了几个小时的黄鳝，否则食用后会引起中毒。

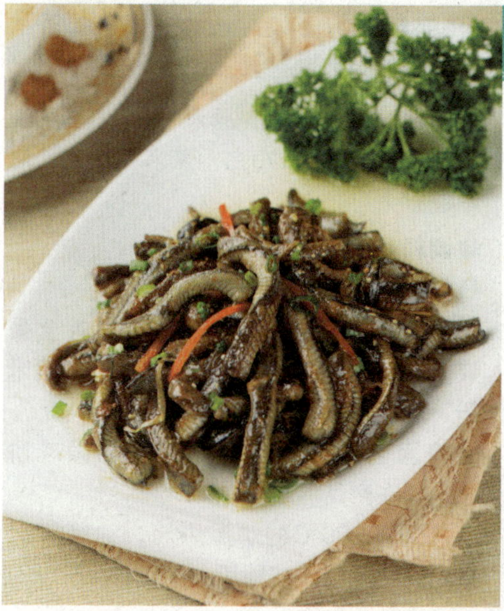

响油鳝丝

原料： 鳝鱼肉300克

调料： 盐3克，白糖2克，胡椒粉、鸡粉各少许，蚝油8克，生抽7毫升，料酒10毫升，陈醋15毫升，生粉、食用油各适量，红椒丝、姜丝、葱花各少许

做法：

①鳝鱼处理干净，切丝，加盐、鸡粉、料酒、生粉腌渍，焯水后炒至六成熟。

②油锅烧热，爆香姜丝，再入鳝鱼丝，淋料酒炒香，转小火，加生抽、蚝油、盐、白糖、陈醋，炒至入味后盛出装盘，撒葱花、红椒丝、胡椒粉即可。

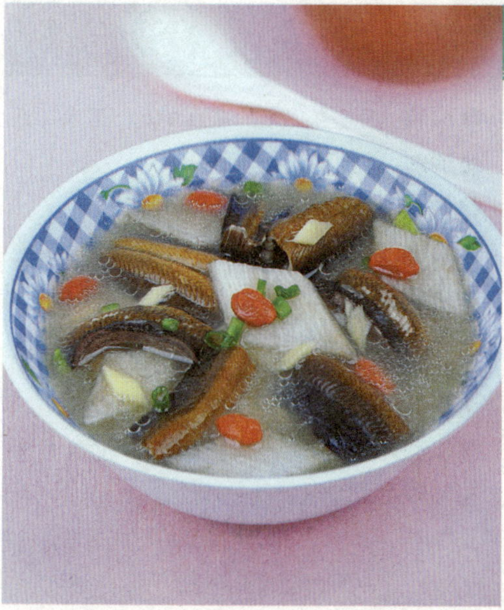

山药鳝鱼汤

原料： 鳝鱼2尾，山药25克，枸杞5克

调料： 盐4克，葱段、姜片各2克

做法：

①将鳝鱼收拾干净切段，焯水；山药去皮洗净，切片；枸杞洗净备用。

②锅置火上，加入盐、葱、姜，下入鳝鱼、山药、枸杞，倒入适量水，煲至熟即可。

吃补血的食材 黑米

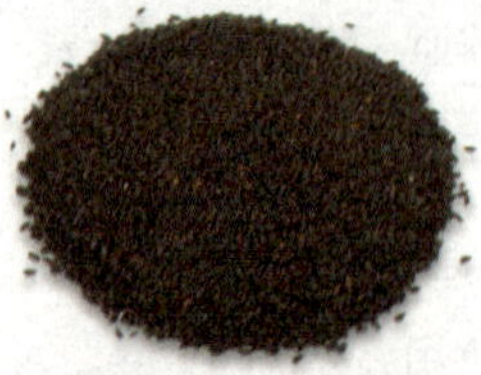

补血原理： 多食黑米有开胃益中、暖脾暖肝、明目活血、补血养颜之功效，对于妇女产后虚弱、病后体虚、贫血、肾虚均起到很好的补养作用。

食用注意： 黑米的米粒外部由一层坚韧的种皮包裹，不易煮烂，故黑米应先浸泡一夜再煮。

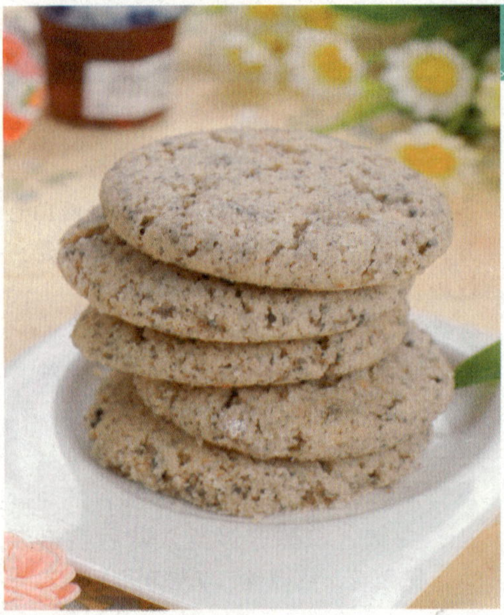

黑米冰花饼

原料： 奶油125克，糖浆110克，全蛋液50克，低筋面粉170克，黑米粉50克，泡打粉3克

调料： 白糖20克

做法：

①把奶油、糖浆混匀，分次加入全蛋液，彻底拌匀，再加入低筋面粉、黑米粉、泡打粉，拌成面团。

②将面团搓成球状，粘上白糖做成饼坯，放在耐高温纸上。

③入炉以150℃的炉温烘烤，约烤30分钟，完全熟透出炉即可。

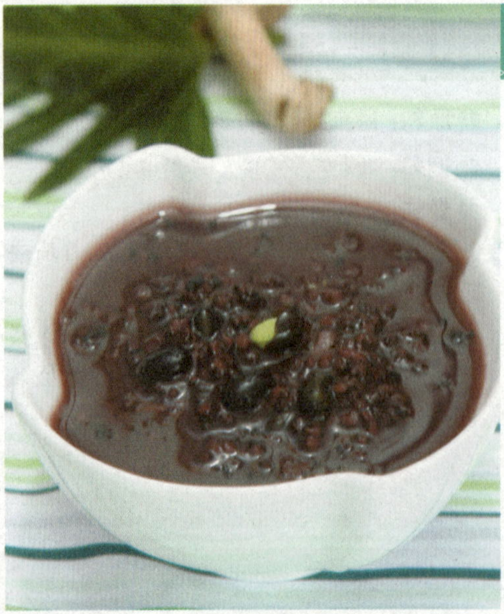

三黑白糖粥

原料： 黑芝麻10克，黑豆30克，黑米70克

调料： 白糖3克

做法：

①将黑米、黑豆均清洗干净，置于冷水锅中，浸泡半小时后捞出沥干水分；黑芝麻清洗干净。

②往锅中加适量清水，放入黑米、黑豆、黑芝麻，以大火煮至开花。

③再转小火将粥煮至浓稠状，加入白糖拌匀即可。

吃补血的食材 红豆

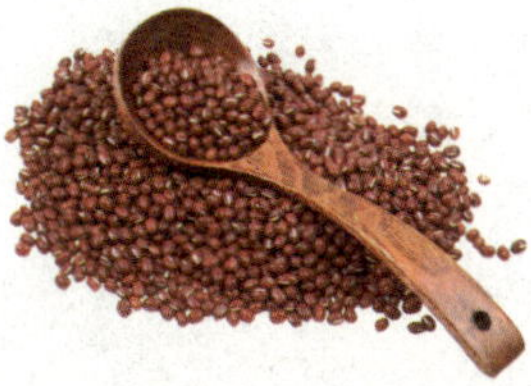

补血原理： 红豆富含铁元素，有补血、促进血液循环、强化体力的功效，同时还有舒缓经痛、通乳下奶的效果。所以，红豆非常适合产后虚弱、贫血的女性食用。

食用注意： 红豆久服或食用过量，会因津液竭而渴得更加厉害，令人更生燥热。

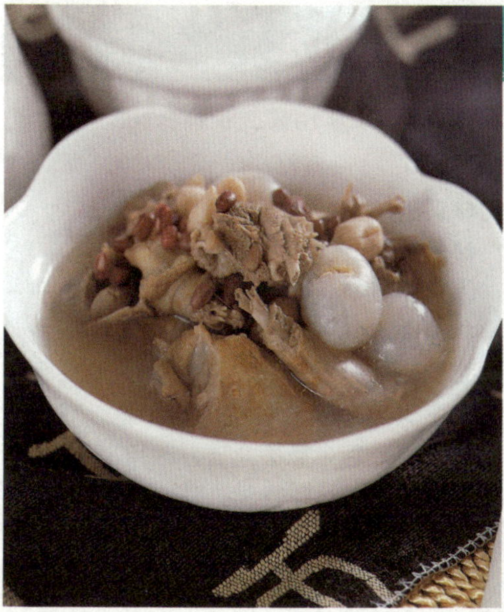

红豆花生乳鸽汤

原料： 红豆、花生各50克，桂圆肉30克，乳鸽200克

调料： 盐5克

做法：

①红豆、花生、桂圆肉洗净，浸泡。

②乳鸽宰杀后去毛、内脏，洗净，切大块，入沸水中焯烫，去除血水。

③将瓦煲内放入1800毫升清水，煮沸后加入以上全部材料，大火煲沸后，改用小火煲2小时，加盐调味即可。

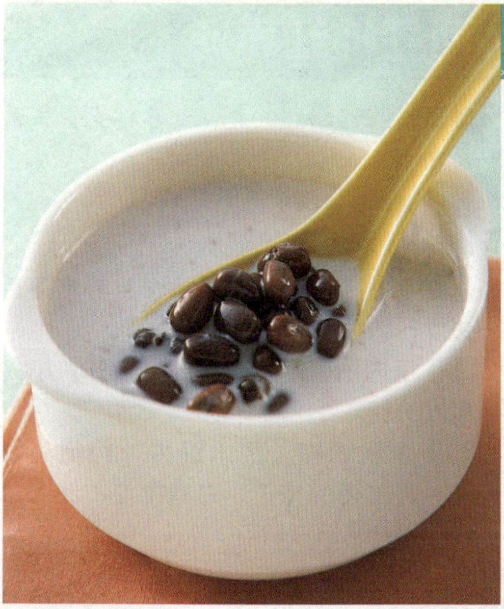

红豆牛奶汤

原料： 红豆15克，低脂鲜奶190毫升

调料： 蜂蜜5克

做法：

①红豆清洗干净，浸泡一夜。

②将红豆放入锅中，开中火煮约30分钟，熄火后再焖煮约30分钟。

③将红豆、蜂蜜、低脂鲜奶放入碗中，搅拌混合均匀即可食用。亦可榨成汁或搅成糊状，以方便咀嚼困难的人食用。

吃补血的食材 红枣

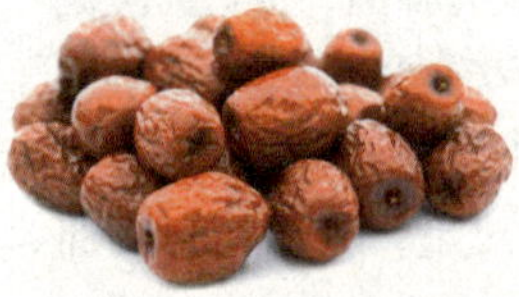

补血原理： 红枣有补中益气、养血安神的功效，可缓解产妇脾胃虚弱、盆血虚寒、疲乏无力、气血不足、津液亏损、心悸失眠等症状。

食用注意： 小儿、成人痰多者、大便秘结者应忌食，以免助火生痰。

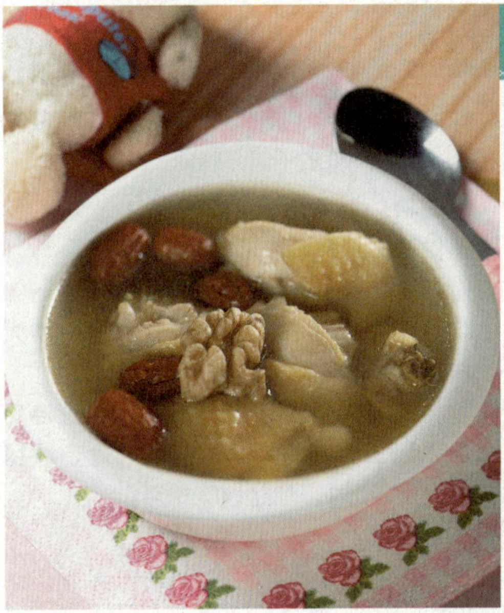

红枣鸡汤

原料： 红枣15枚，核桃仁100克，鸡肉250克

调料： 盐适量

做法：

①先将红枣、核桃仁用清水清洗干净；将鸡肉清洗干净，切成小块。

②然后将砂锅清洗干净，加适量清水，置于火上，放入核桃仁、红枣、鸡肉，旺火烧开后，撇去浮沫，改用小火炖约1小时，放入少许盐调味即可。

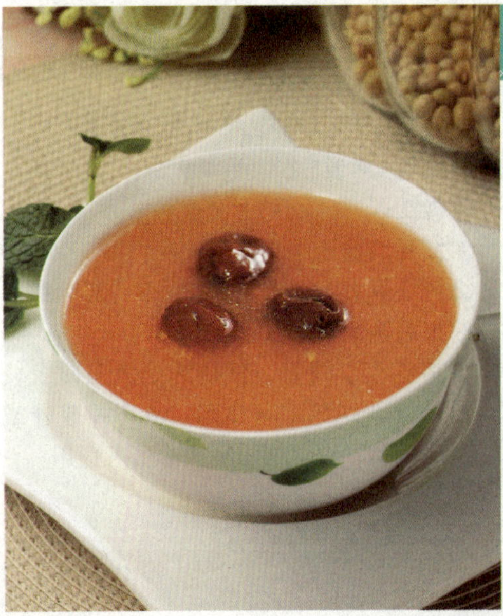

西红柿红枣汤

原料： 西红柿300克，红枣15克，玉米粉100克

调料： 白糖15克

做法：

①红枣洗净；西红柿洗净，用开水烫后去皮，切方丁。

②往锅内加开水，放入红枣煮开，小火煮20分钟。

③玉米粉调糊，倒入锅内，边倒边搅动，再加西红柿丁、白糖搅匀，倒入盆内，用冷水镇凉即可。

吃补血的食材 枸杞

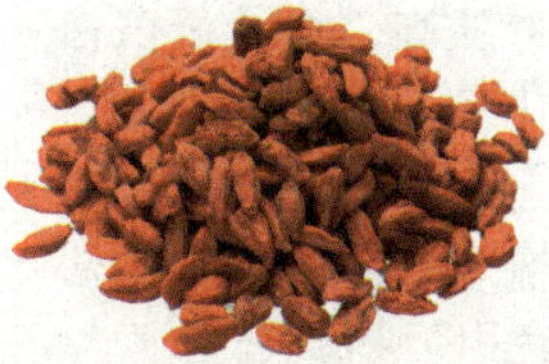

补血原理： 枸杞是滋肾、润肺的高级补品，产妇适当食用枸杞，可以补益脏腑，增强人体的免疫功能，从而促进造血功能，达到补血的效果。

食用注意： 枸杞温热身体的效果相当强，感冒发热、身体有炎症、腹泻、高血压患者不宜食用。

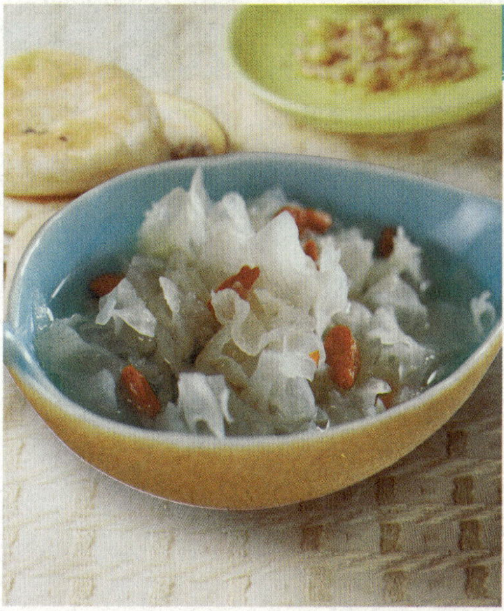

银耳枸杞汤

原料： 银耳300克，枸杞20克

调料： 白糖5克

做法：

①将银耳泡发，用清水洗净。

②将枸杞用清水洗净，再放入凉水中泡发，备用。

③再将泡软的银耳切成小朵。

④往锅中加入适量的水，将水烧开，依次下入银耳、枸杞煮熟，加入白糖调味，即可食用。

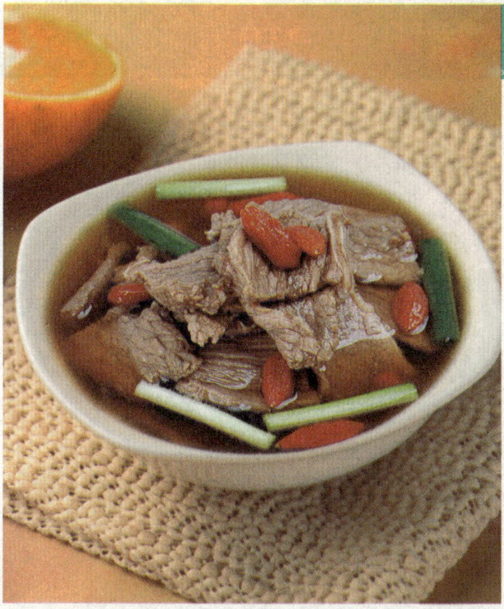

枸杞牛肉汤

原料： 牛肉350克，枸杞20克

调料： 盐4克，葱段3克

做法：

①将牛肉用清水洗净，切成厚度相同的片，备用。

②将枸杞用清水洗净，备用。

③锅置火上，倒入适量的清水，再加入盐调味。

④下入牛肉烧开，撇去浮沫，放入枸杞，煲至熟，撒入葱段即可食用。

吃补虚的食材 豆角

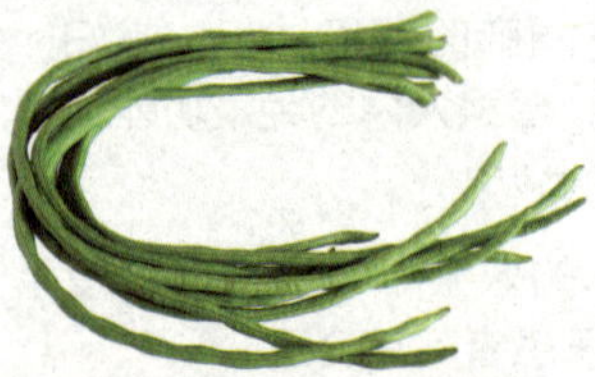

补虚原理： 豆角的营养价值较高，含大量蛋白质、糖类、磷、钙、铁和多种维生素。产妇食用豆角，可健脾益胃、理中补虚、养气补肾、提高免疫力。

食用注意： 豆角多食则性滞，故气滞便秘者应慎食。豆角不要与虾、蟹同食，以免引起中毒。

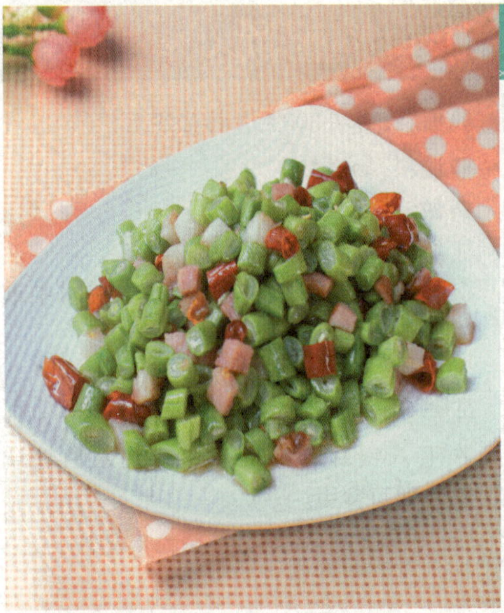

肉丁炒豆角

原料： 豆角250克，猪肉200克

调料： 盐3克，干红辣椒15克，鸡精2克，醋适量

做法：

①豆角去掉头尾洗净，切小段；猪肉洗净，切丁；干红辣椒洗净，切段。

②热锅下油，放入干红辣椒爆香，放入猪肉略炒，再放入豆角一起炒，最后加盐、鸡精、醋炒至入味，待熟，装盘即可。

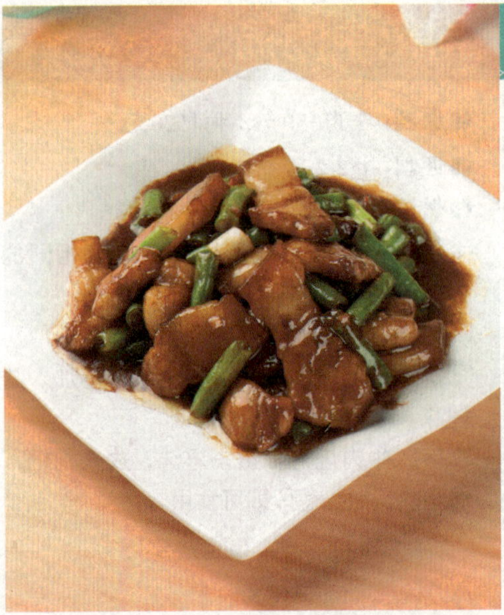

猪肉炖豆角

原料： 五花肉200克，豆角120克

调料： 盐、鸡粉各2克，白糖、腐乳各4克，水淀粉、生抽、老抽各适量，姜片、蒜末、葱段各少许

做法：

①将豆角洗净，切段，焯水。

②炒锅烧热，放入五花肉炒出油，放入姜片、蒜末、腐乳，加白糖、生抽、老抽炒匀，加水、鸡粉、盐，小火焖20分钟，再入豆角，小火焖4分钟至熟。

③大火收汁，水淀粉勾芡，再放入葱段炒香后，即可盛出装盘。

吃补虚的食材

金针菇

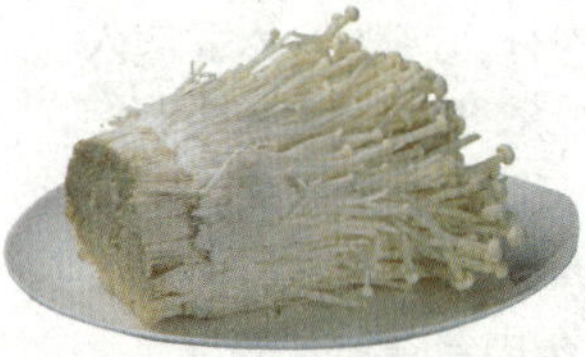

补虚原理： 金针菇能有效地增强机体的生物活性，促进体内新陈代谢，有利于食物中各种营养素的吸收和利用，对产后补充身体损耗大有益处。

食用注意： 金针菇宜熟食不宜生吃，变质的金针菇不要吃。此外，脾胃虚寒者不宜过多食用金针菇。

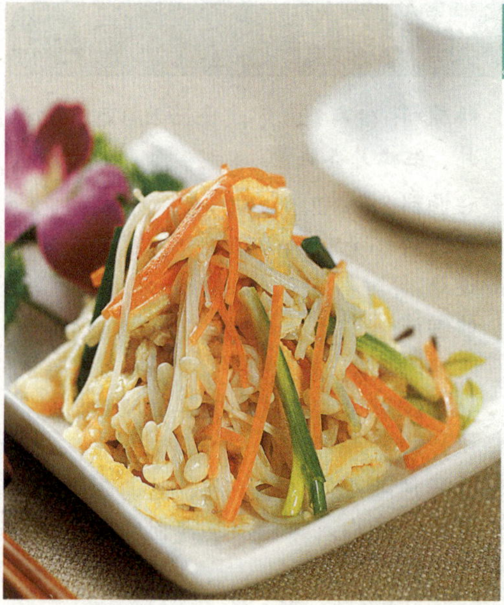

滑炒金针菇

原料： 猪肉150克，金针菇300克，鸡蛋清1个

调料： 清汤、葱丝、盐、酒、淀粉、香油各适量

做法：

①猪肉洗净，切丝，加鸡蛋清、盐、酒、淀粉拌匀。

②油烧热，将肉丝滑炒至熟，放葱丝炒香后放入少许清汤，调好味。

③倒入金针菇炒匀，淋上香油即可。

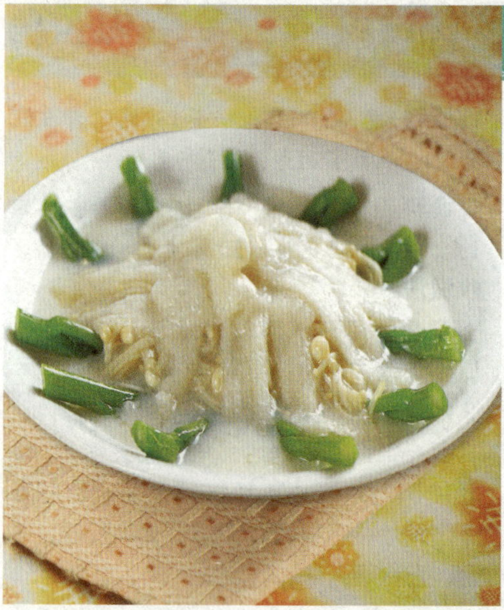

竹荪扒金针菇

原料： 竹荪10条，金针菇150克，菜心50克

调料： 盐3克，糖2克，鸡精、味精、淀粉各5克，花生油5毫升，浓汤150毫升

做法：

①竹荪泡软，洗净；金针菇、菜心洗净，焯水，摆盘。

②金针菇摆在菜心上，然后铺上竹荪。

③锅置火上，倒入浓汤，加入所有调味料煮沸，用淀粉勾芡，淋入盘中即可。

吃补虚的食材 平菇

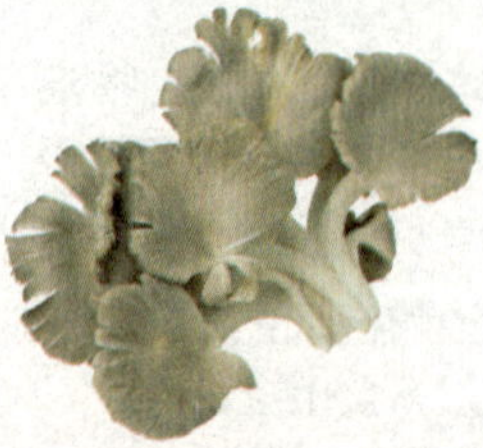

补虚原理： 平菇含有多种养分，可作为体弱病人的营养佳品。而且平菇还有祛风散寒、舒筋活络的作用。产妇食之，既可滋补身体，又可以防治病痛。

食用注意： 平菇适宜炖汤食用，营养流失较少。另外，平菇不要与鸡蛋同食，以免引发腹部不适。

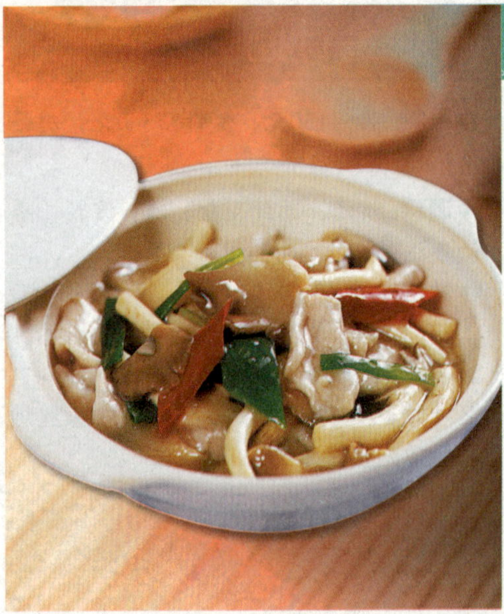

平菇肉片

原料： 猪肉100克，平菇200克，青椒片、红椒片各适量

调料： 蒜片20克，盐3克，胡椒粉1克，水淀粉10毫升，油50毫升，葱段、汤各适量

做法：

①猪肉洗净，切片；平菇洗净，撕小块。
②炒锅置火上，放油烧至七成热，放入肉片炒香。
③再放蒜片、平菇、汤、盐、胡椒粉、葱段，烧熟入味，用水淀粉勾芡，出锅装盘即成。

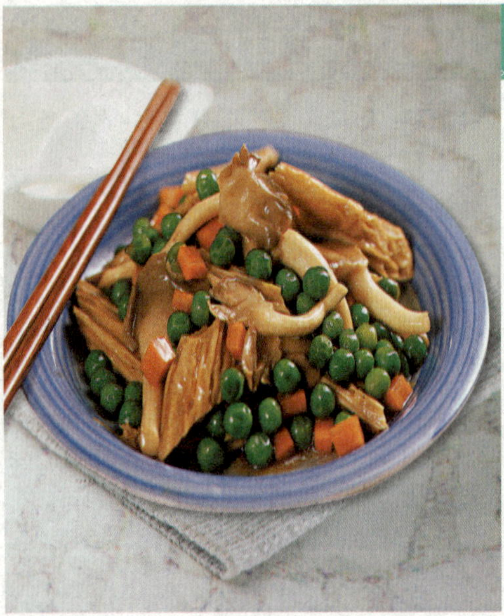

平菇烧腐竹

原料： 腐竹200克，平菇150克，青豆20克，胡萝卜丁20克，淀粉5克

调料： 料酒5毫升，清汤200毫升，姜末1克，盐3克，花生油50毫升

做法：

①干腐竹用开水泡软，煮熟，切寸段；青豆泡软，煮熟；平菇洗净，撕成片。
②炒锅置火上，放清水烧热，下腐竹、青豆、平菇，开锅后，捞出沥去水分。
③往锅内注油烧热后，放入姜末、胡萝卜丁煸炒，烹料酒、清汤、盐调好味，下主、配料煨入味，淋淀粉、油，盛盘。

吃补虚的食材

香菇

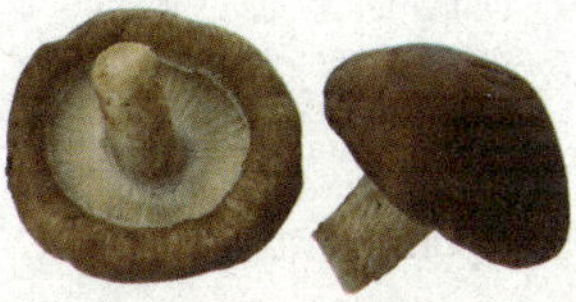

补虚原理： 香菇可调理少气乏力，有补肝肾、健脾胃、益智安神、美容养颜之功效。所以，香菇是产妇补虚的理想食物。

食用注意： 不要吃长得特别大的香菇，因为它们多是用激素催肥的，大量食用会对身体造成不良影响。

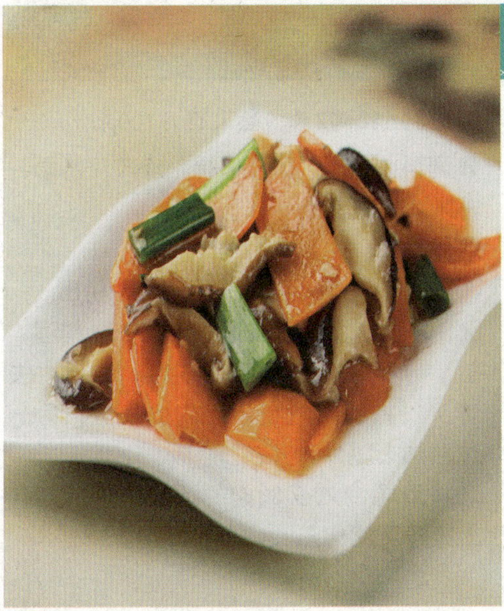

胡萝卜炒香菇片

原料： 胡萝卜180克，鲜香菇50克

调料： 盐3克，鸡粉2克，生抽4毫升，水淀粉5毫升，食用油适量，蒜末、葱段各少许

做法：

①将胡萝卜洗净去皮，切片，焯水；香菇洗净，切片，焯水。

②起锅烧油，放入蒜末爆香，倒入胡萝卜片、香菇片炒匀，淋生抽，加盐、鸡粉调味，倒入适量水淀粉勾芡。

③撒上葱段翻炒几下，至食材熟透、入味后，盛出装盘即可。

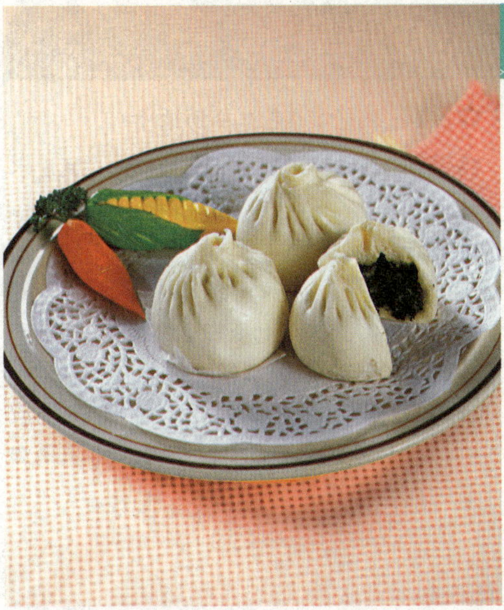

香菇素菜包

原料： 面粉1000克，油菜500克，香菇200克，竹笋100克，伊士发粉5克

调料： 素油200毫升，白糖300克，盐0.5克，味精0.5克

做法：

①油菜去老叶，用沸水烫1分钟，取出，用冷水冲凉，切成末，挤干水分；香菇、竹笋泡软切成末，加调味料及油菜末拌匀即成馅。

②面粉加伊士发粉、水拌匀，醒发后揉面，揪成坯，擀扁逐个包入馅心，呈圆形花心开口，饧发后上笼蒸6分钟即可。

吃补虚的食材 鸽肉

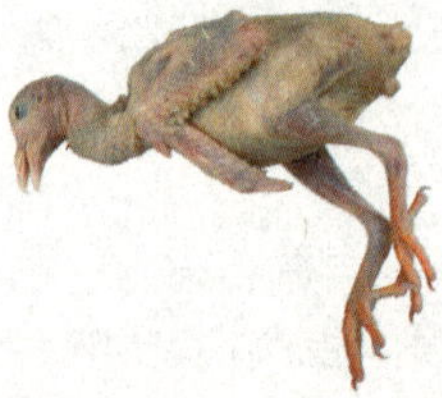

补虚原理：鸽肉含丰富的蛋白质，且脂肪含量很低，营养功效优于鸡肉，并且更易消化吸收，是产妇的理想营养补品。

食用注意：食积胃热、患有尿毒症、体虚乏力者不宜食用鸽肉。

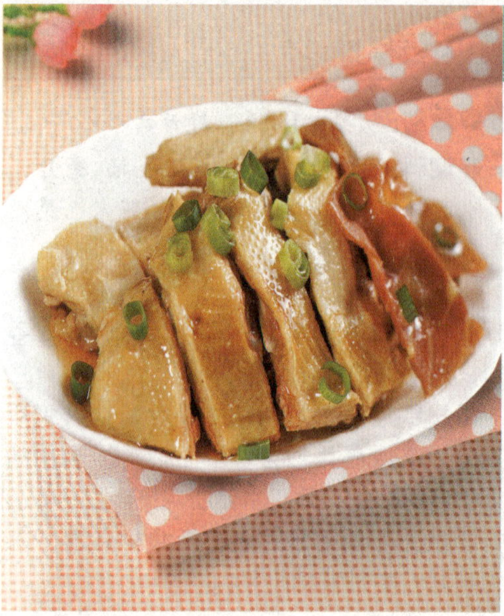

火腿鸽子

原料：乳鸽2只，熟火腿片100克

调料：料酒、盐、味精、清汤、葱末、姜末各适量

做法：

①将鸽子洗净，再下开水焯烫，捞出。

②鸽子放入盘内，加葱末、姜末、料酒、盐、味精，上笼蒸至七成熟，取出，去骨头；将鸽肉放在汤碗内的一边，另一边放熟火腿片。

③将清汤倒入盛鸽肉的汤碗内，加盖，上笼蒸至鸽肉熟烂，取出即可。

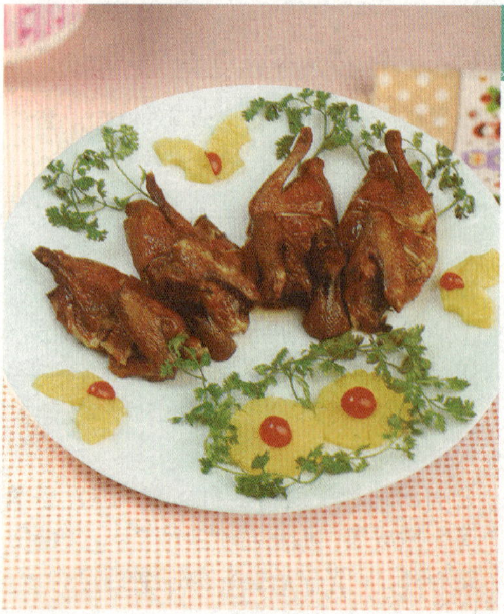

脆皮炸乳鸽

原料：鸽子400克，鸡汤适量

调料：盐、八角、料酒、饴糖、脆皮水各适量

做法：

①鸽子洗净；将盐、八角、料酒放入鸡汤内，煮1小时，制成白卤水。

②将鸽子放入白卤水中，浸1小时取出。

③将饴糖、脆皮水调匀，涂在鸽子皮上，挂在通风处吹3小时，再入热油锅炸至金黄色即可。

吃补虚的食材 鳜鱼

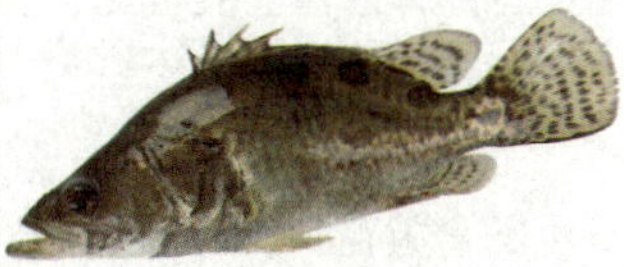

补虚原理： 鳜鱼肉可强身健体、延缓衰老，为补益强壮的保健佳品。产妇常食鳜鱼，可起到补五脏、益精血、健体补虚的作用。

食用注意： 肾功能衰竭患者不宜多食，哮喘、咯血的患者不宜食用。

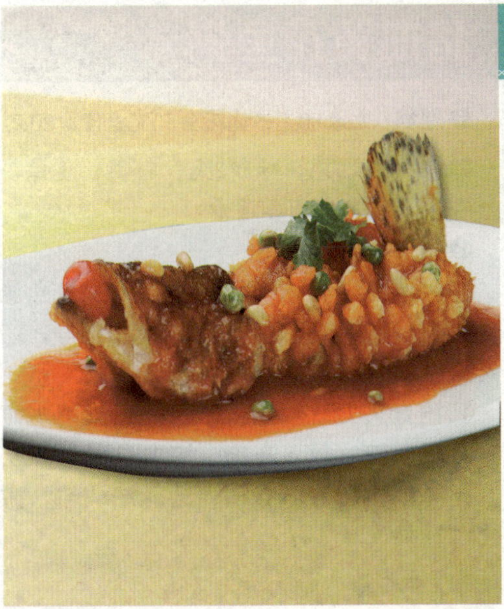

松仁鳜鱼

原料： 鳜鱼600克，松仁少许

调料： 盐3克，醋12克，酱油15克，红糖20克，干淀粉15克

做法：

①鳜鱼去鳞、去鳃、去内脏，洗净，切十字花刀，再均匀抹上干淀粉，下入油锅中炸至金黄色，捞出沥油。

②松仁洗净，放入油锅中炸熟，盛在鱼身上。

③往锅内注油烧热，放入盐、醋、酱油、红糖煮至汤汁收浓，起锅，浇在鱼身上即可。

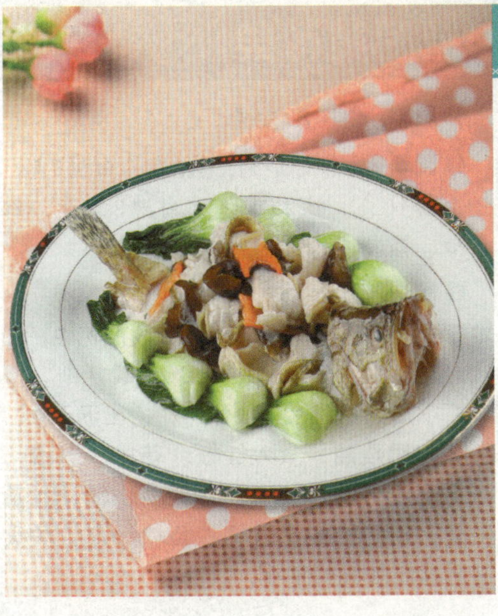

滑炒鳜鱼片

原料： 鳜鱼500克，油菜100克，胡萝卜、木耳各少许

调料： 盐3克，醋9毫升，生抽10毫升

做法：

①鳜鱼去鳞、去鳃、去内脏，洗净，切片；油菜洗净，焯熟备用；胡萝卜、木耳洗净，切成小片。

②油锅烧热，将鱼片炒至变色后，再加胡萝卜片、木耳炒匀。

③炒熟后，加盐、醋、生抽翻炒入味，装盘，以油菜围边即可。

吃补虚的食材 黄花鱼

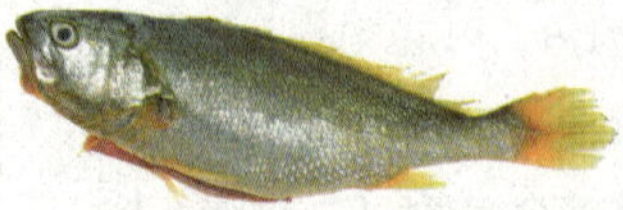

补虚原理：中医认为，黄花鱼有健脾开胃、安神止痢、益气填精之功效，对贫血、失眠、头晕、食欲不振及女性产后体虚有良好的疗效。

食用注意：体胖有热者，不可多食黄花鱼，否则易发疮痘；胃寒痰多者、哮喘者、过敏体质者须慎食。

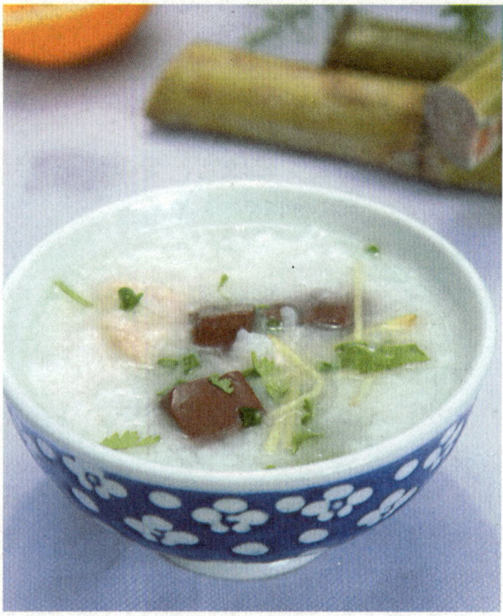

猪血黄花鱼粥

原料：大米80克，黄花鱼50克，猪血20克

调料：盐3克，味精2克，料酒、姜丝、香菜末、芝麻油各适量

做法：

①大米淘洗干净，用清水浸泡；黄花鱼洗净，切小块，用料酒腌渍；猪血洗净，切块，放入沸水中稍烫后捞出。

②锅置火上，放入大米，加适量清水煮至五成熟。放入鱼肉、猪血、姜丝煮至粥将成，加盐、味精、芝麻油调匀，撒上香菜末即可。

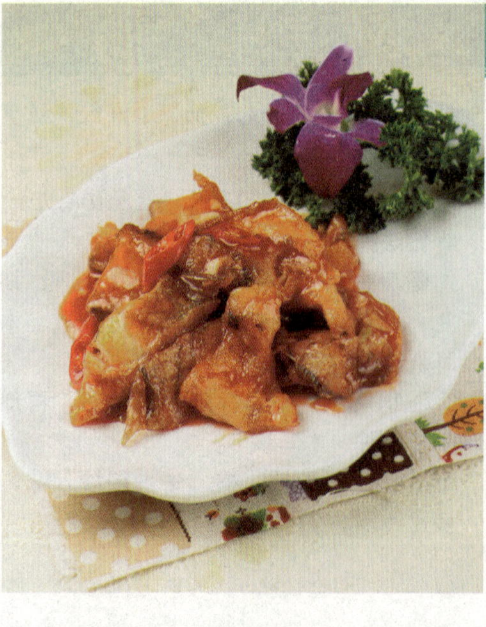

糖醋黄花鱼

原料：黄花鱼150克

调料：番茄酱30克，盐3克，白糖5克，生粉10克，生抽少许，白醋8毫升，红椒、蒜末、葱段各少许

做法：

①黄花鱼洗净，切成小块，放在碗中，加入盐、生抽拌匀，撒上生粉静置片刻。

②锅烧热油，入鱼块炸熟，捞出沥干。

③起锅烧油，放入红椒、蒜末、葱段，用大火爆香，加水、白醋、白糖、番茄酱，待汤汁煮沸时倒入鱼块炒匀，关火后盛出炒好的菜肴，放在盘中即可。

吃补虚的食材 鳗鱼

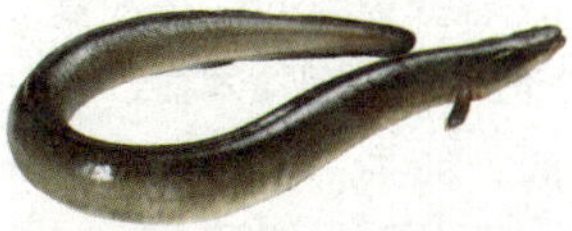

补虚原理：鳗鱼肉含有丰富的优质蛋白和各种人体所需的氨基酸，还含有丰富的钙，具有补虚养血、祛湿抗痨等功效，是虚弱、贫血产妇的进补佳品。

食用注意：鳗鱼为发物，患有慢性疾患和有水产品过敏史的人应忌食。

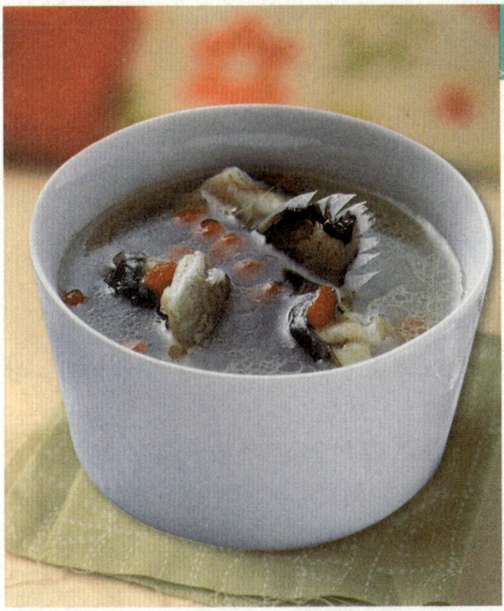

鳗鱼枸杞汤

原料：鳗鱼500克，枸杞15克

调料：米酒15克，盐5克

做法：

①将鳗鱼处理干净，切段，放入沸水中焯烫，捞出洗净，盛入炖盅，加水至没过材料，撒入枸杞，加盖。

②移入锅中，隔水炖40分钟。

③熟后加盐、米酒调味即可。

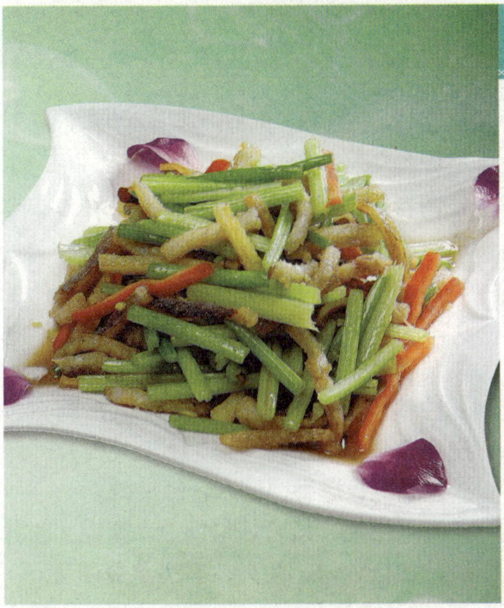

香芹炒鳗鱼干

原料：鳗鱼干、香芹各300克

调料：红椒20克，老抽5毫升，盐3克，鸡精1克

做法：

①鳗鱼干泡发洗净，切成小段；红椒洗净，切丝；香芹洗净，去叶，切段。

②锅中倒油烧热，加入鳗鱼干、香芹段、红椒丝翻炒。

③加入老抽、盐、鸡精，炒至熟后出锅即可。

吃补虚的食材 牡蛎

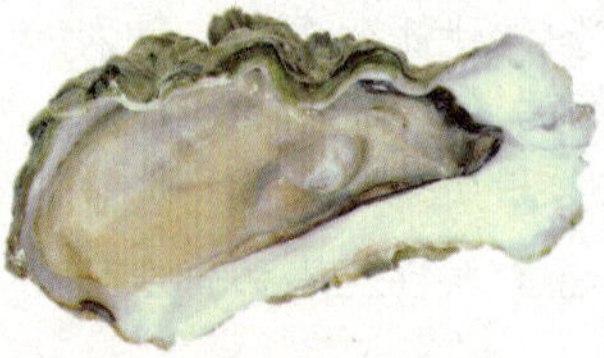

补虚原理： 牡蛎肉含有人体所需的多种氨基酸和矿物质，都是人体生长和代谢活动所必需的。产妇食之，可获得充足营养，有利于补充元气，增强体质。

食用注意： 牡蛎不要与葡萄、柿子、山楂、黄豆酱一同食用，以免引起身体不适，严重时可导致中毒。

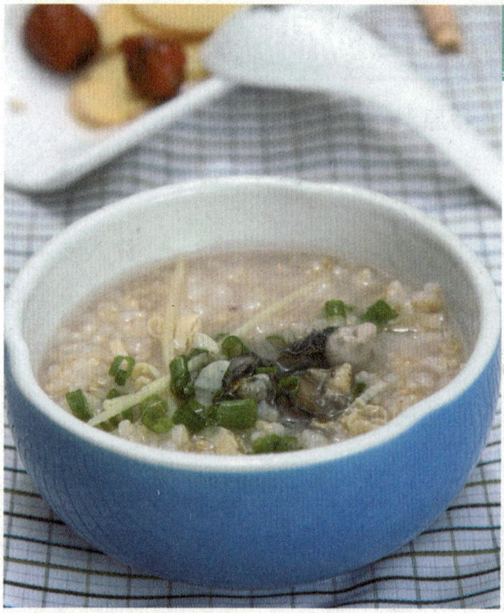

牡蛎糙米粥

原料： 牡蛎、腐竹各30克，糙米80克

调料： 盐3克，葱花、香油、料酒各适量

做法：

①糙米洗净，用清水浸泡；牡蛎洗净，用料酒腌渍去腥；腐竹泡发，洗净，切细丝。

②锅置火上，注入清水，放入糙米、牡蛎煮至七成熟。

③放入腐竹煮至米粒开花，加盐、香油、葱花即可。

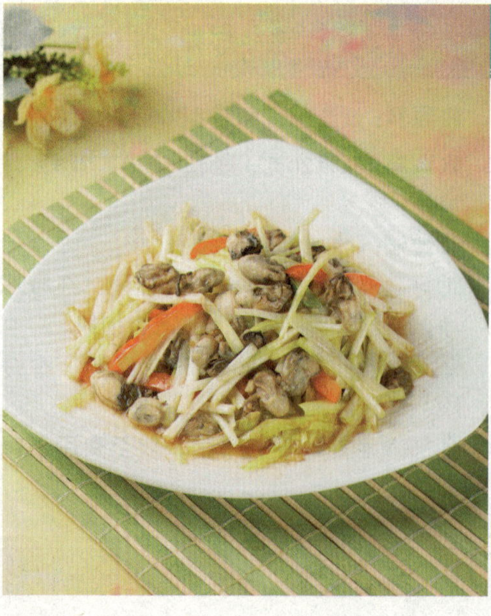

韭黄炒牡蛎

原料： 牡蛎肉400克，韭黄200克，红甜椒10克

调料： 生粉15克，生抽、盐、料酒、食用油各适量，姜片、蒜末、葱花各少许

做法：

①韭黄洗净切段；红甜椒洗净切条；牡蛎洗净装碗，加料酒、盐、生粉拌匀。

②往锅中加水烧开，放入牡蛎，略煮，捞出沥干；锅内注油烧热，入姜片、蒜末、葱花，爆香，倒入牡蛎炒匀。

③淋入生抽、料酒炒匀，放入甜椒、韭黄段，加盐炒匀，关火，盛出菜肴即可。

吃补虚的食材 甲鱼

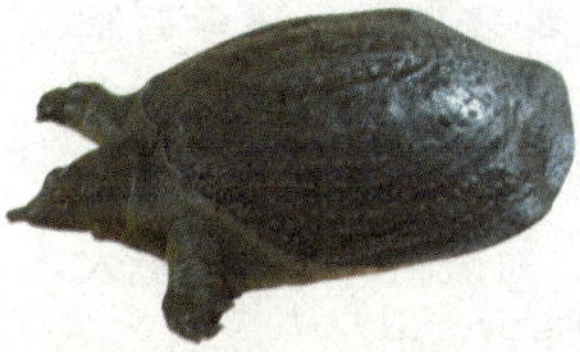

补虚原理： 经常食用甲鱼，可使人体阴阳恢复到相对平衡的状态，从而达到强身健体、祛病延年的效果。体质虚弱的产妇尤其适合食用甲鱼进补。

食用注意： 凡脾虚、胃口不好、孕妇及产后泄泻的人不宜食用甲鱼，以防食后肠胃不适。

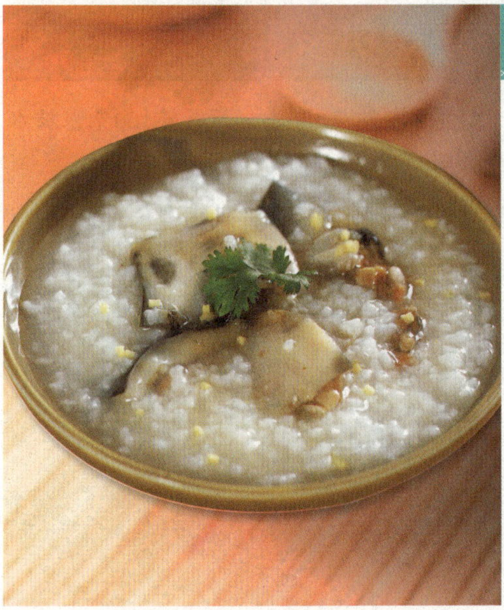

甲鱼粥

原料： 甲鱼1只，大米100克

调料： 盐3克，胡椒6克，鸡精2克，鲜汤适量，香菜、姜片各适量

做法：

①将甲鱼洗净，切块；大米淘洗干净。

②往锅中注水烧开，放入甲鱼肉块焯去血水，捞出沥干水分；鲜汤入锅煮开，下入大米烧沸，加入甲鱼、姜片、胡椒炖至六成熟。

③加入盐，加盖，用小火熬成粥，再加入鸡精搅匀，撒上香菜即可。

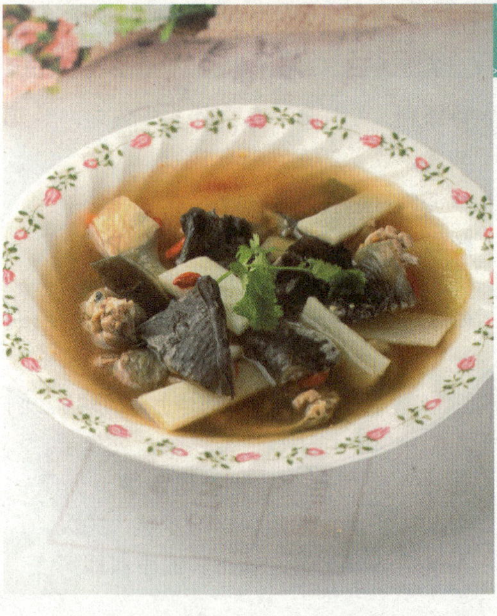

山药甲鱼汤

原料： 甲鱼块700克，山药130克，姜片45克，枸杞20克

调料： 料酒20毫升，盐2克，鸡粉2克

做法：

①山药去皮洗净，切片；往锅中加水烧开，倒入甲鱼块、料酒，焯去血水，捞出沥干。

②往锅中加水烧开，放入枸杞、姜片、甲鱼块、料酒，烧开后用小火炖20分钟。

③放入山药，再用小火炖至全部食材熟透，放入少许盐、鸡粉，拌匀调味，将炖好的甲鱼汤盛出，装入汤碗中即可。

吃补虚的食材 鲍鱼

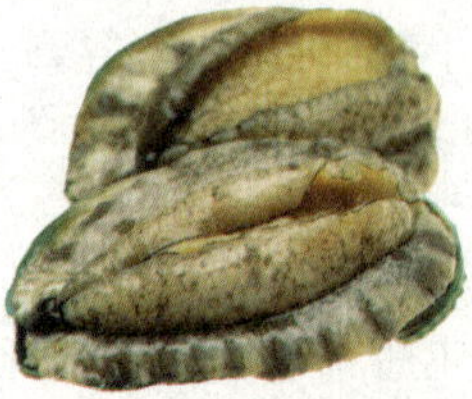

补虚原理： 鲍鱼含有20多种氨基酸，还含有脂肪、糖、无机盐、钙、铁、碘、维生素等物质。产妇食用鲍鱼，对补充损耗、恢复身体机能都有很好的作用。

！食用注意： 鲍鱼含钠量高，血压高的人不宜吃太多。感冒发热或阴虚喉痛的人则不宜食用。

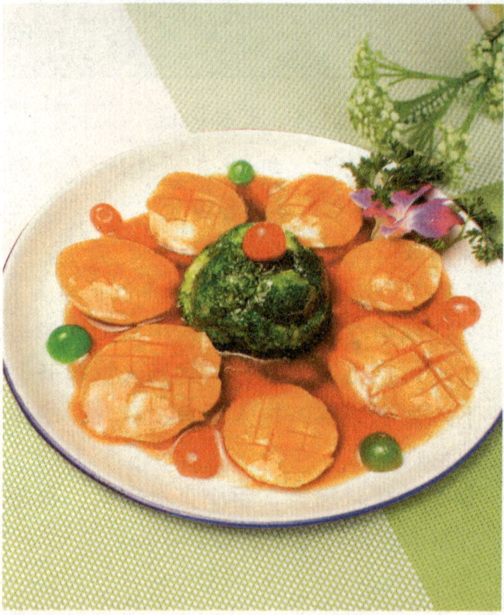

翡翠扒鲜鲍

原料： 鲍鱼350克，西蓝花100克，糖水樱桃适量

调料： 盐3克，高汤、酱油各适量

做法：

①鲍鱼洗净，切花刀；西蓝花掰成小朵焯熟后摆在盘中间。

②热锅下油，入鲍鱼略炒，注入高汤，加盐、酱油调味，焖烧至熟，盛盘。

③用糖水樱桃装饰即可。

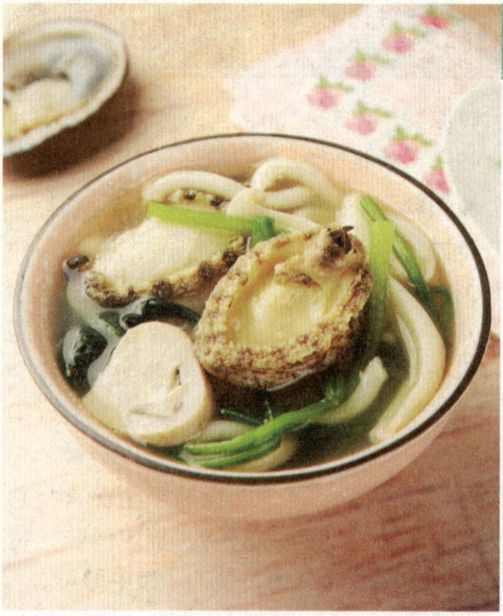

鲍鱼鲜蔬乌冬面

原料： 乌冬面90克，白玉菇55克，草菇30克，菠菜20克，鲍鱼170克

调料： 盐2克，料酒7毫升

做法：

①菠菜洗净，切长段；草菇洗净，切片；鲍鱼处理好取肉，去除内脏，洗净；锅中加水烧开，倒入草菇、料酒，煮约2分钟。

②捞出草菇，沥干；锅中加水烧热，倒入鲍鱼肉、白玉菇、草菇，大火煮沸。

③放入菠菜煮至软，捞出菠菜，沥干；倒入乌冬面，加盐，拌匀煮熟，关火。

④碗中放入菠菜，盛出其他原料即可。

吃补虚的食材 淡菜

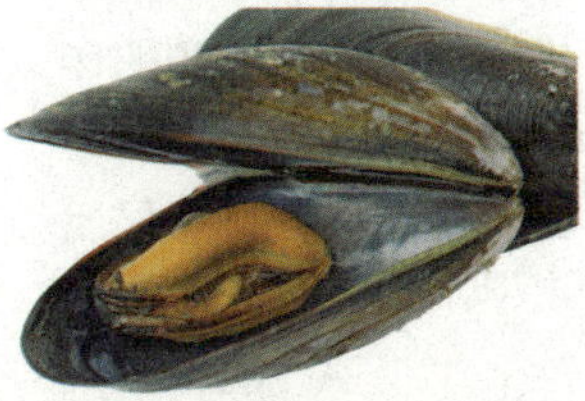

补虚原理： 淡菜有补肝肾、益精血、消瘿瘤、调经血和降血压之功效，可治疗虚劳羸弱、精血衰少、崩漏、带下等病症，可作为妇女产后滋补佳品。

食用注意： 淡菜可浓缩金属铬、铅等有害物质，因此不能食用被污染的淡菜。

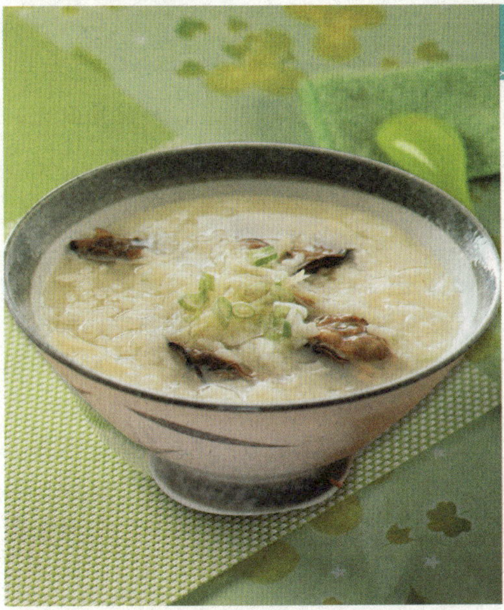

淡菜姜葱粥

原料： 淡菜60克，白米饭1碗，姜1小块，葱2段

调料： 盐适量

做法：

①淡菜洗净，放入锅中，加2碗水煮开，加入白米饭，煮开后转小火。

②姜洗净切丝，加入锅中续煮，至饭粒软透，加盐调味。

③葱洗净切成葱花，撒在粥上即可。

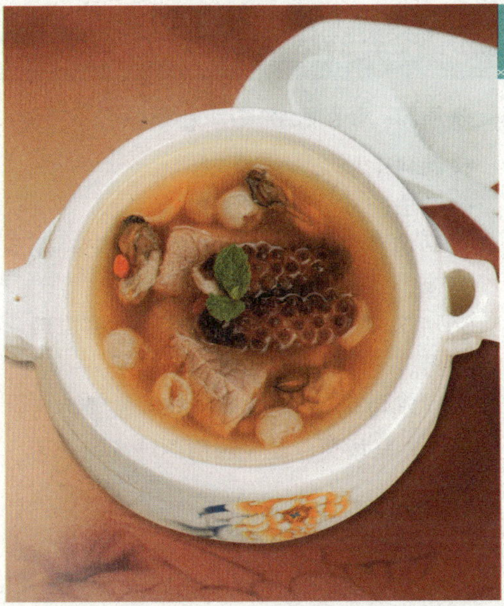

海参淡菜猪肉汤

原料： 猪瘦肉350克，淡菜、海参、桂圆肉各20克，枸杞适量

调料： 盐、鸡精各4克

做法：

①猪瘦肉洗净，切块；淡菜、海参洗净，浸泡；桂圆肉、枸杞洗净。

②往锅内加水，待水沸时，放入猪瘦肉，去除血水。

③将猪瘦肉、淡菜、海参、桂圆肉、枸杞放入锅中，加入清水，约炖2小时。

④最后加入盐和鸡精调味，即可食用。

吃消除水肿的食材 马齿苋

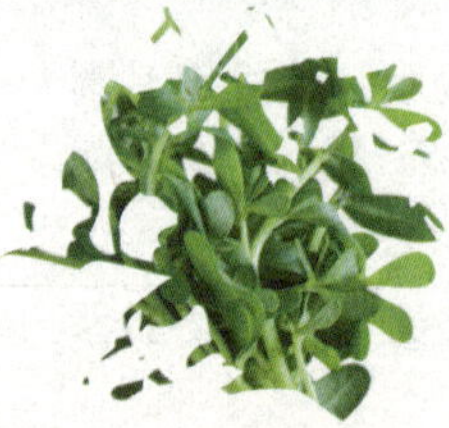

消肿原理： 马齿苋具有清热解毒、消肿止痛的作用，是产妇用来消除水肿的很好的保健蔬菜。

食用注意： 孕妇以及脾胃虚寒的人不宜食用马齿苋。另外，马齿苋禁与鳖甲、胡椒同食。

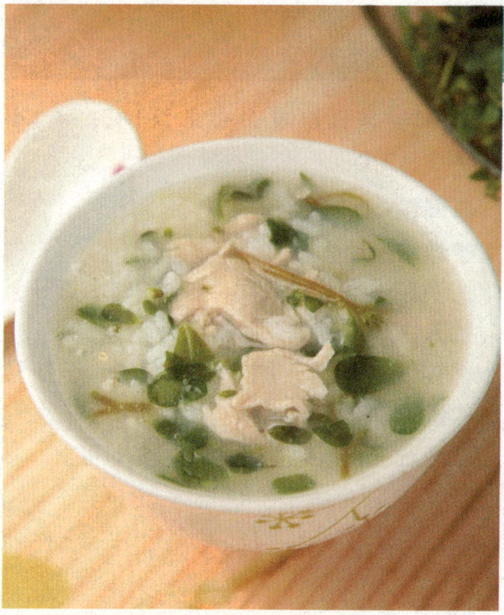

马齿苋瘦肉粥

原料： 水发大米120克，马齿苋60克，猪瘦肉75克，姜块4克

调料： 盐2克，料酒4毫升，胡椒粉1克，水淀粉8毫升，香油4毫升

做法：

①姜块洗净，切丝；马齿苋洗净，切段；猪瘦肉洗净，切片，装碗，加入盐、料酒、水淀粉，拌匀，腌渍约10分钟。

②往砂锅中加水烧热，倒入大米，煮熟。

③倒入马齿苋，用中火煮约5分钟，加入猪瘦肉、姜丝、盐、香油、胡椒粉拌匀，煮熟关火，盛粥即可。

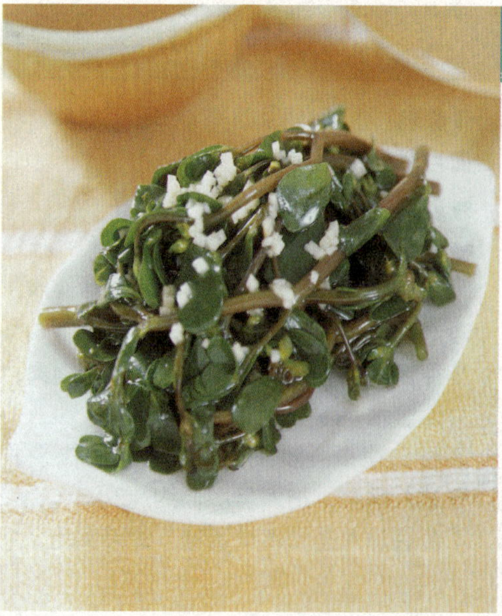

蒜蓉马齿苋

原料： 马齿苋200克，大蒜10克

调料： 盐5克，味精3克

做法：

①马齿苋洗净；大蒜洗净，去皮，剁成蒜蓉。

②将洗净的马齿苋下入沸水中稍焯后，捞出。

③往锅中加油烧热，下入蒜蓉爆香后，再下入马齿苋、盐、味精翻炒均匀即可。

吃消除水肿的食材 西葫芦

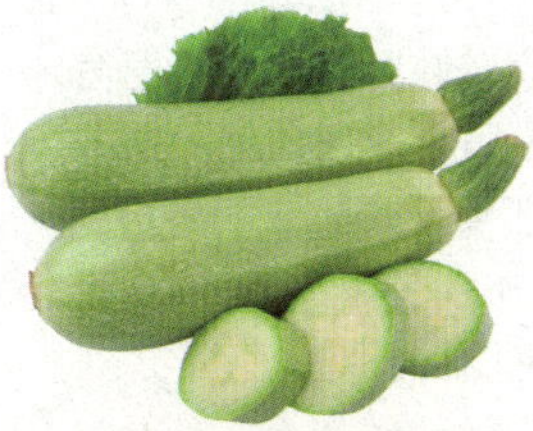

消肿原理： 西葫芦具有清热利尿、除烦润肤、消肿散结的功效，还可用于辅助治疗水肿、腹胀之症。产后妇女食用西葫芦可在一定程度上缓解产后水肿症状。

食用注意： 脾胃虚寒的人应少食。西葫芦不宜与芦笋同食，否则会加重脾胃虚寒。

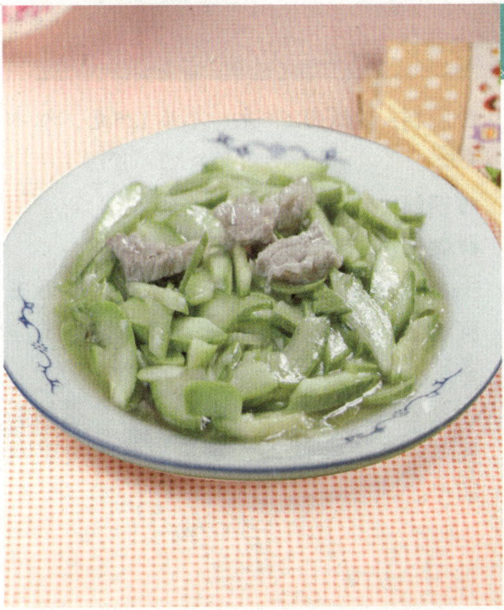

西葫芦肉片

原料： 西葫芦300克，猪瘦肉100克，姜片5克

调料： 盐5克，鸡精3克，食用油适量

做法：

①将西葫芦洗净，切成块。

②猪瘦肉洗净，切成片。

③往锅中放油烧热，下入西葫芦、肉片、盐、鸡精炒至入味即可。

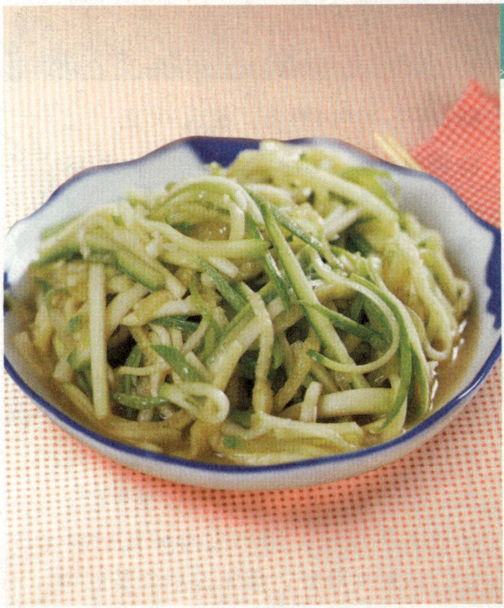

香脆西葫芦

原料： 西葫芦250克，蒜5克

调料： 味精3克，盐2克，香油适量

做法：

①西葫芦用清水洗干净，切成丝；蒜去皮，剁成米粒状。

②锅置火上，加油烧热，下入蒜米爆香。

③再放入西葫芦丝炒至断生，加味精、盐、香油炒匀，起锅装盘即可。

吃消除水肿的食材 冬瓜

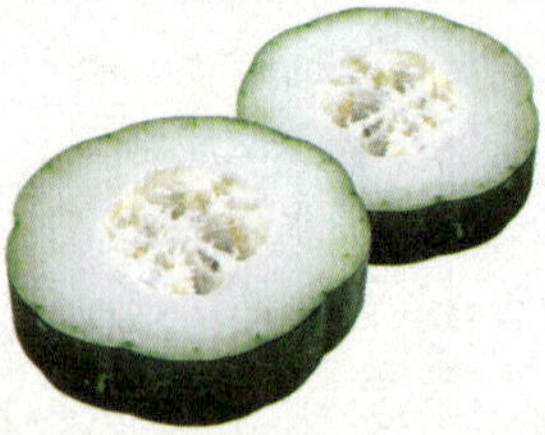

消肿原理： 冬瓜利尿，是治疗慢性肾炎水肿、营养不良性水肿、孕产妇水肿的消肿佳品。产妇适当喝些冬瓜汤，可减肥消肿，保持形体健美，并提高奶水的质量。

！食用注意： 因冬瓜性寒，故久病不愈者、阴虚火旺、脾胃虚寒、易泄泻者慎食。

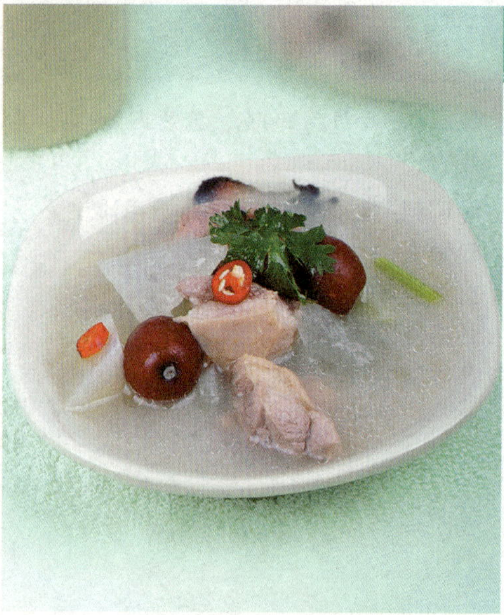

冬瓜鸭腿汤

原料： 鸭腿肉250克，冬瓜125克，红枣4枚

调料： 盐4克，葱丝、姜丝各3克

做法：

①将鸭腿肉洗净，切块，焯水；冬瓜去皮、籽，洗净，切成滚刀块；红枣洗净备用。

②锅置火上，倒入水，加入盐、葱丝、姜丝，下入鸭腿肉、冬瓜、红枣煲至熟即可。

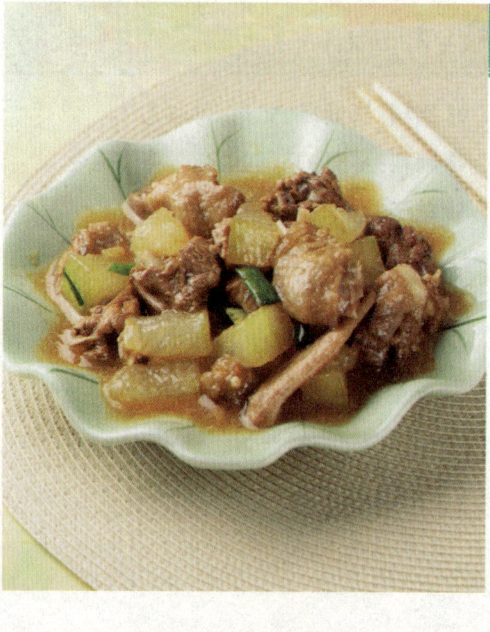

鹅肉烧冬瓜

原料： 鹅肉400克，冬瓜300克

调料： 盐、鸡粉各2克，水淀粉、料酒、生抽各10毫升，食用油适量，姜片、蒜末、葱段各少许

做法：

①将冬瓜洗净，去皮、瓤，切块；鹅肉洗净，焯水。

②起锅烧油，爆香姜片、蒜末，倒入鹅肉炒匀，淋料酒、生抽，加盐、鸡粉、水，煮沸后用小火焖20分钟至熟软。

③放入冬瓜块，用小火再焖10分钟至软烂，转大火收汁，用水淀粉勾芡即可。

吃消除水肿的食材 四季豆

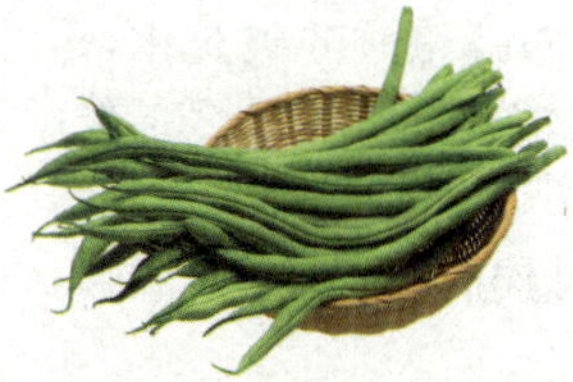

消肿原理： 四季豆有安养精神、益气健脾、消暑化湿和利水消肿的功效。产妇适当食用四季豆，对养神补气，消除产后水肿引起的不适起一定的作用。

食用注意： 为防止中毒，四季豆食用前应加以处理，可用沸水焯透或热油煸，直到变色熟透方可食用。

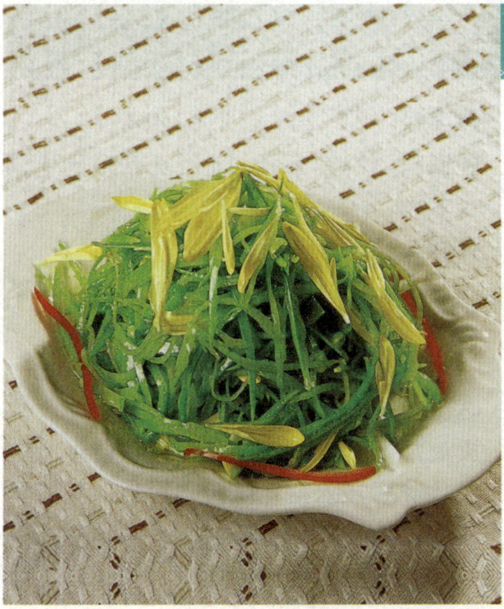

菊花瓣拌四季豆

原料： 菊花瓣25克，四季豆250克，红椒5克

调料： 味精5克，盐3克，生抽、香油各10毫升

做法：

①菊花瓣洗净，入水中焯一下；四季豆去筋洗净，切丝，入开水中焯熟；红椒洗净切丝。

②将盐、味精、生抽、香油调匀，淋在四季豆上，拌匀。

③放上菊花瓣、红椒即可。

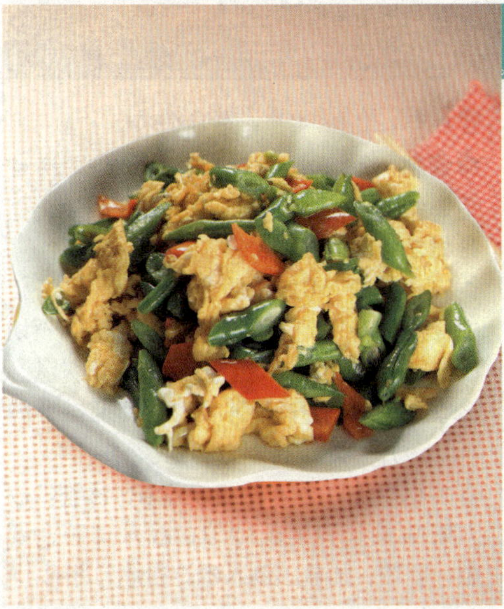

四季豆炒鸡蛋

原料： 四季豆200克，鸡蛋2个，红辣椒1个

调料： 盐5克，味精1克，香油适量

做法：

①将四季豆去除头尾和筋后洗净，切成菱形块；红辣椒洗净，切菱形片；鸡蛋打入碗中，搅散。

②锅中水烧开，放入四季豆煮熟，捞起。

③锅中加油烧热，将打好的鸡蛋液放入锅中，炒成鸡蛋块，再放入四季豆、红辣椒炒熟，然后加入盐、味精、香油，炒匀即可。

吃消除水肿的食材 洋葱

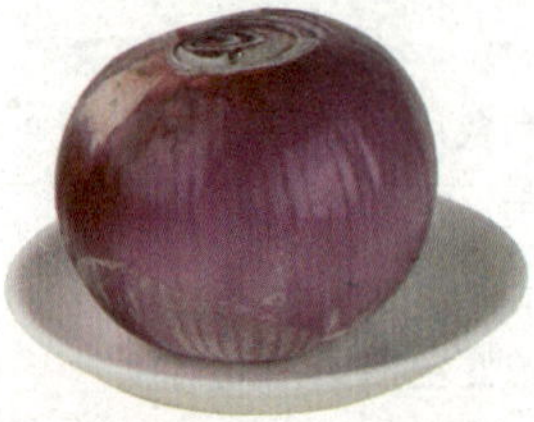

消肿原理： 洋葱含有被称为蒜氨酸的硫黄化合物，可以促进体内的水液循环，利汗利尿，并有效消除身体浮肿。所以洋葱是产后女性恢复健美的极佳选择。

食用注意： 凡有皮肤瘙痒性疾病和患有眼疾、眼部充血者忌食，肺胃发炎者少食。

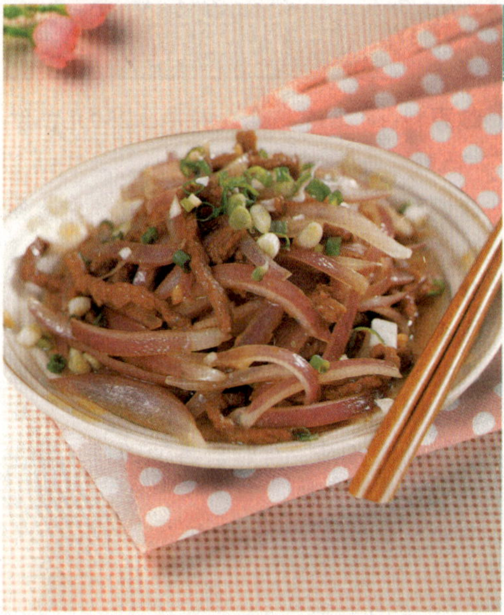

洋葱牛肉丝

原料： 洋葱150克，牛肉150克

调料： 料酒8毫升，盐、味精各适量，生姜3克，蒜5克，葱花适量

做法：

①牛肉洗净，去筋，切丝；洋葱、生姜洗净，切丝；大蒜切片。

②将牛肉丝用料酒、盐腌渍入味。

③锅置火上，加油烧热，放入牛肉丝快火煸炒，再放入大蒜、姜丝；待牛肉炒出香味后加入盐、味精，再放入洋葱丝略炒，撒葱花即可。

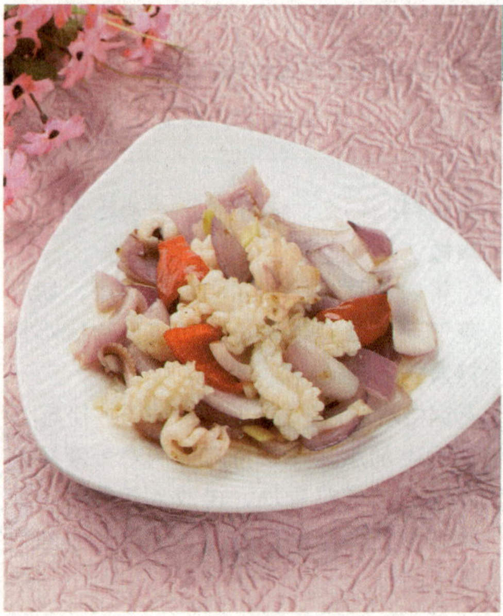

洋葱炒鱿鱼

原料： 洋葱100克，鱿鱼80克

调料： 盐3克，料酒5毫升，水淀粉适量，红椒15克，姜片、蒜末各少许

做法：

①洋葱洗净，切成片；红椒洗净，切开，去籽，切成小块；鱿鱼洗净，切花刀，再切小块，装碗，加盐、料酒、水淀粉腌渍。

②锅中加水烧开，倒入鱿鱼，搅匀，焯至鱿鱼片卷起，捞出，待用。

③起锅烧油，放入姜片、蒜末，爆香，放入鱿鱼卷、料酒，炒匀，放入洋葱、红椒，翻炒，加盐、倒入水淀粉炒匀即可。

吃消除水肿的食材 茶树菇

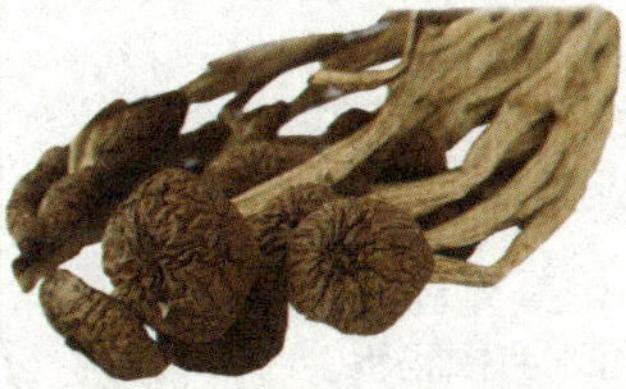

消肿原理： 茶树菇可滋阴壮阳，并可有效促进人体新陈代谢，对肾虚、水肿有独特疗效。产妇食用可以滋补身体，增强免疫力，缓解肿痛。

食用注意： 烹调时要注意，发泡茶树菇的水可放入菜中一并使用，以保证菜的原汁原味。

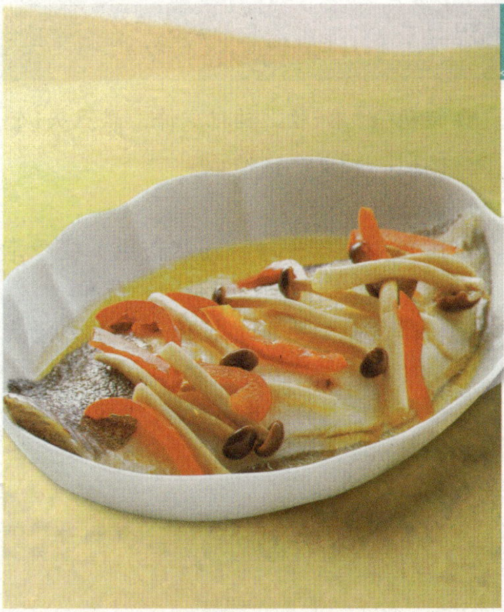

茶树菇蒸鳕鱼

原料： 鳕鱼肉300克，茶树菇75克，红甜椒75克

调料： 盐4克，黑胡椒粉1克，花生油6毫升，高汤50毫升

做法：

①鳕鱼肉洗净，两面均匀抹上盐、黑胡椒粉略腌渍5分钟，放入盘中备用。

②茶树菇洗净，切段；红甜椒洗净，切细条，二者都铺在鳕鱼上面。

③将高汤淋在鳕鱼上，放入蒸锅中，以大火蒸20分钟，取出淋上适量的花生油即可。

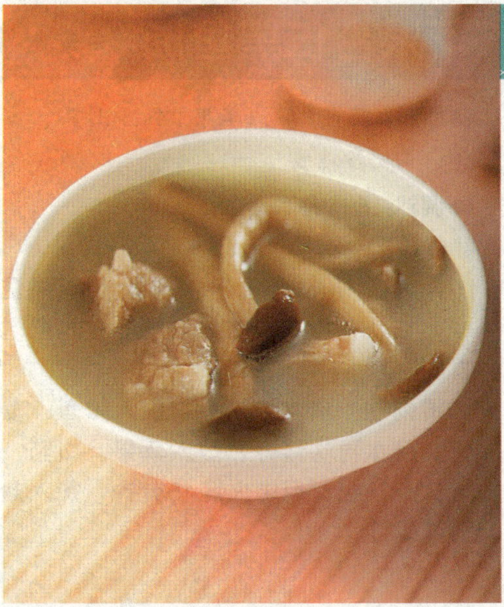

茶树菇煲猪骨

原料： 茶树菇200克，猪骨200克

调料： 盐6克，味精2克，姜块10克

做法：

①将茶树菇洗净。

②猪骨洗净，剁成块；姜洗净，切小块。

③将原料装入砂锅中，加水至没过原料，用大火煲开，转小火煲30分钟，加盐、味精调味即可。

吃消除水肿的食材 黑鱼

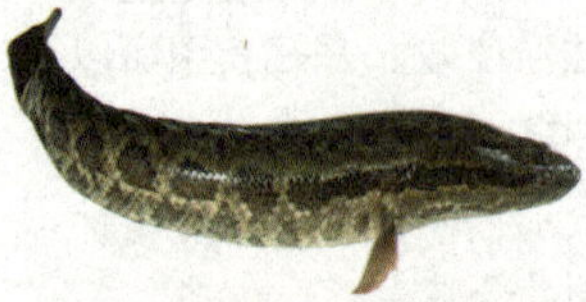

消肿原理： 黑鱼有补脾利水、祛瘀生新、生肌补血、加速伤口愈合的作用。产妇食用黑鱼可以缓解产后肿痛的症状，并可促进身体康复。

食用注意： 忌食黑鱼籽，因其有毒，误食会有生命危险。黑鱼忌与茄子同食，否则有损肠胃。

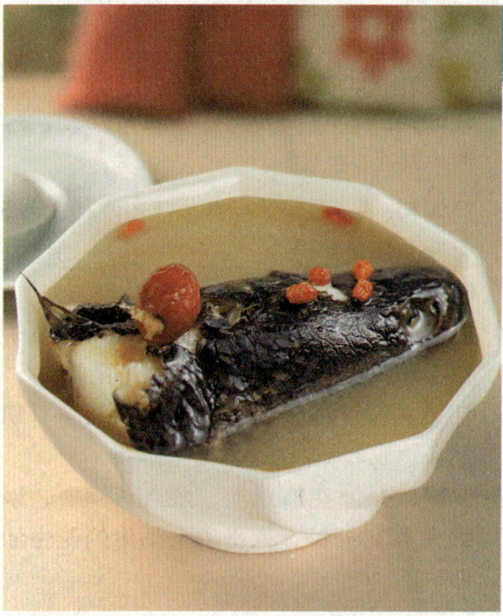

黑鱼汤

原料： 红枣4枚，枸杞少许，黑鱼头1个

调料： 盐4克，味精3克

做法：

①黑鱼头收拾干净，沥水备用；红枣泡发洗净；枸杞泡发，去杂质，洗净。

②将黑鱼头、红枣、枸杞一起放入汤盅内，加入开水，上笼蒸熟。

③取出，加入盐、味精拌匀，即可食用。

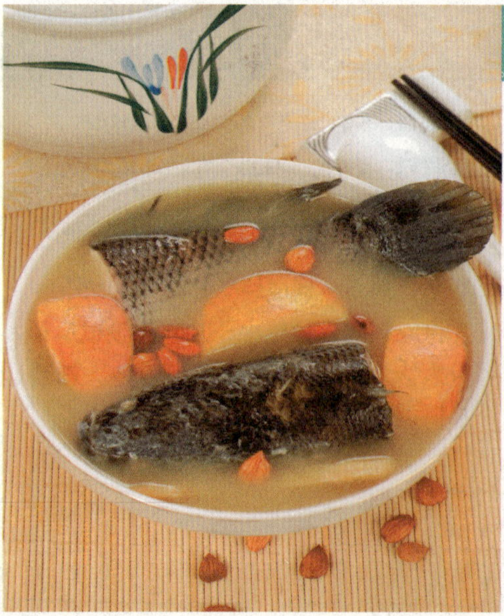

苹果杏仁黑鱼汤

原料： 黑鱼1条，苹果1个，山药、杏仁、枸杞各适量

调料： 盐少许，姜2片

做法：

①黑鱼宰杀收拾干净，切段；苹果洗净，切块；山药、杏仁均洗净；枸杞泡发洗净。

②煲内注入清水煮沸后，加入黑鱼、姜片。待水再次烧开，放入苹果、山药、杏仁、枸杞，用中火炖45分钟，加入盐调味即可。

吃消除水肿的食材 螃蟹

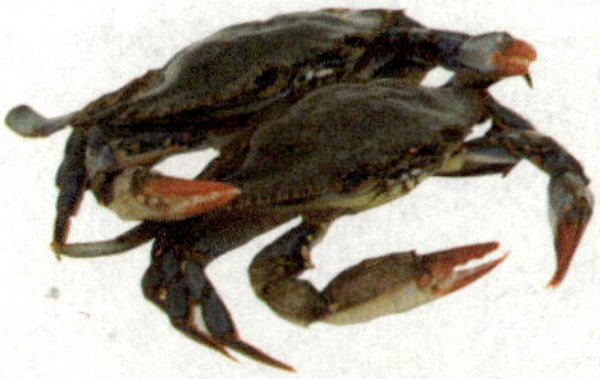

消肿原理： 蟹肉具有清热散结、通脉滋阴、通经络、生精壮骨的功效。产妇适当食用螃蟹，除了可以滋补养身，还可促进身体排毒、散瘀、缓解水肿。

食用注意： 慢性肠胃病、胆结石、胆囊炎、肝炎患者忌食螃蟹。

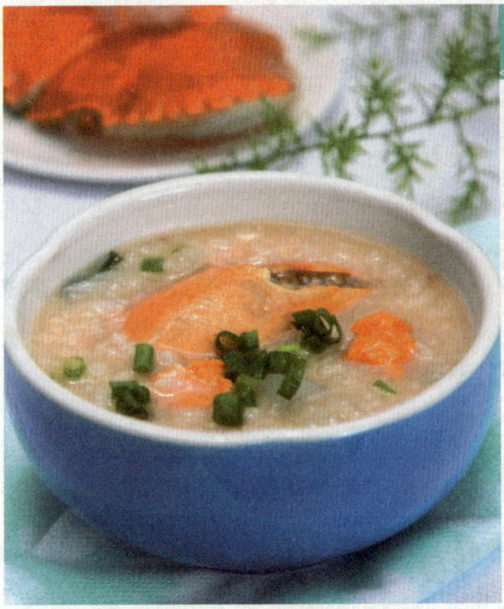

冬瓜蟹肉粥

原料： 大米100克，蟹肉、冬瓜各30克

调料： 盐3克，味精2克，姜丝、葱花、料酒、香油适量

做法：

①大米淘洗干净；蟹肉收拾干净，用料酒腌制去腥；冬瓜去皮洗净，切小块。

②锅置火上，注入清水，放入大米煮至七成熟。

③放入蟹肉、冬瓜、姜丝煮至米粒开花，加盐、味精、香油调匀，撒上葱花即可。

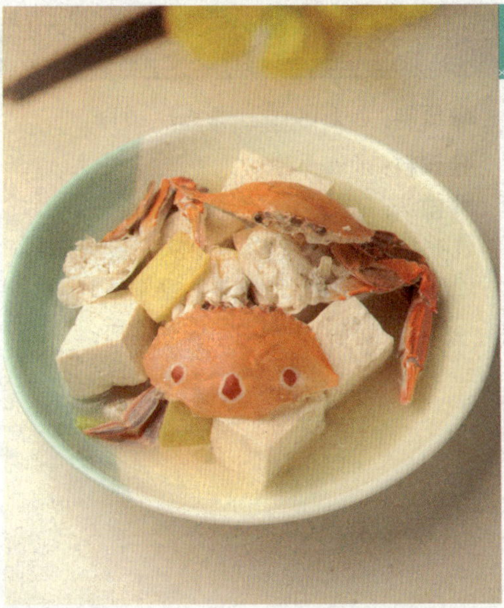

螃蟹炖豆腐

原料： 豆腐185克，螃蟹2只

调料： 盐2克，料酒4毫升，食用油适量，姜片、葱段各少许

做法：

①将洗净的螃蟹切开，去除脏物，再敲裂蟹钳；豆腐洗净，切方块，备用。

②起锅烧油，倒入姜片、葱段，爆香，放入处理干净的螃蟹炒匀，淋入少许料酒，炒出香味，注入适量清水。

③用大火略煮，待汤汁沸腾，放入豆腐块，拌匀煮熟，加盐调味，大火煮至食材入味，关火，盛出菜肴，装盘即可。

吃消除水肿的食材 燕麦

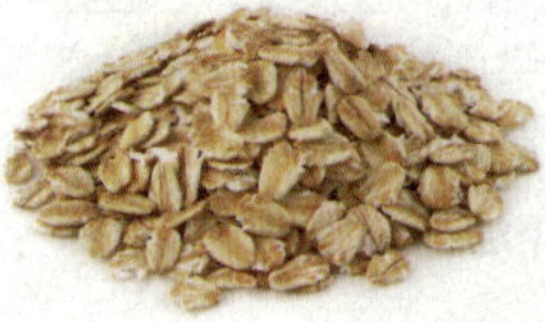

消肿原理： 燕麦具有健脾、益气、补虚、润肠的功效，对便秘、水肿等有很好的辅助治疗作用。产妇食之，可营养补身，排出有害物质，恢复身材。

食用注意： 燕麦一次不宜吃太多，否则会造成胃痉挛或是胀气。

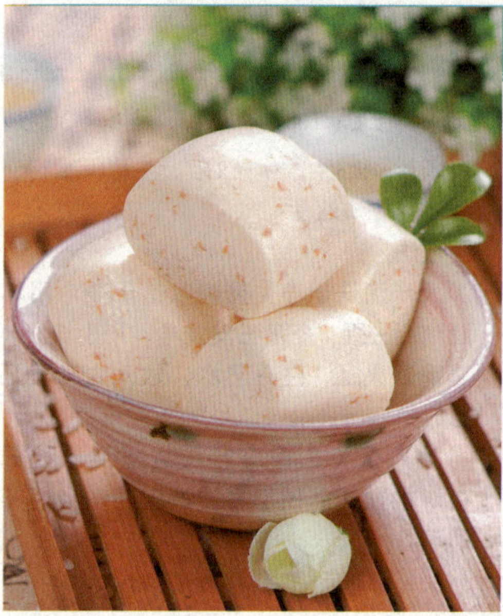

燕麦馒头

原料： 低筋面粉、泡打粉、干酵母、改良剂、燕麦粉各适量

调料： 砂糖100克

做法：

①将部分低筋面粉、泡打粉过筛与燕麦粉混合，加入砂糖、干酵母、改良剂、清水拌至糖溶化。

②将剩余的低筋面粉拌入，揉至面团光滑。

③用保鲜膜包起，醒约20分钟。

④用擀面杖将面团压薄，然后卷起成长条状，分切成每个约30克的面团，排入蒸笼，用猛火蒸熟即可。

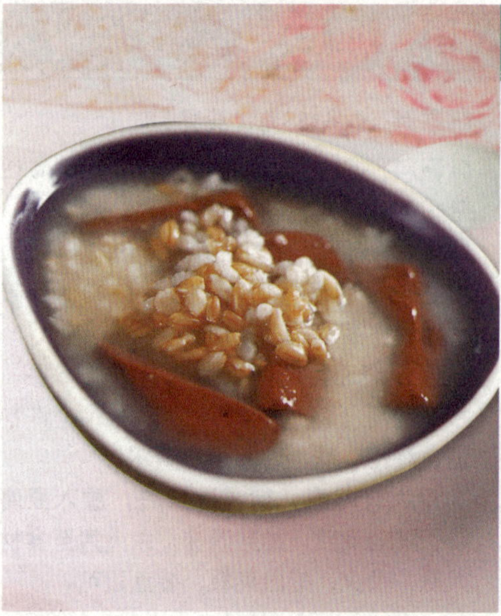

燕麦猪血粥

原料： 燕麦150克，猪血块100克

调料： 米酒少许

做法：

①将猪血块洗净，切成小块；燕麦洗净。

②再将燕麦、猪血块放入锅中煮1小时。

③待粥成后，加入米酒调味即可。

吃消除水肿的食材 薏米

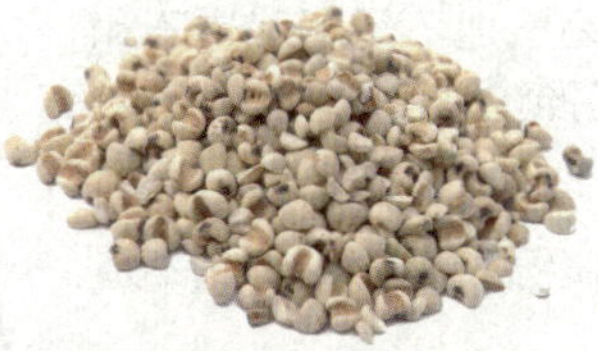

消肿原理： 薏米能强筋骨、健脾胃、消水肿、利尿、消炎镇痛。产妇食用薏米，可以补益元气，还可排毒消肿，利于恢复身体创伤。

食用注意： 便秘、尿多者和孕早期的妇女应忌吃薏米。消化功能较弱的产妇宜少吃，最好炖烂再吃。

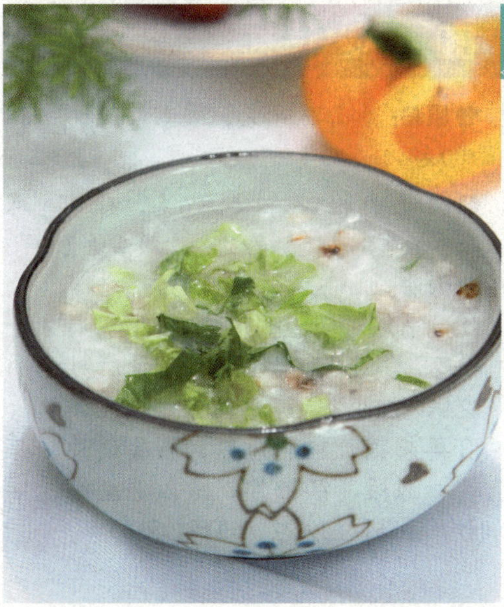

白菜薏米粥

原料： 大米、薏米各40克，芹菜、白菜各适量

调料： 盐2克

做法：

①大米、薏米均泡发洗净；芹菜、白菜均洗净，切碎。

②锅置火上，倒入清水，放入大米、薏米煮至开花。

③待煮至浓稠时，加入芹菜、白菜稍煮，加入盐拌匀即可。

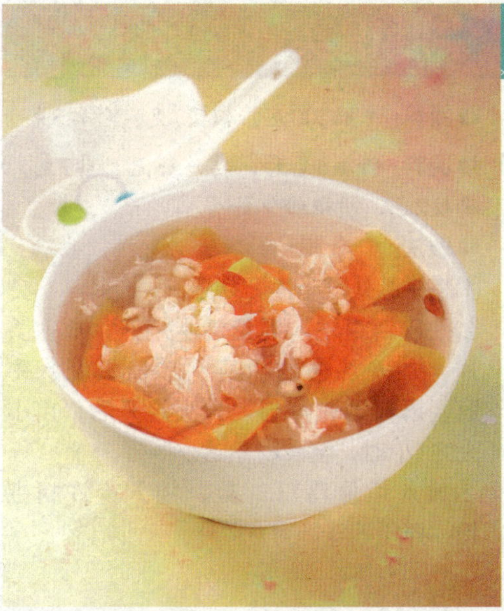

木瓜银耳薏米汤

原料： 木瓜300克，水发银耳90克，水发薏米80克，枸杞15克

调料： 冰糖30克

做法：

①将木瓜洗净，去皮、瓤，切片；银耳洗净，切块。

②往砂锅中注入适量清水烧开，放入木瓜，加入淘净的薏米，大火烧开后再用小火炖30分钟，至薏米熟软。

③倒入银耳、冰糖拌匀，煮5分钟，至冰糖溶化。

④倒入洗净的枸杞，略煮片刻即可。

吃助眠的食材 牛肚

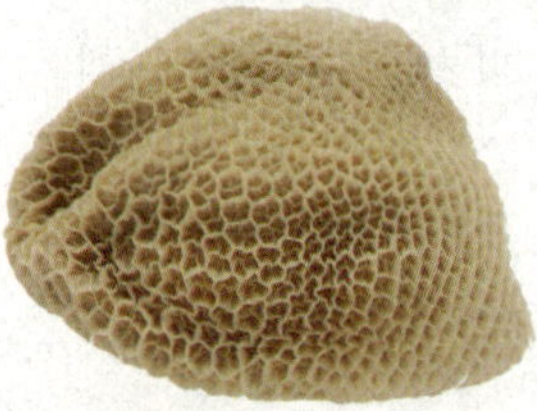

助眠原理： 牛肚尤其适合因气血不足和脾胃不和而失眠的患者食用。产妇气血耗损较大，食用牛肚有利于补益气血，缓解失眠症状。

食用注意： 气郁、湿热、痰湿体质者，消化不良或高烧患者不宜食用。

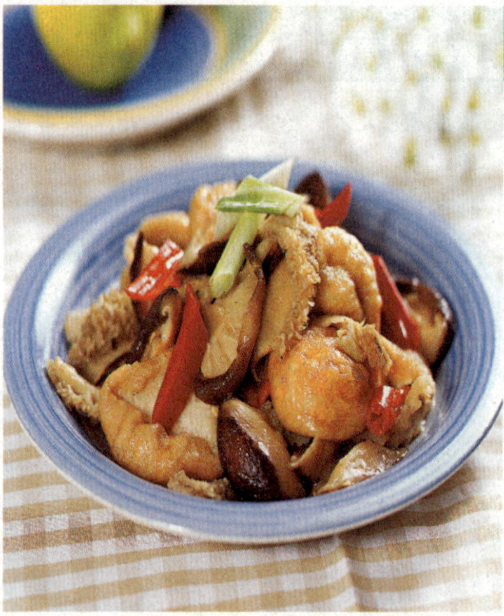

面筋炒牛肚

原料： 油面筋50克，香菇45克，牛肚100克

调料： 红椒1个，姜片6克，蒜片、葱段、盐各5克，鸡精2克，食用油适量

做法：

①油面筋对切；香菇洗净，切片；牛肚洗净，煲烂，切片；红椒洗净，切片。

②锅内加油烧热，将牛肚入油锅中滑熟。

③再起锅，加油烧热，爆香姜片、蒜片、葱段、红椒片，放入油面筋、牛肚、香菇，加入盐、鸡精炒熟即可。

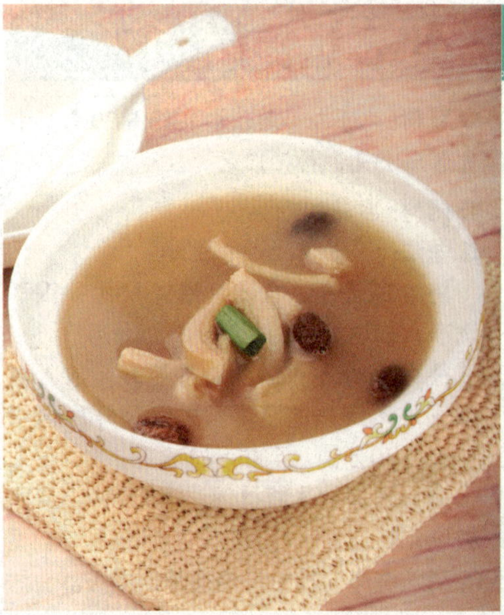

牛肚枳实砂仁汤

原料： 牛肚200克，枳实7克，砂仁5克

调料： 料酒8毫升，姜片15克，盐2克，鸡粉2克，胡椒粉少许

做法：

①将牛肚处理干净，切条。

②往砂锅中注入适量清水烧开，放入姜片，加入洗净的枳实、砂仁，倒入牛肚，淋料酒，拌匀，大火烧开后，用小火炖1小时，至食材熟透。

③放入适量鸡粉、盐，加入少许胡椒粉，拌匀调味即可。

吃助眠的食材 牛奶

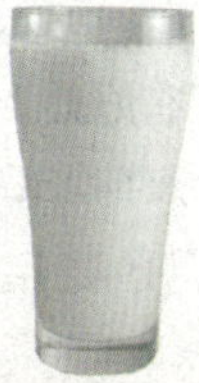

助眠原理： 牛奶具有镇静安神的作用，对体虚、气血不足、脾胃不和者有益。所以，产妇喝牛奶能促进睡眠，并且适当泡一下牛奶浴也可以缓解失眠。

食用注意： 并不是所有人都适合饮用牛奶，若饮用牛奶有不良反应，可用酸奶或豆浆代替。

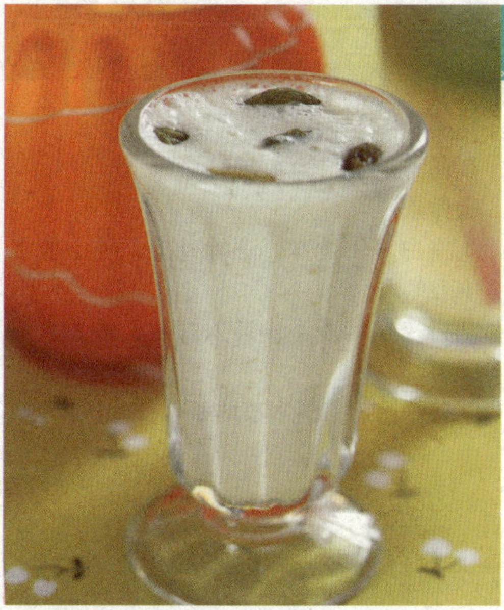

苹果葡萄干牛奶

原料： 苹果1个，葡萄干30克，鲜牛奶200毫升

调料： 白糖适量

做法：

①将苹果洗净，去皮、核，切小块，放入搅拌机中。

②将葡萄干洗净与鲜奶一起放入搅拌机，搅匀，加入白糖即可。

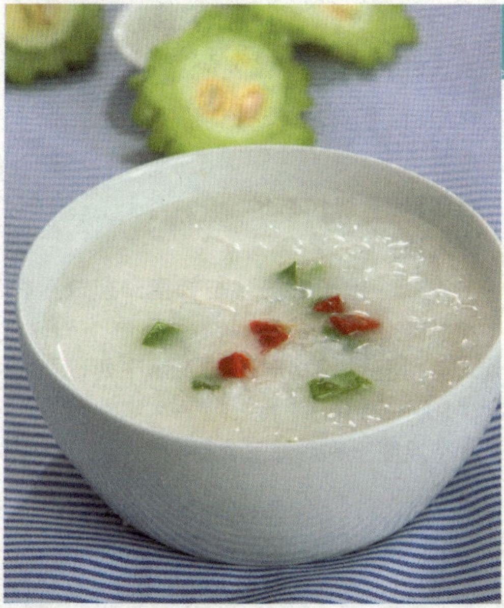

牛奶芦荟稀粥

原料： 牛奶20毫升，芦荟10克，红椒少许，大米100克

调料： 盐2克

做法：

①大米泡发洗净；芦荟洗净，切小片；红椒洗净，切圈。

②锅置火上，注入清水后，放入大米，煮至米粒绽开。

③放入芦荟、红椒，倒入牛奶，用小火煮至粥成，加入盐即可。

吃助眠的食材 蜂蜜

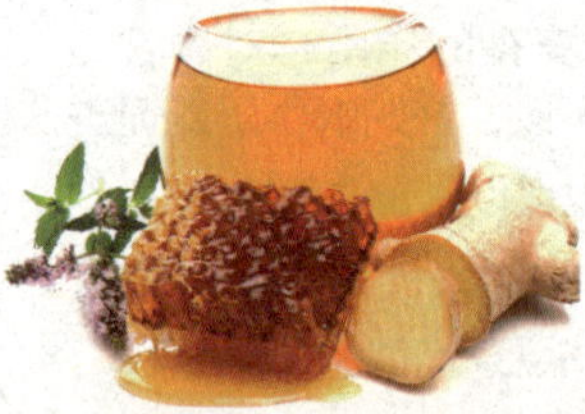

助眠原理： 蜂蜜能改善血液的成分，加强心脑和血管功能，常食用对人体的心血管系统很有好处。产妇适当食用蜂蜜，可获得能量，补充损耗，安神入眠。

食用注意： 喝蜂蜜切忌用开水，而是要用温水冲调。

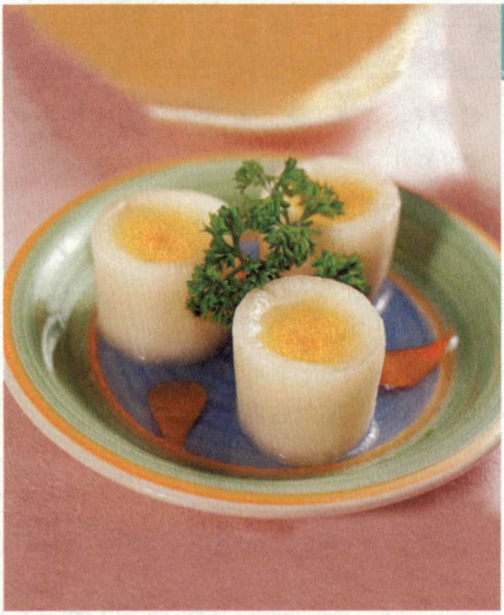

蜂蜜蒸萝卜

原料： 白萝卜1个

调料： 蜂蜜100克

做法：

①将白萝卜洗净，去除外皮，挖空萝卜中心的肉。

②将挖空的萝卜中装入蜂蜜，放入大瓷碗中。

③盖好锅盖，隔水蒸熟即可。

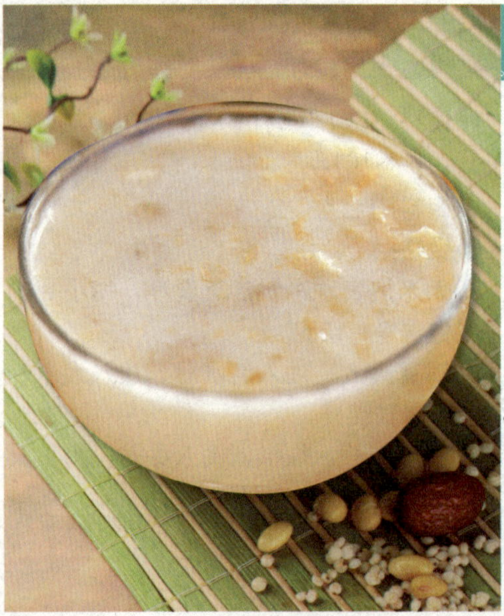

香蕉蜂蜜牛奶

原料： 牛奶200毫升，香蕉半根，橙子半个

调料： 蜂蜜10毫升

做法：

①香蕉、橙子去皮，与蜂蜜一起放入榨汁机内搅拌。

②待搅至黏稠状时，加入热牛奶，再搅拌10秒钟。

③待温度适宜后即可食用。

吃助眠的食材 玉米

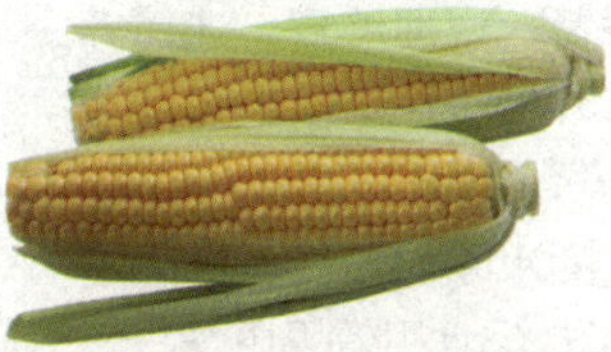

助眠原理： 玉米具有开胃益智、宁心活血、调理中气等功效。产妇食用玉米，可以获得较为全面的营养，安抚情绪，利于睡眠。

食用注意： 玉米发霉后会产生致癌物，所以发霉的玉米绝对不能食用。

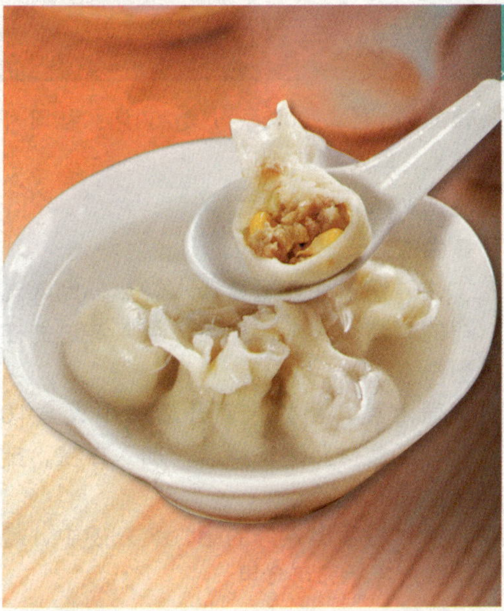

玉米水饺

原料： 肉馅250克，饺子皮500克，玉米60克

调料： 盐、味精、糖、香油各3克，生油少许

做法：

①将玉米掰成粒，洗净加入肉馅中，加入所有调料拌匀成馅。

②取一饺子皮，皮内放20克的肉馅，将饺子皮从三个角向中间折拢，三个角分别扭成小扇形，将肉馅与面皮处掐紧即成生坯，入锅加水煮熟即可。

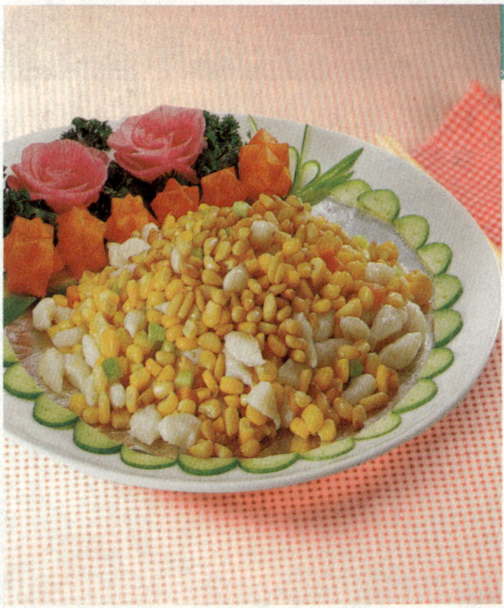

松仁鸡肉炒玉米

原料： 玉米粒200克，松仁、黄瓜、胡萝卜各50克，鸡肉150克

调料： 盐3克，鸡精2克，水淀粉适量

做法：

①玉米粒、松仁均洗净备用；鸡肉洗净切丁；黄瓜洗净，一半切丁，一半切片；胡萝卜洗净，切丁。

②锅中下油烧热，放入鸡肉、松仁略炒，再放入玉米粒、黄瓜丁、胡萝卜丁翻炒片刻，加入盐、鸡精调味，待熟用水淀粉勾芡，装盘，将切好的黄瓜片摆在四周即可。

吃助眠的食材 小麦

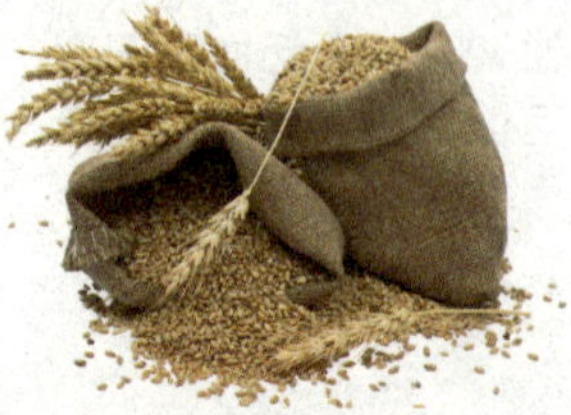

助眠原理： 小麦可养心益肾、调理脾胃，还可养心气，安定精神，治疗神经衰弱，增加气力。对心血不足产生的失眠、心悸不安、情绪落差大有良效。

食用注意： 存放时间稍长的小麦面粉比新磨的面粉的品质要好，且与大米、豆类搭配食用效果更好。

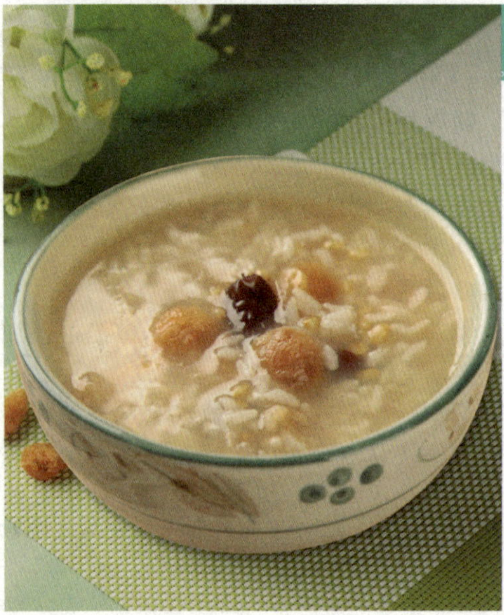

红枣小麦粥

原料： 大米200克，小麦200克，桂圆肉15克，红枣10克

调料： 白糖3克

做法：

①往砂锅中注入适量清水烧热，倒入洗净的小麦、大米，拌匀，放入洗过的桂圆肉、红枣，拌匀。

②盖上盖，用大火煮开后转小火煮40分钟至食材熟透，揭盖，加入白糖，拌匀，煮至溶化。

③关火后盛出煮好的粥，装入碗中，待稍微放凉后即可食用。

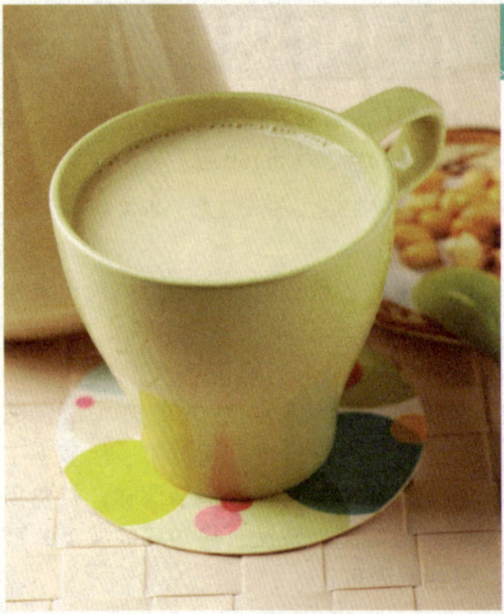

小麦玉米豆浆

原料： 绿豆、小麦各35克，玉米20克

做法：

①绿豆预先加水浸泡8小时，捞出洗净；小麦和玉米分别淘洗干净，用清水浸泡2小时。

②将上述原料一同倒入豆浆机中，加水至上、下水位线之间。

③接通电源，按照提示将豆浆制作完成，过滤即可。

吃助眠的食材 莲子

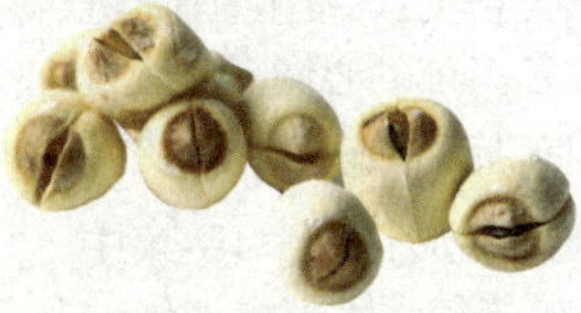

助眠原理： 莲子可以补五脏不足，通利经脉，使气血畅而不腐，可缓解由于气血不足导致的失眠症状。产妇食用莲子，可补益气血，安神，有效助眠。

食用注意： 已经变黄发霉的莲子不要食用。莲子虽然是滋补之品，但是便秘和脘腹胀闷者忌用。

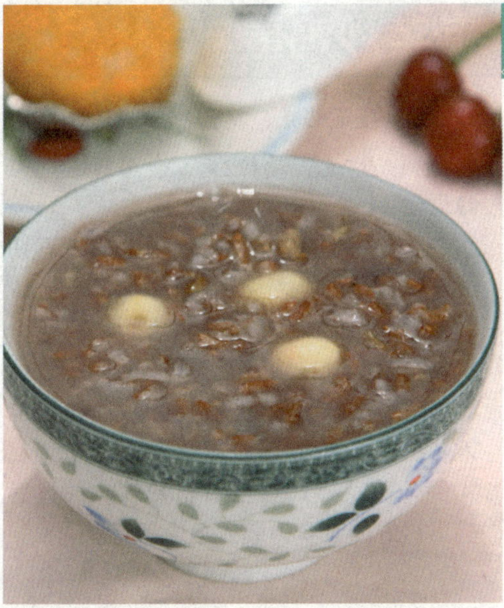

莲子红米粥

原料： 莲子40克，红米80克

调料： 红糖10克

做法：

①红米泡发洗干净；莲子洗干净。

②锅置火上，倒入清水，放入红米、莲子煮至开花。

③加入红糖，煮至浓稠状即可。

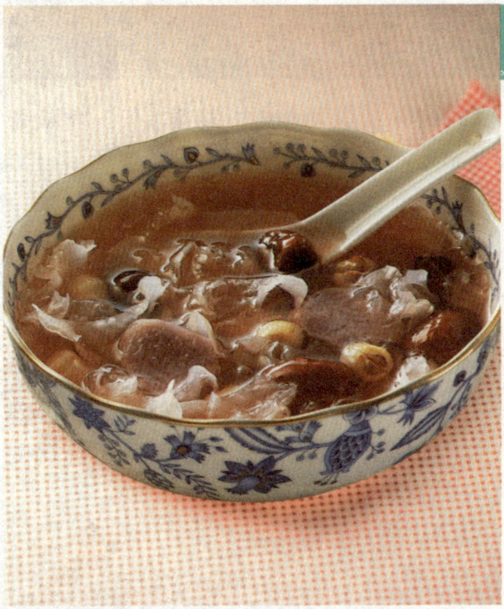

莲子银耳山药汤

原料： 银耳100克，莲子、百合、山药各适量，红枣5～6枚

调料： 木糖醇(沙粒状)适量

做法：

①银耳泡发，洗净；莲子、百合洗净；红枣洗净，划上几个刀口；山药去皮，洗净，切块。

②将银耳、莲子、百合、红枣同时放入锅中煮约20分钟，待莲子、银耳变软，再将已去皮切块的山药放入一起煮。

③最后放入木糖醇调味即可。

吃抗抑郁的食材 菠菜

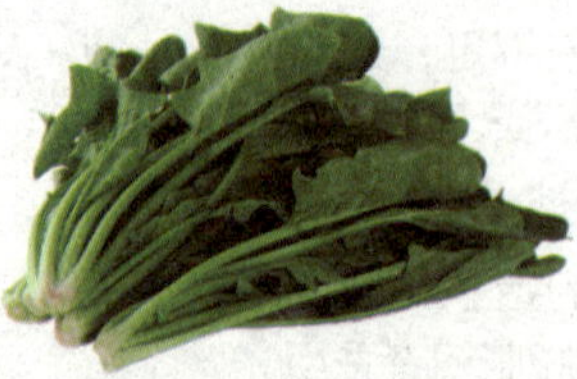

抗抑郁原理： 菠菜中丰富的维生素A、维生素B、维生素C和叶酸能缓解紧张情绪，改善抑郁的心情。产妇食用菠菜，可有效增强体质，预防抑郁症，减轻精神困扰。

食用注意： 菠菜不宜和豆腐一起吃，因为菠菜中的草酸会与豆腐中的钙结合，生成草酸钙，不易消化。

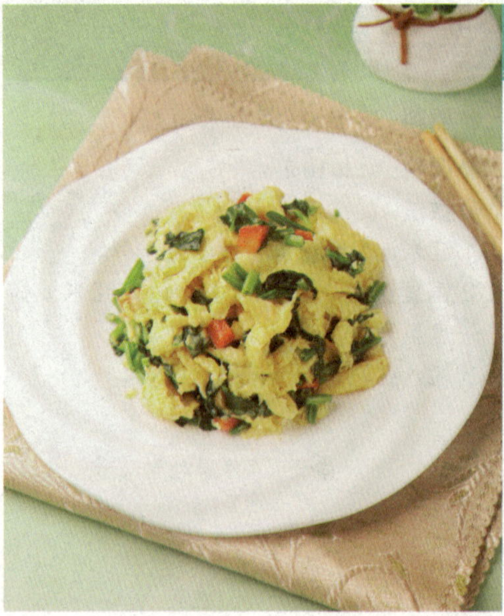

菠菜炒鸡蛋

原料： 菠菜65克，鸡蛋2个，彩椒10克

调料： 盐2克，鸡粉2克，食用油适量

做法：

①彩椒洗净切开，去籽，切条形，再切成丁；菠菜洗净，切碎。

②鸡蛋打入碗中，加入适量盐、鸡粉，搅匀打散，制成蛋液，待用。

③起锅烧油，倒入蛋液，翻炒均匀，加入彩椒，炒匀。

④倒入菠菜碎，炒至食材熟软，关火后盛出炒好的菜肴，装入盘中即可。

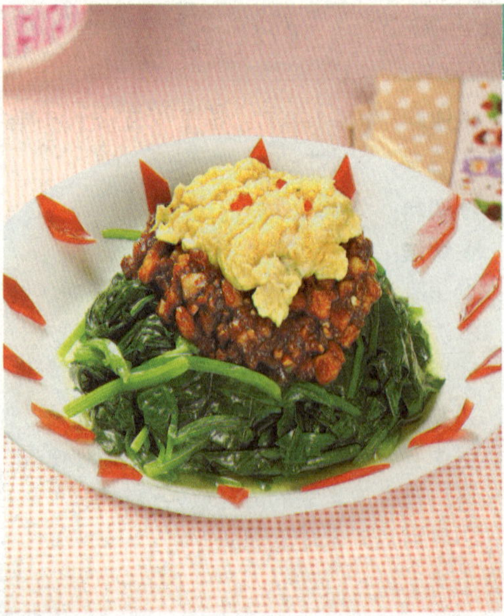

野菇酱菠菜

原料： 菠菜400克，鸡蛋1个，野菇酱100克

调料： 香油、盐各适量

做法：

①将菠菜洗净，切段，沸水锅中加少许盐，将菠菜焯水至熟，装盘；将野菇酱倒在菠菜上。

②鸡蛋打散，加少许盐搅拌均匀；炒锅加油烧热，放入鸡蛋快炒至熟，起锅倒在野菇酱上。

③淋上香油，即可。

吃抗抑郁的食材 银耳

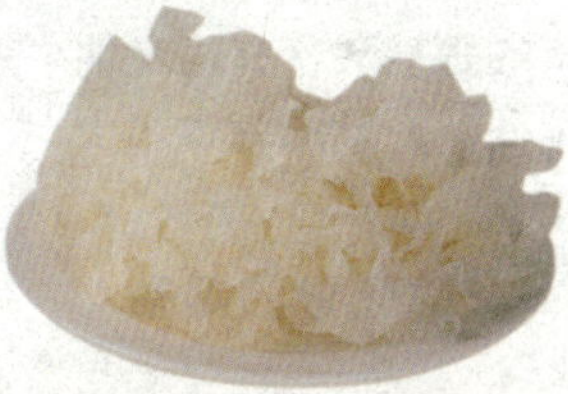

抗抑郁原理： 银耳含色氨酸、酪氨酸等大量氨基酸，能够增强人体神经递质的功能，有较好的抗抑郁作用。银耳对产妇有很好的补益与食疗效果。

食用注意： 冰糖银耳含糖量高，睡前不宜食用，以免血液黏稠度增高。

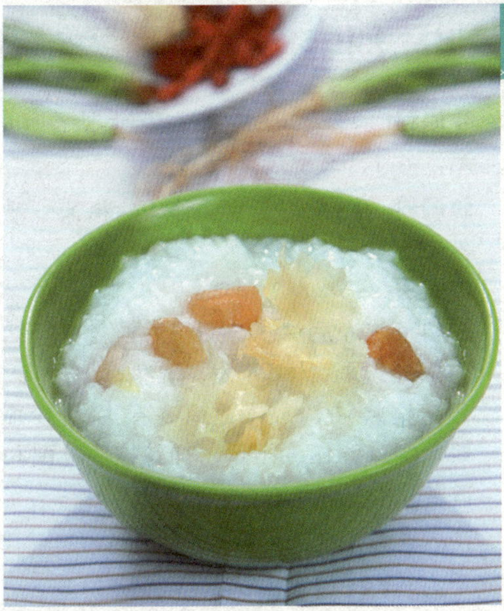

桂圆银耳粥

原料： 银耳、桂圆肉各适量，大米100克

调料： 白糖5克

做法：

①大米用温水浸泡半小时，洗净，捞出沥干；银耳泡发洗净，切碎；桂圆肉洗净。

②锅置火上，放入大米，倒入清水煮至米粒开花。

③待粥煮至浓稠状时，放入银耳、桂圆同煮至熟，加入白糖拌匀即可食用。

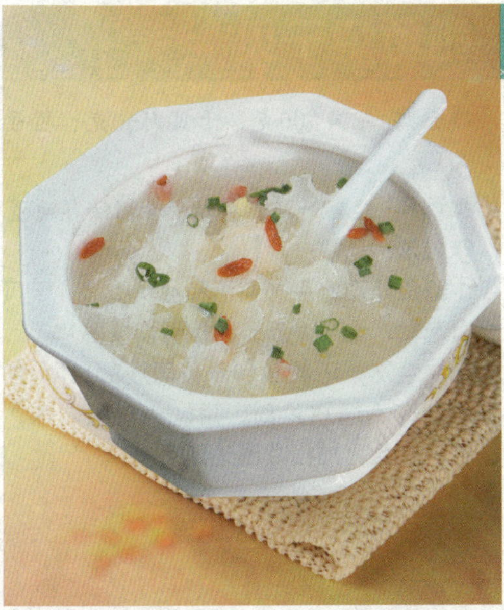

雪梨银耳枸杞汤

原料： 银耳30克，雪梨1个，枸杞10克

调料： 冰糖适量

做法：

①雪梨洗净，去皮、核，切小块。

②银耳泡半小时后，洗净，撕成小朵；枸杞洗净待用。

③往锅中倒入清水，放银耳，大火烧开，转小火将银耳炖烂，放入枸杞、雪梨、冰糖，炖至梨熟即可。

吃抗抑郁的食材 干贝

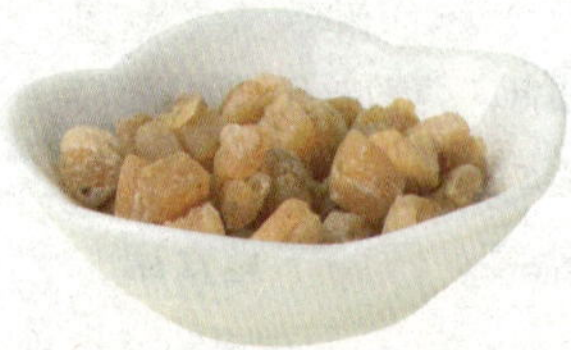

抗抑郁原理： 干贝含有丰富的氨基酸，有稳定情绪的作用，可用于治疗产后抑郁症。产妇适当食用干贝，会有较好的食补与食疗效果。

食用注意： 过量食用干贝会影响肠胃的蠕动功能，导致食物积滞，难以消化吸收。

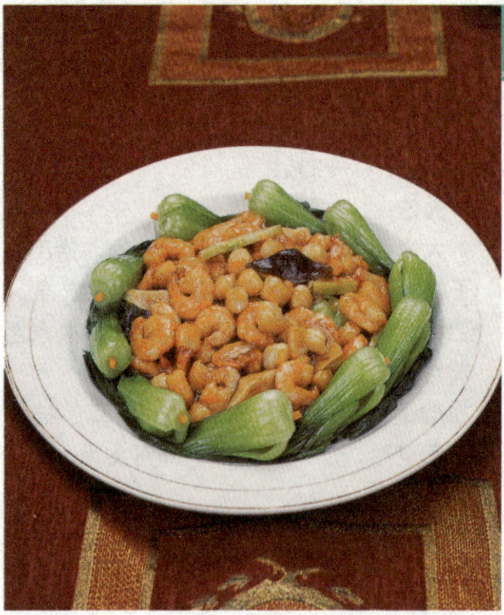

油菜虾仁烧干贝

原料： 油菜200克，虾仁、干贝各100克，木耳50克

调料： 盐3克，姜片少许，辣椒油、醋各适量

做法：

①油菜洗净后焯水，沥干后摆盘；虾仁洗净；干贝、木耳泡发，洗净。

②起锅烧油，放入木耳、姜片翻炒片刻，倒入虾仁、干贝，加辣椒油、醋和适量开水，焖熟。

③大火收汁，最后加入盐即可。

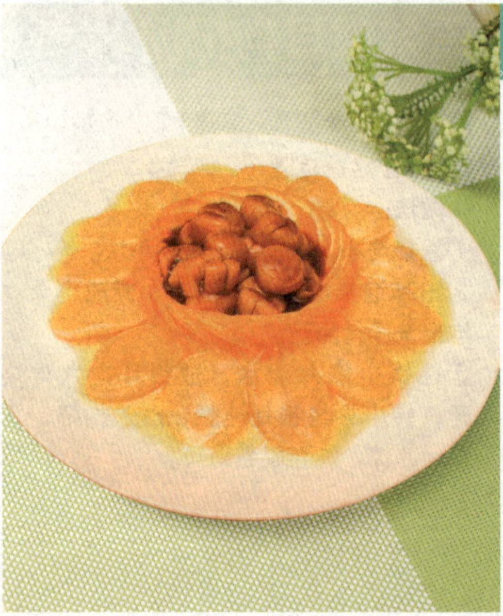

鲍鱼烧干贝

原料： 鲍鱼300克，干贝肉50克，橙子80克

调料： 盐、料酒、鸡精、食用油各适量

做法：

①鲍鱼处理好后加料酒和盐稍腌渍；干贝肉泡发，洗净，沥干；橙子切成薄片。

②油烧热，下鲍鱼和干贝同炒3分钟，加入少许水焖烧片刻，用盐、鸡精调味，起锅摆盘，加橙片围边即可。

吃抗抑郁的食材 百合

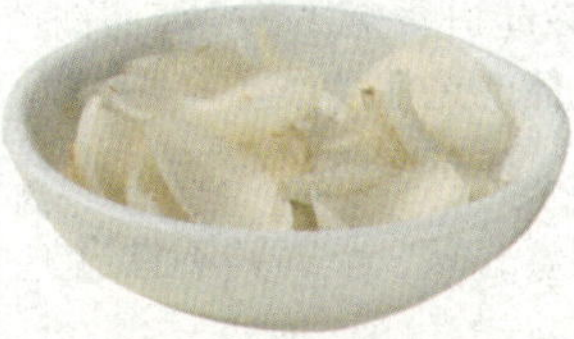

抗抑郁原理： 百合有润肺、清心、调中安神之效。产妇适当食用，能够帮助平复心情，安抚情绪，防治抑郁症。

食用注意： 百合性偏凉，凡风寒咳嗽、虚寒出血、脾虚便溏者不宜食用。

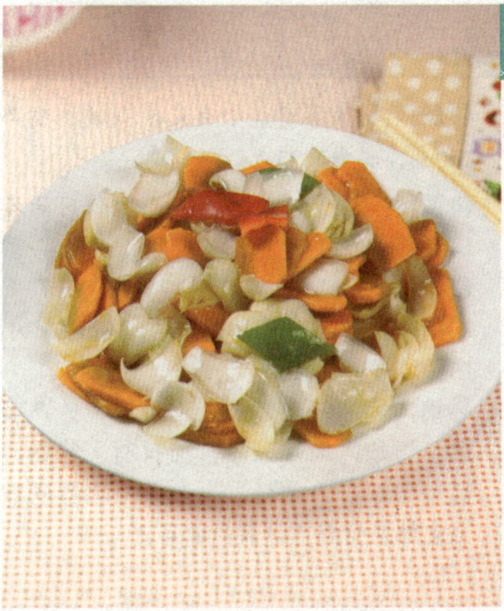

南瓜炒百合

原料： 青椒、红椒各10克，南瓜、百合各300克

调料： 盐3克，食用油适量

做法：

①南瓜去皮，洗净，切成小片；百合洗净；青椒、红椒分别去蒂、籽，洗净，切成块。

②往锅中倒入适量的清水烧沸，倒入百合焯熟后捞出待用。

③锅中倒油烧热，放入南瓜翻炒至快熟时，再加入百合、青椒、红椒同炒，加入盐，稍炒即可出锅。

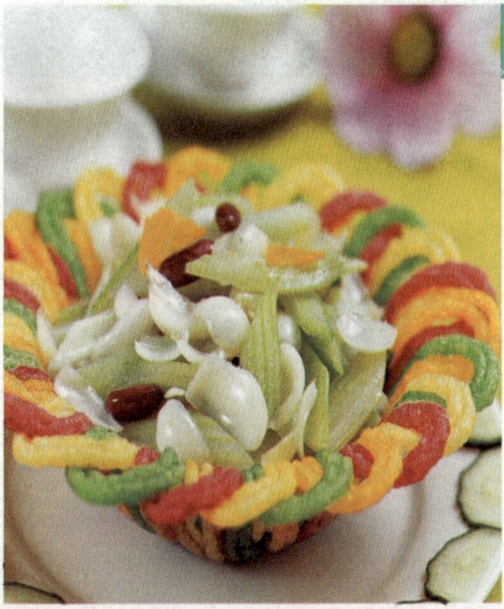

雀巢百合

原料： 西芹250克，百合250克，红腰豆100克，雀巢1个

调料： 盐10克，味精2克，鸡精3克，姜汁5毫升，生粉少许，葱油3毫升

做法：

①西芹洗净，切段；百合洗净。

②西芹、百合、红腰豆入沸水中焯烫；葱油、姜汁放入锅中烧热，再放入西芹、百合、腰豆翻炒。

③倒入盐、味精、鸡精炒匀，用生粉勾芡，盛出装在雀巢内即可。

吃强筋壮骨的食材 小白菜

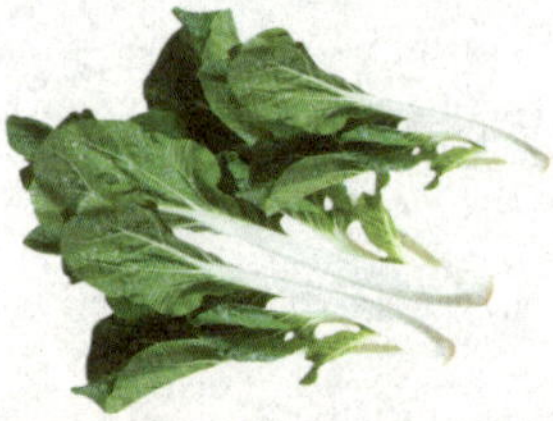

强筋壮骨原理： 小白菜能够促进骨骼的发育，并可加速人体的新陈代谢和增强机体的造血功能。产妇食用小白菜可强筋壮骨，补益元气，还可缓解精神紧张。

食用注意： 用小白菜制作菜肴，炒、熬时间不宜过长，以免营养流失。

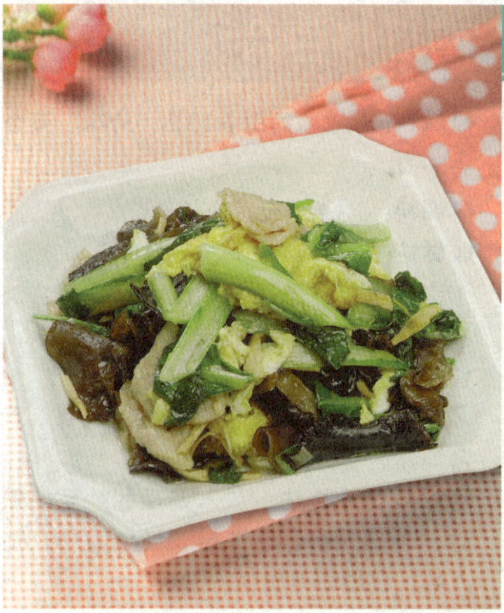

木须小白菜

原料： 水发木耳、小白菜各100克，猪肉150克，鸡蛋液25克

调料： 盐2克，料酒、酱油、食用油各适量

做法：

①猪肉洗净，切片；木耳洗净，撕成片；小白菜洗净，掰成段。

②锅内倒油烧热，加入鸡蛋液，炒熟装盘；再放入肉片翻炒，加料酒、酱油、盐炒匀，加入木耳、小白菜、鸡蛋同炒至全部食材熟透，装盘即可。

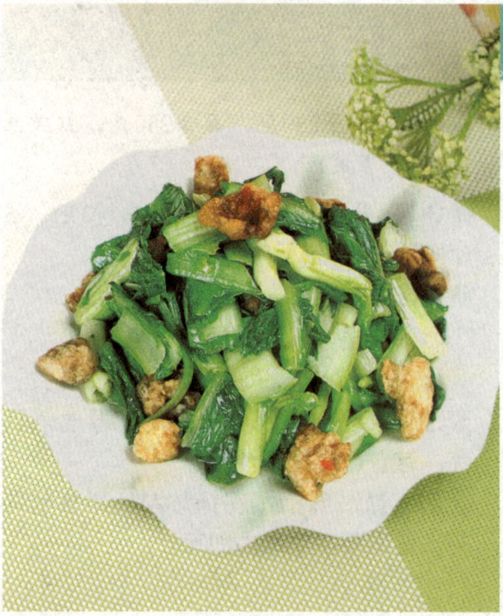

油渣小白菜

原料： 五花肉200克，小白菜300克

调料： 盐3克，味精1克，醋6毫升，老抽10毫升，食用油适量

做法：

①五花肉洗净，切块，入沸油中炸成油渣待用；小白菜洗净，切段。

②往锅内注油烧热，下油渣稍炒后，放入小白菜并加入盐、醋、老抽一起翻炒。

③加味精调味，起锅装盘即可。

吃强筋壮骨的食材 莲藕

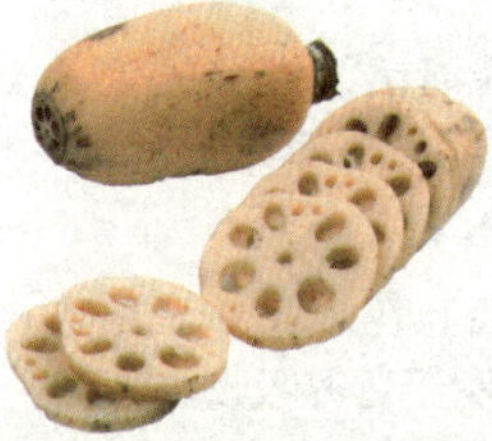

强筋壮骨原理： 熟藕性温，可补心生血、滋养强身、健脾胃。产妇身体耗损较大，虽不必过于忌生藕，但滋补强身还是以熟藕为佳。

食用注意： 产妇不宜过早食用莲藕，一般产后1~2周后再吃莲藕，可以散瘀，还可以强身健体。

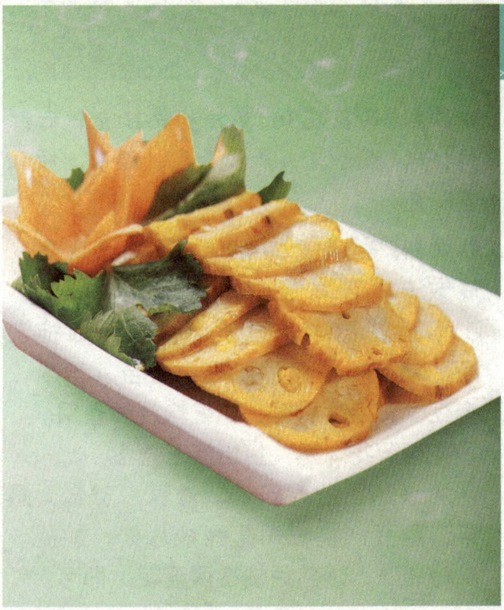

藕断丝连

原料： 莲藕250克，糯米20克

调料： 白糖10克，香油、桂花糖汁各5毫升

做法：

①莲藕洗净，去皮，从中间切开；糯米洗净。

②将糯米塞入莲藕孔中，封好口，放入水中泡10小时。

③放入高压锅炖25分钟，取出冷却后，切成薄片，装盘，加桂花糖汁、白糖、香油拌匀即可。

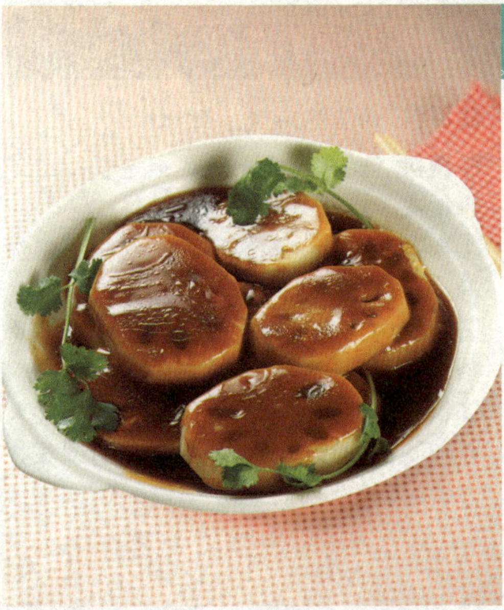

咸蛋酿莲藕

原料： 咸蛋3个，莲藕300克

调料： 盐2克，冰糖少许，白糖2克，酱油3毫升，水淀粉2毫升

做法：

①莲藕削去皮，洗净；咸蛋取出蛋黄塞进莲藕孔中。

②往锅中加清水、冰糖，调入盐，放入莲藕煲至熟，取出。

③将莲藕切片，摆盘；用酱油、盐、水淀粉、白糖勾成芡汁，淋上即可。

吃强筋壮骨的食材 西蓝花

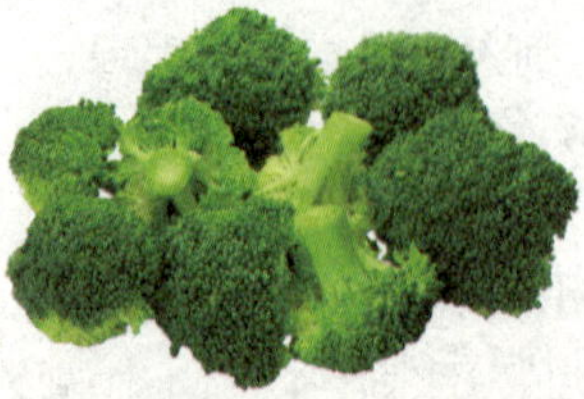

强筋壮骨原理：西蓝花有补肾填精、健脑壮骨、补脾和胃的功效。产妇食用西蓝花可以补充较为全面的营养，有利于恢复身体元气，强筋壮骨。

食用注意：尿路结石者忌食西蓝花。此外，在吃西蓝花的时候注意多嚼几次，更有利于营养吸收。

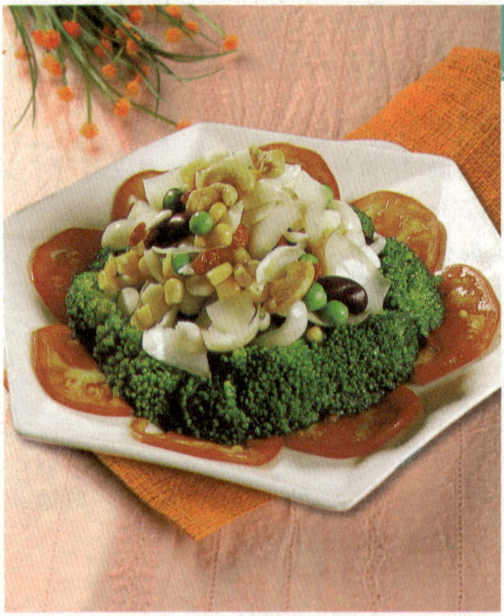

百合西蓝花

原料：西蓝花300克，枸杞10克，西红柿1个，百合、玉米、青豆、腰果、腰豆各50克

调料：盐3克，鸡精2克，食用油适量

做法：

①西蓝花洗净，掰成小朵；西红柿洗净，切片摆在盘的四周；百合、玉米、青豆、腰果、腰豆、枸杞均洗净备用。

②将西蓝花焯熟，捞出沥干摆盘。

③油烧热，放入玉米、青豆、百合、腰果、腰豆、枸杞一起翻炒片刻，加盐、鸡精调味，炒熟后浇在西蓝花上即可。

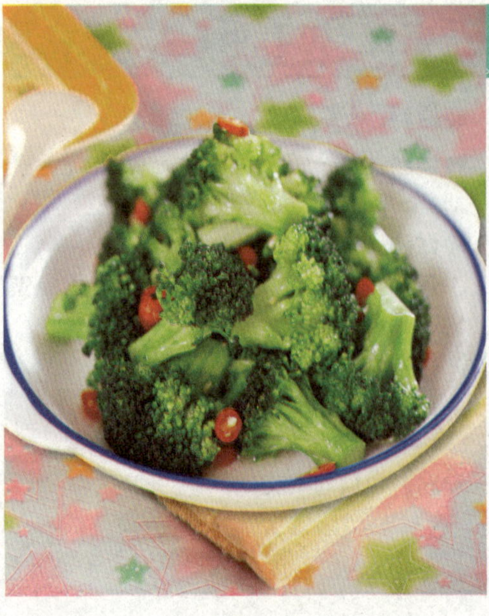

红椒炒西蓝花

原料：西蓝花300克，红椒10克

调料：盐3克，鸡精2克，醋适量

做法：

①西蓝花洗净，掰成小朵；红椒去蒂洗净，切圈。

②往锅内注水烧开，放入西蓝花焯烫片刻，捞出沥干备用。

③锅内下油烧热，放入红椒爆香后放入西蓝花一起炒，加盐、鸡精、醋调味，炒熟后装盘即可。

吃强筋壮骨的食材

猪骨

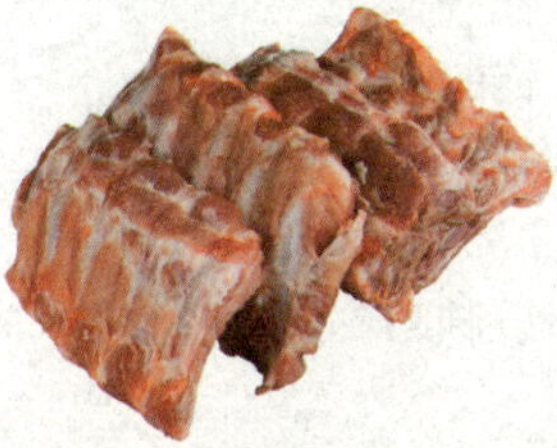

强筋壮骨原理： 猪骨含大量骨胶原、骨黏蛋白等营养成分。产妇食用猪骨能及时补充身体所需的骨胶原等物质，增强骨髓造血功能，利于骨骼的恢复与生长。

食用注意： 感冒发热期间忌食猪骨，急性肠炎者也要忌食。

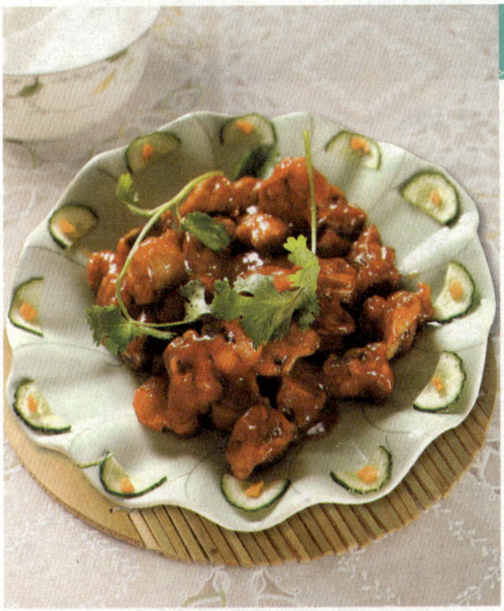

糖醋排骨

原料： 排骨块500克，芝士粉50克

调料： 红醋、白醋、白糖、淀粉各适量，番茄酱50克

做法：

①排骨块加芝士粉、淀粉拌匀，炸至金黄色后捞起。

②锅中留少许油，加入白糖、红醋、白醋、番茄酱炒至糖溶化后，再加入少许水，倒入排骨块翻炒几下，炖熟，用淀粉勾薄芡起锅装盘即可。

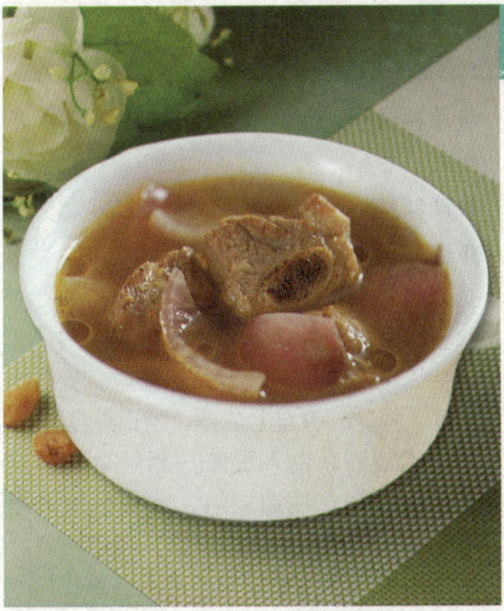

洋葱炖猪排

原料： 排骨750克，洋葱250克

调料： 姜片、白糖各5克，葱10克，盐、胡椒粉、味精各适量，酱油10克，植物油50克

做法：

①将洋葱洗净，切成块后和排骨放在一起，加酱油、胡椒粉、味精、姜片、盐腌渍15～30分钟。

②锅中放油烧热，入排骨煎至八成熟。

③换炒锅放油，放入洋葱爆香后，倒入排骨和腌渍排骨的汁，加水，用小火炖20分钟后，放白糖煮入味后出锅。

吃强筋壮骨的食材 鸭蛋

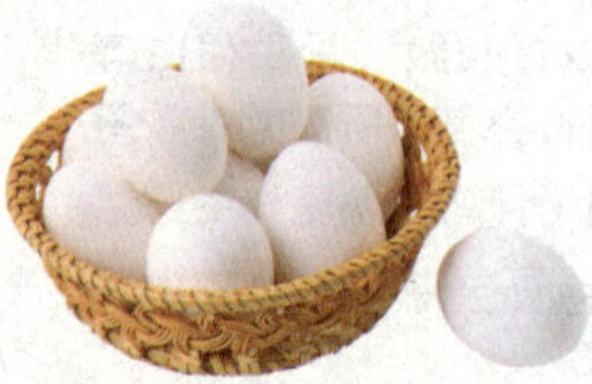

强筋壮骨原理： 鸭蛋中铁、钙的含量极为丰富。产妇食用鸭蛋可以补充营养，养血，还可维持身体骨骼与牙齿的正常机能。

食用注意： 鸭蛋性偏凉，所以脾阳不足、寒湿下痢的人不宜食用。

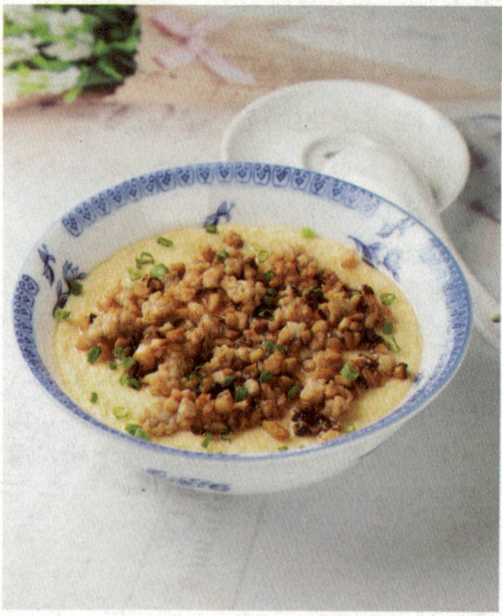

香菇肉末蒸鸭蛋

原料： 香菇45克，鸭蛋2个，肉末200克

调料： 盐3克，生抽4毫升，葱花少许，食用油适量

做法：

①香菇洗净切粒；取一个干净的碗，将鸭蛋打入碗中，加入盐、温水拌匀。

②起锅烧油，放入肉末，炒至变色，加入香菇粒，放入生抽、盐，炒匀调味。

③把蛋液放入烧开的蒸锅中，蒸至蛋液凝固，把香菇肉末放在蛋羹上。

④小火蒸2分钟至熟，取出，撒上葱花，浇上熟油即可。

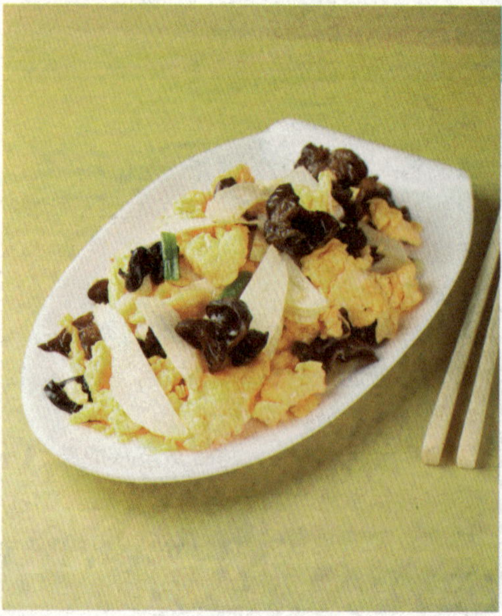

茭白木耳炒鸭蛋

原料： 茭白300克，鸭蛋2个，水发木耳40克

调料： 盐4克，水淀粉10毫升，葱段少许

做法：

①木耳洗净切小块；茭白洗净，切片；鸭蛋打入碗中，加盐、水淀粉，调匀。

②往锅中加水烧开，放入适量盐、茭白、木耳，拌匀，煮至七成熟，捞出装盘。

③起锅烧油，倒入蛋液，翻炒至熟后盛出；另起锅，注油烧热，放入葱段，爆香，倒入茭白、木耳、鸭蛋，翻炒均匀。

④加入盐、水淀粉炒匀，关火，盛出。

吃强筋壮骨的食材 紫菜

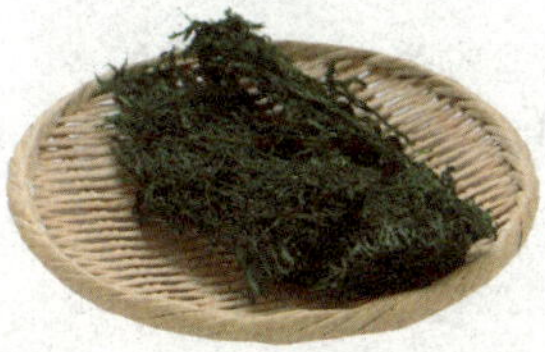

强筋壮骨原理： 紫菜富含胆碱、核黄素、钙、铁等多种矿物质。女性产后很容易体虚、缺钙，多食用紫菜可以补充损耗，维持骨骼、牙齿的正常机能。

食用注意： 若紫菜在凉水中浸泡后呈蓝紫色，说明其被有毒物质污染，不可食用。

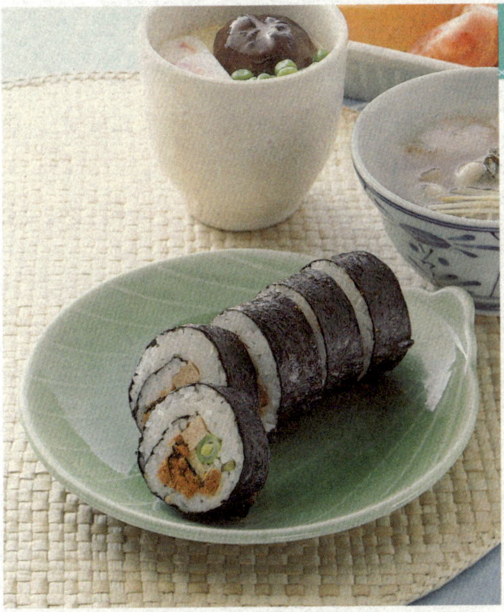

紫菜寿司

原料： 米饭60克，紫菜片1张，肉松15克，素火腿条30克，豌豆30克，嫩姜2个

调料： 白醋适量，白糖1克

做法：

①将米饭加入调味料拌匀。

②紫菜放在竹卷帘上，把米饭平铺在紫菜的2/3面，依序放入素火腿条、肉松、豌豆、嫩姜，卷起竹帘，待寿司固定后，取出切片，装盘即可。

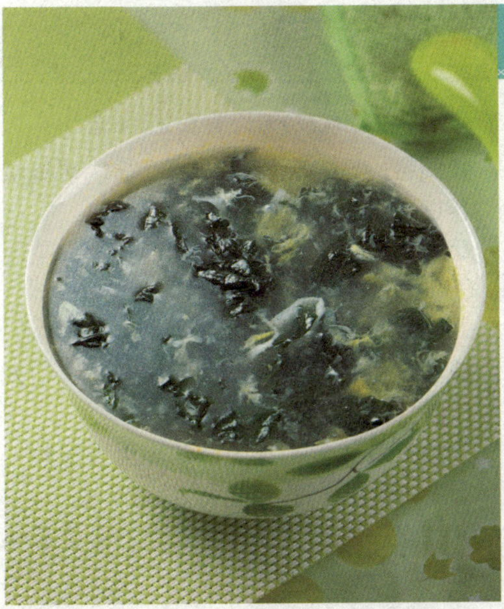

紫菜蛋花汤

原料： 紫菜20克，鸡蛋2个，鸡汤100毫升

调料： 盐、鸡精、胡椒粉、白糖、姜片各适量

做法：

①紫菜洗净泡发，捞出。

②将鸡汤倒入锅中，加入少许盐、白糖、姜片，待汤煮沸时放入紫菜。

③最后将鸡蛋打成蛋花，倒入锅中，搅散，加入鸡精、胡椒粉即可。

吃生发、乌发的食材

黄豆芽

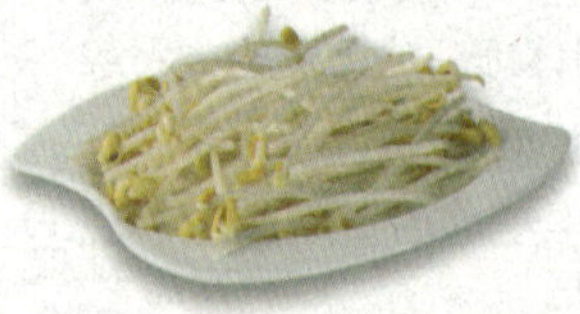

生发、乌发原理： 黄豆芽富含维生素C，能保护皮肤和毛细血管。女性常吃黄豆芽能营养毛发，使头发保持乌黑光亮，还能淡化面部的雀斑。

食用注意： 烹调黄豆芽时，不要加碱，可以加少量食醋，这样才能减少黄豆芽中维生素B_2的流失。

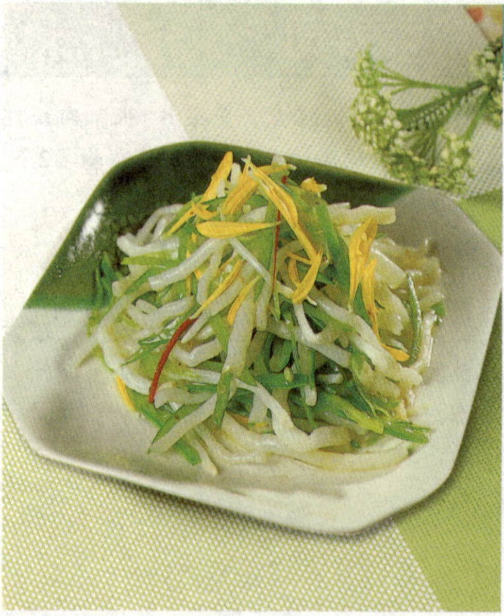

黄豆芽拌荷兰豆

原料： 黄豆芽100克，荷兰豆80克，菊花瓣10克

调料： 红椒、盐各3克，味精1克，生抽、香油各10克

做法：

①黄豆芽掐去头尾，洗净，入沸水焯一下，沥干水分，装盘；荷兰豆洗净，放入开水中烫熟，切丝，装盘；菊花瓣洗净，入开水焯一下；红椒洗净，切丝。

②将盐、味精、生抽、香油调匀，淋在黄豆芽、荷兰豆上拌匀，撒上菊花瓣、红椒丝即可。

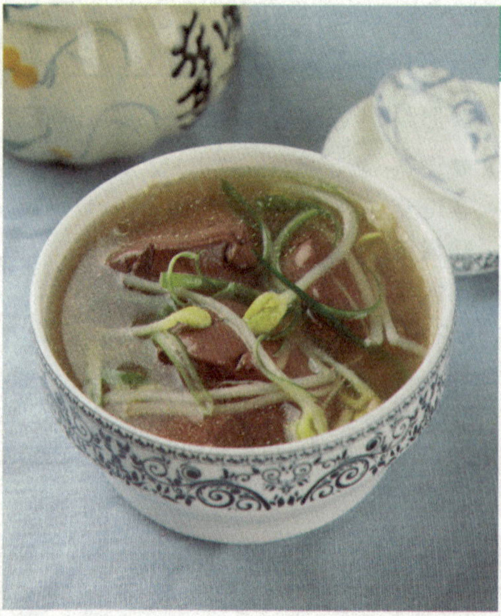

黄豆芽猪血汤

原料： 猪血270克，黄豆芽100克

调料： 盐、鸡粉各2克，香油、胡椒粉各适量，姜丝、葱丝各少许

做法：

①将洗净的猪血切成小块，备用。

②锅中注入适量清水烧热，倒入猪血、姜丝，拌匀，用中小火煮10分钟，加入适量盐、鸡粉。

③放入黄豆芽，拌匀，用小火煮至熟，撒上胡椒粉，淋入香油，拌匀入味。

④关火，盛出黄豆芽猪血汤，撒上葱丝即可。

吃生发、乌发的食材 香椿

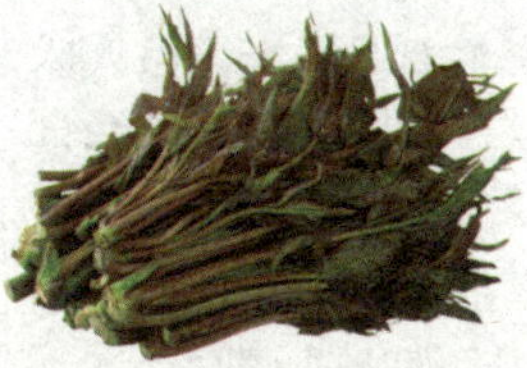

生发、乌发原理： 香椿有补虚壮阳、固精补肾、养发生发、消炎、止血止痛、行气理血、健胃等作用。产妇食用香椿可以增强机体功能，促进头发生长。

食用注意： 香椿属于发物，多食易诱使痼疾复发，故慢性疾病患者应少食或不食。

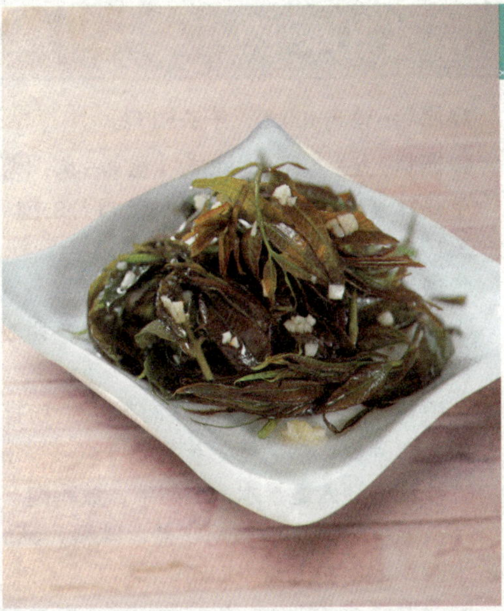

凉拌香椿

原料： 香椿250克，大蒜15克

调料： 香油10克，盐5克

做法：

①摘取香椿鲜嫩的部分洗净，入沸水稍焯后，捞出沥水；大蒜去皮，剁成蒜蓉。

②往蒜蓉内加香油、盐拌匀，做成味汁。

③将味汁淋入香椿内，拌匀即可。

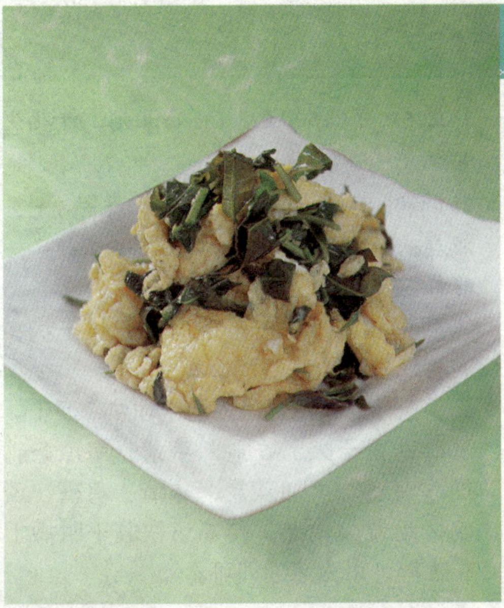

香椿炒蛋

原料： 香椿200克，鸡蛋3个

调料： 盐5克，味精3克，食用油适量

做法：

①香椿洗净，切成小段。

②鸡蛋打散，搅匀。

③锅中加油烧热，下入鸡蛋炒熟后，再下入香椿稍炒，加盐、味精，炒匀即可。

吃生发、乌发的食材 芋头

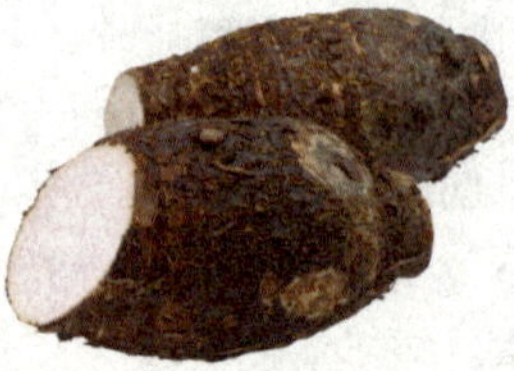

生发、乌发原理： 芋头为碱性食品，能调整人体的酸碱平衡，美容养颜，乌黑头发。所以，产妇适当食用芋头，可提高体能，并帮助恢复美丽。

食用注意： 芋头中含有较多的淀粉，一次不宜吃得过多，否则会导致腹胀。且芋头不宜与香蕉同食。

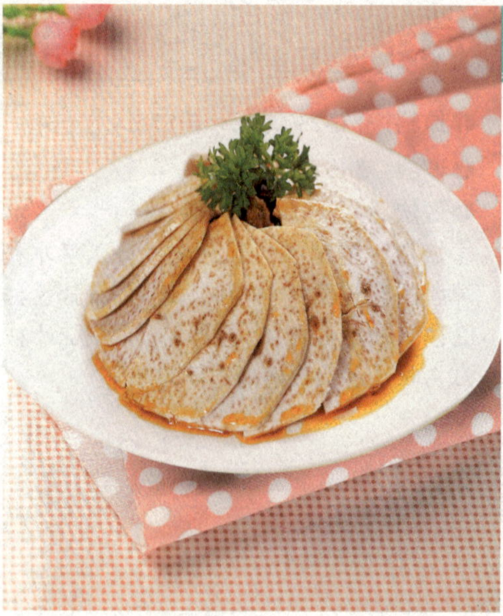

芋头扣鸭肉

原料： 鸭肉400克，芋头500克

调料： 盐5克，味精3克，生粉5克，老干妈辣酱8克，胡椒粉8克，蒸肉粉8克，葱10克，姜10克

做法：

①鸭肉洗净剁块；芋头去皮，洗净，切成薄片，摆入碗底备用。

②鸭肉加老干妈辣酱、蒸肉粉、生粉拌匀腌渍片刻，然后倒入芋头碗中。

③往锅内注入适量水，上蒸架，放鸭肉、芋头入锅，撒上胡椒粉、盐、味精，蒸1小时，取出扣入盘中即可。

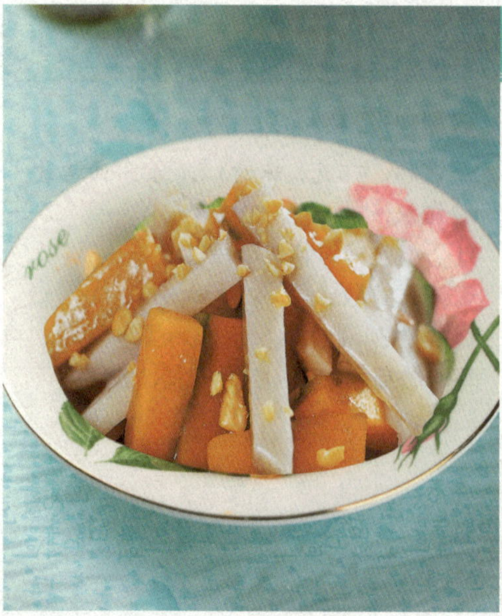

芋头南瓜煲

原料： 芋头600克，南瓜500克，炸花生仁50克

调料： 葱油少许，盐10克，味精5克，鸡精5克，淡奶100克，鸡汤2000毫升

做法：

①芋头和南瓜去皮，洗净，切长条状；花生仁去衣拍碎备用。

②芋条蒸熟；南瓜条入油锅炸熟，沥干。

③砂锅置于火上，放入芋条、南瓜条，加入鸡汤，再加入盐、味精、鸡精、淡奶，用慢火煲熟，待鸡汤快收干时撒上花生碎，淋入葱油即可。

吃生发、乌发的食材 黑木耳

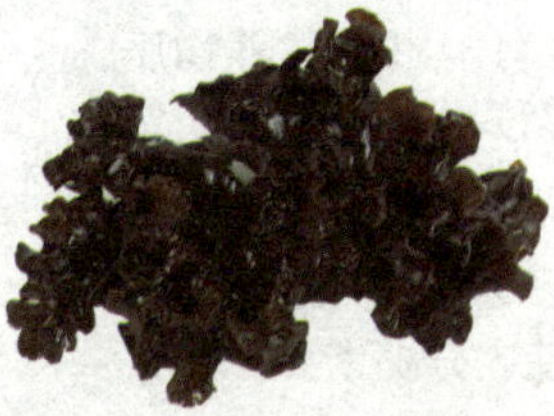

生发、乌发原理：黑木耳营养丰富，可益气强身，活血养血。产后新妈妈可以适当多吃黑木耳，可恢复身体元气，改善头发脱落的情况，提升发质。

食用注意：鲜木耳含有毒素，不可食用。鲜木耳加工干制后，其所含毒素才会消失。

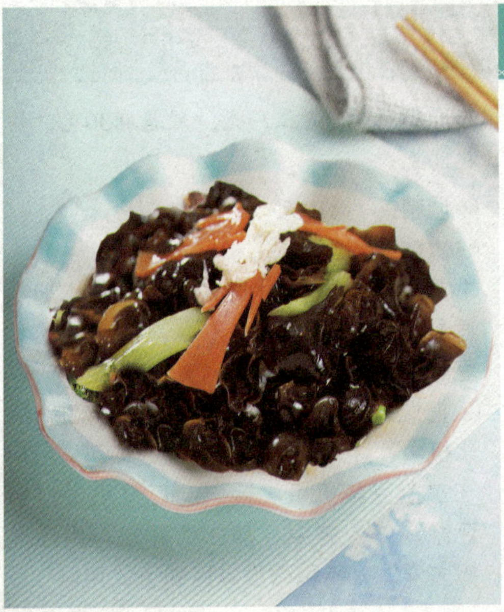

芙蓉云耳

原料：水发黑木耳250克，黄瓜片、胡萝卜片各适量，鸡蛋4个

调料：盐、味精、食用油各适量

做法：

①鸡蛋取蛋清打散，用油滑散。

②黑木耳洗净，焯水备用。

③锅留底油，下入黑木耳、黄瓜片、胡萝卜片、鸡蛋清，加入盐、味精，炒匀即可。

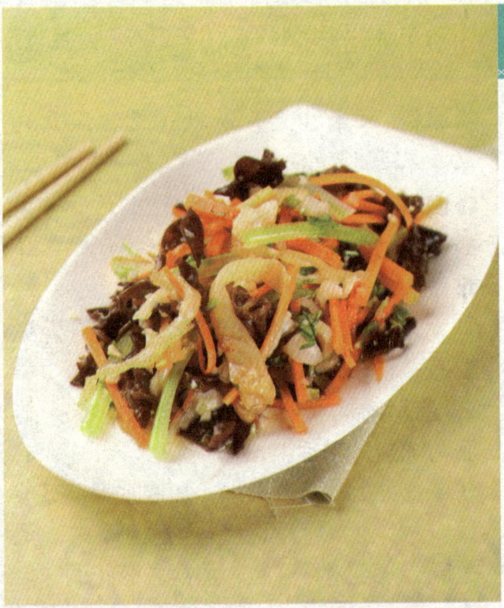

黑木耳拌海蜇丝

原料：水发黑木耳40克，水发海蜇120克，胡萝卜80克，西芹80克，香菜20克

调料：盐1克，蒜末少许，白糖4克，陈醋6毫升

做法：

①胡萝卜洗净，去皮，切丝；黑木耳洗净，切小块；西芹洗净，切丝；香菜洗净，切成末；海蜇洗净，切丝，焯烫。

②将胡萝卜、黑木耳淋入食用油略焯；将西芹焯水；捞出上述焯烫食材，沥干装碗，放入蒜末、香菜、白糖、盐、陈醋，拌匀，盛出装盘即可。

吃生发、乌发的食材 黑芝麻

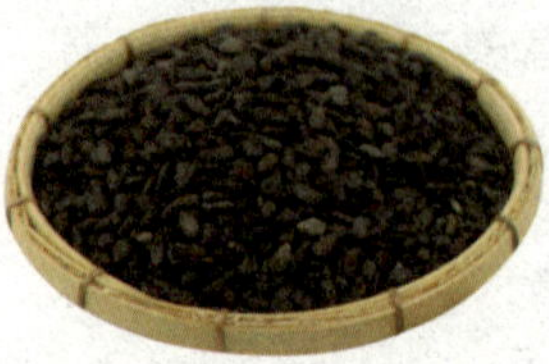

生发、乌发原理： 黑芝麻含有丰富的营养物质，可养肝益肾、补血养颜，有助于新妈妈恢复身体机能，促进头发生长，并使头发乌黑亮丽。

食用注意： 黑芝麻不宜过多食用，以每天小半匙，不超过一瓷勺为宜，否则会使内分泌紊乱。

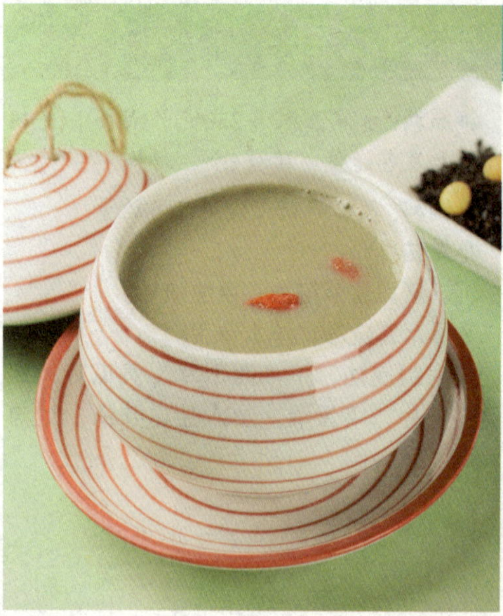

枸杞黑芝麻豆浆

原料： 水发黄豆75克，黑芝麻30克，枸杞20克

调料： 白糖10克

做法：

①黄豆提前浸泡8小时，倒入碗中，加入适量清水，用手搓洗干净，将洗好的黄豆倒入滤网，沥干水分。

②把洗好的黄豆、枸杞、黑芝麻倒入豆浆机中，注入清水，至水位线即可。

③盖上豆浆机机头，启动豆浆机，打出豆浆，滤入碗中，加白糖拌匀，用汤匙撇去浮沫，待稍微放凉后即可饮用。

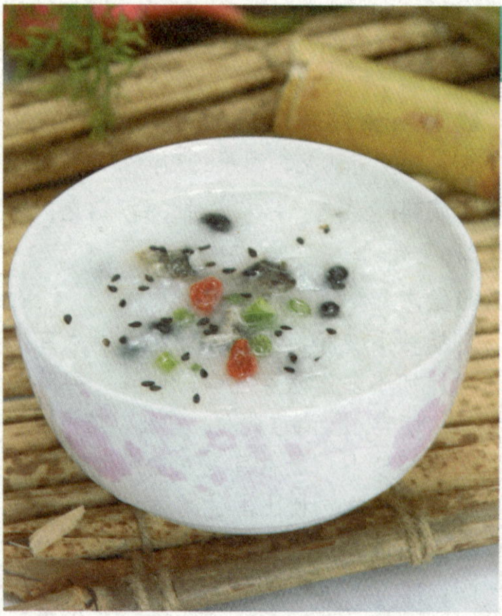

泥鳅黑芝麻粥

原料： 大米80克，泥鳅50克，黑豆30克，黑芝麻5克

调料： 盐、料酒、葱花、姜末、食用油、枸杞各适量

做法：

①大米、黑豆洗净，用清水浸泡；泥鳅洗净，切小段。

②油锅烧热，放入泥鳅段翻炒，烹入料酒，加盐炒熟后盛出。

③锅置火上，放入大米，加清水煮至五成熟；放入泥鳅、黑豆、枸杞、姜末、黑芝麻，煮至米粒开花，加盐、葱花调味。

Part 3

产后恢复这样吃，苗条又美丽

女性在分娩完毕之后，常常因为身体过于虚弱而需要一定的恢复和保养，这种恢复和保养被称为产后恢复。

本章将详细介绍产后身材的恢复、产后妊娠纹的消除、产后祛斑、产后抗衰老的相关知识，帮助新手妈妈在产后迅速找回女性美。

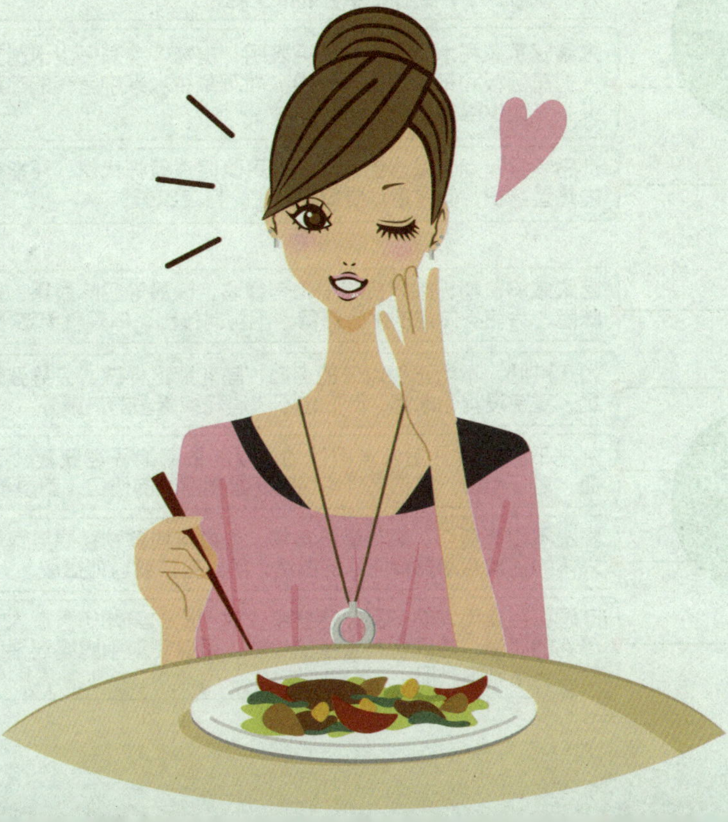

产后瘦身应该这样吃

产后肥胖的根本原因

- 由饮食过量引起：产后肥胖往往是孕期肥胖的延续。同孕期一样，妈妈们奉行为了孩子的原则，使劲吃饭，过度进餐，改变正常的营养比例，如脂肪大量增加等，引起新生婴儿脂肪泻。
- 胎盘激素：这是胎盘所分泌的激素，它可以刺激母体燃烧脂肪，增加新陈代谢。然而一旦生产过后，胎盘剥落，胎盘激素便会迅速下降消失，致使母体变成低新陈代谢状态，从而造成肥胖。
- 内分泌改变：妊娠过程引起下丘脑、性腺功能暂时紊乱，脂肪代谢失去平衡。例如，动情素的增加，女性的脂肪也随之增加。
- 水肿：这是因为怀孕期间，尤其是在怀孕后期，受日益膨大的子宫压迫，使身体循环系统中静脉回流受阻，形成不同程度的妊娠水肿；生产和产后大量的血液回到循环系统，造成身体肿胀。

产后瘦身的原则

- 平时的饮食要有规律，不能暴饮暴食，要按时吃饭；尤其要吃早餐，中午和晚上不要吃太饱，尤其是晚上一定不能吃太多，七八分饱就可以了。
- 吃饭的速度不能太快，吃东西的时候应细嚼慢咽，控制饮食量，七八分饱就可以了，这样吃不容易产生肥胖。
- 大量吃蔬菜和水果。科学研究表明，食物中含有多少卡路里直接影响人们每顿饭和每天能量摄取量。而蔬菜和水果中含有的热量明显比肉类、米饭少得多。
- 产后积极运动，适当的运动不仅可以促进新陈代谢，还能有效避免体内热量蓄积。但是运动要循序渐进，持之以恒。

产后瘦身的误区

- 吃太咸的食物，或是食物中含有酱油、辣酱等口味很重、很刺激的调味品，会使身体内的水分滞留，不容易排出，体重就无法下降。
- 为了减肥，不吃正餐以外的点心，哺乳期这样做，会导致奶水分泌不足，宝宝没有奶水吃，产妇也不能消耗掉更多的热量。
- 刚生下宝宝就开始做减肥运动，可能会影响子宫康复，甚至导致出血。对于伤口，不论是外阴切口还是剖宫产的伤口，都是不利的。
- 坚决不碰高脂肪、高热量的食物。虽然这些食物容易导致肥胖，但是人体的正常活动需要能量的供给，所以应该适当地摄取。
- 产后盲目食用减肥产品。这样不仅对自己的身体伤害很大，也会影响母乳的质量，进而伤害宝宝的身体。所以，新手妈妈还是等到断乳之后再食用减肥产品。

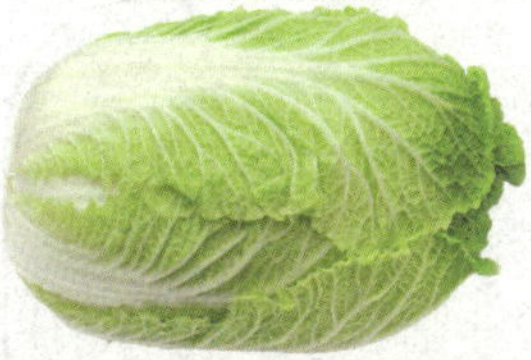

大白菜

大白菜含有丰富的粗纤维，能促进肠壁蠕动，稀释肠道毒素，不仅有利于食物的消化，还可以起到减缓脂肪堆积的作用，从而达到瘦身的目的。

虾米炒白菜

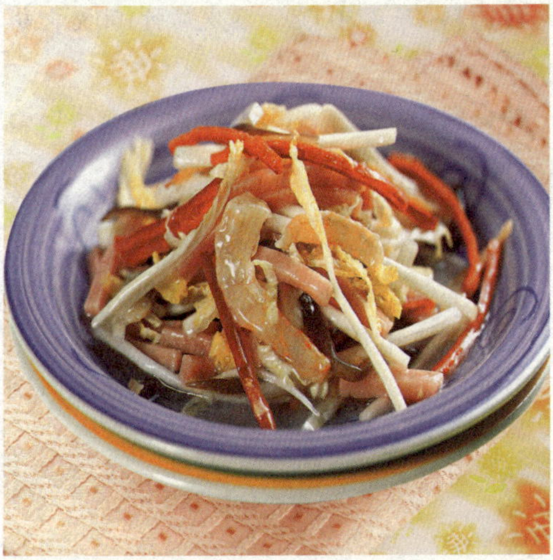

原料: 大白菜500克，火腿25克，辣椒1个，泡发木耳15克，虾米25克

调料: 盐5克，香菜10克，食用油适量

做法:

①大白菜、火腿、辣椒、泡发木耳均洗净，切丝；香菜洗净，切末；虾米泡发。

②热锅注油，将火腿炒香盛出，爆香虾米，倒入白菜丝及木耳丝炒熟。

③加盐、火腿、香菜末、辣椒丝略炒，关火盛出即可。

醋熘白菜片

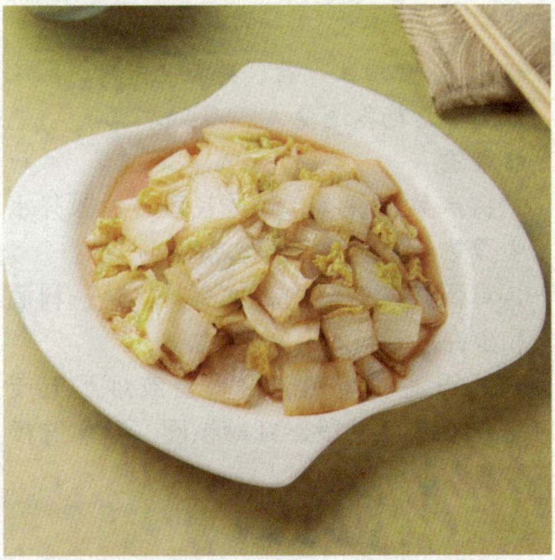

原料: 白菜150克

调料: 盐3克，白糖3克，陈醋8毫升，水淀粉、食用油各适量，蒜末、葱段各少许

做法:

①将洗净的白菜切成小块。

②往锅中注水烧开，加盐、白菜搅匀，煮至食材断生后捞出。

③起锅烧油，放蒜末、葱段爆香，倒入焯过水的白菜，炒至食材八成熟，加盐、白糖、陈醋调味，倒入水淀粉勾芡，炒至食材入味即可。

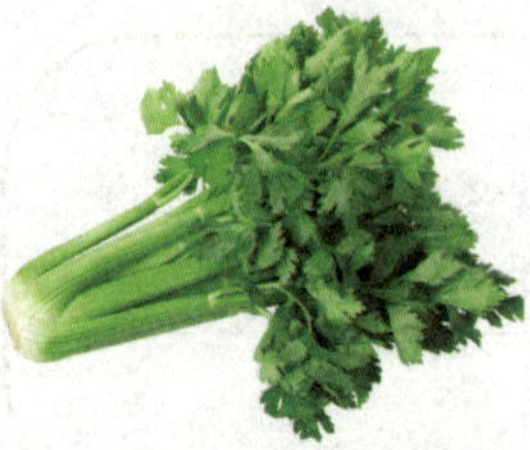

芹菜

芹菜含有丰富的粗纤维，可以促进体内的垃圾排出，改善减肥者经常遇到的便秘问题，且其所含的芦丁能降低血清胆固醇，有一定的减肥效果。

腐竹拌芹菜

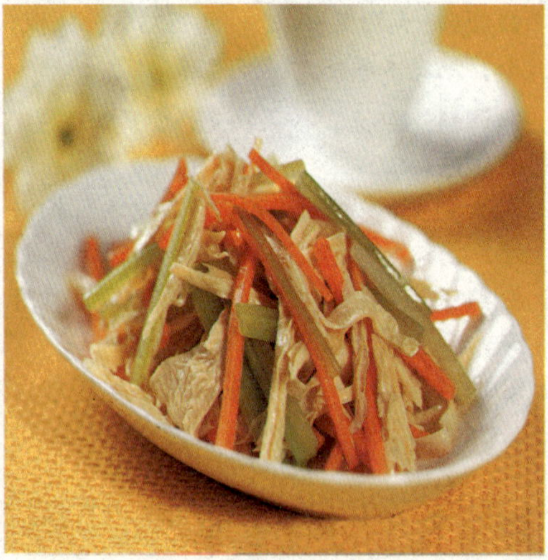

原料： 芹菜300克，水发腐竹100克，胡萝卜30克

调料： 盐3克，酱油10毫升，香油15毫升，醋8毫升，味精少许

做法：

①水发腐竹洗净，切成丝，装碗。

②芹菜、胡萝卜洗净，均切丝，焯水捞出，用凉开水过凉后装碗。

③将香油、酱油、盐、醋、味精倒入碗里拌匀，浇在原料上即可。

鸡蛋炒芹菜

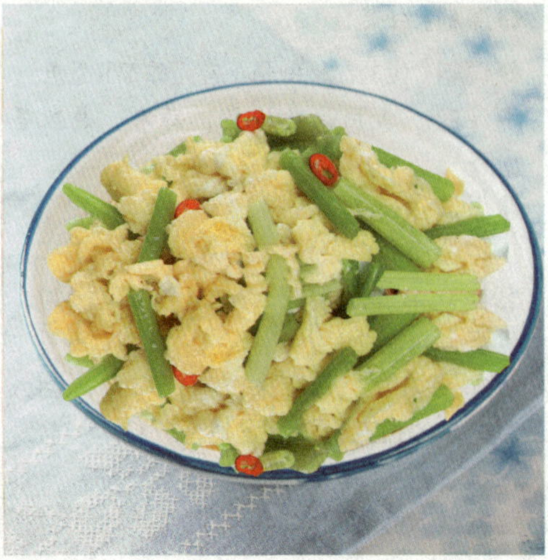

原料： 芹菜450克，鸡蛋2个

调料： 食用油、盐、料酒、味精、红辣椒圈、葱花各适量

做法：

①将芹菜择洗净，切成长段，放入开水中烫熟，捞出沥干，晾凉待用。

②鸡蛋磕入容器内，加葱花、盐、料酒和少许水调匀。

③炒锅注油烧热，倒入蛋液炒至五成熟，放入芹菜段、红辣椒圈、盐、味精炒熟即可。

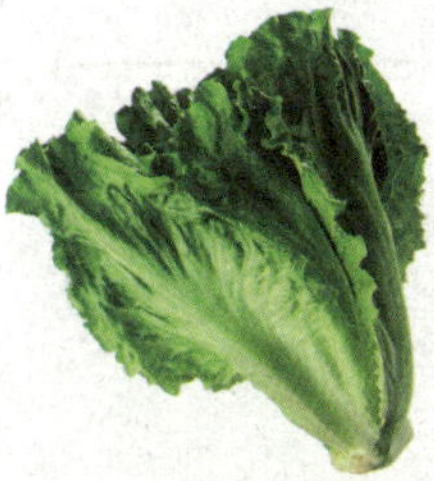

生菜

生菜的含水量很高，营养非常丰富，可以促进胃肠道的血液循环。对于脂肪、蛋白质等大分子物质，生菜能够起到帮助消化的作用，其最突出的特点就是低脂、低热量，有很好的减肥效果。

蒜蓉生菜

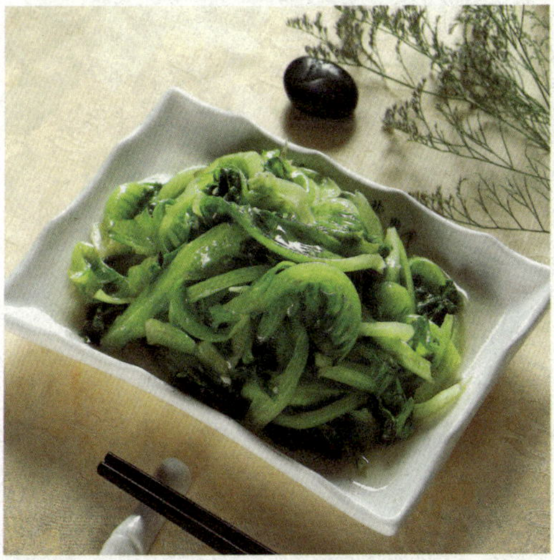

原料： 蒜蓉10克，生菜500克

调料： 盐3克，白糖3克，胡椒粉3克，鸡精3克，淀粉、食用油各适量，香油少许

做法：

①生菜洗净；炒锅洗净，锅内下适量食用油，猛火烧热，下入蒜蓉炒香后，下入生菜。

②加盐、白糖、胡椒粉、鸡精调味，以淀粉勾芡，淋入少许香油，盛出装在盘中即可。

炝炒生菜

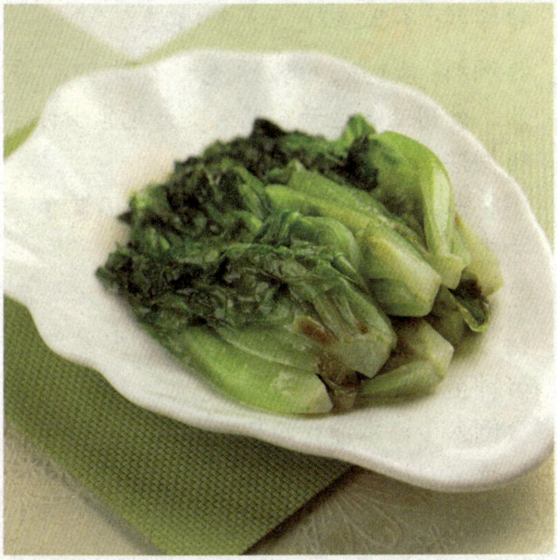

原料： 生菜300克

调料： 盐2克，鸡精2克，食用油适量

做法：

①将洗净的生菜撕成瓣，装入盘中。

②往锅中注入适量食用油，烧热，放入撕好的生菜快速翻炒至熟软。

③加入适量盐、鸡精炒匀调味，盛出，装入盘中即可。

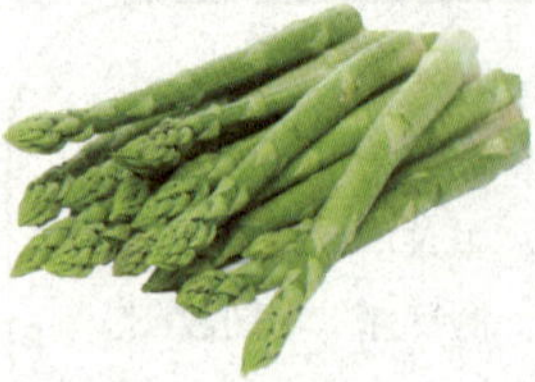

芦笋

芦笋是低糖、低脂肪、高纤维素、高维生素的食物，有鲜美芳香的风味。芦笋的膳食纤维柔软可口，能增进食欲，帮助消化，有很好的减肥瘦身效果。

草菇烩芦笋

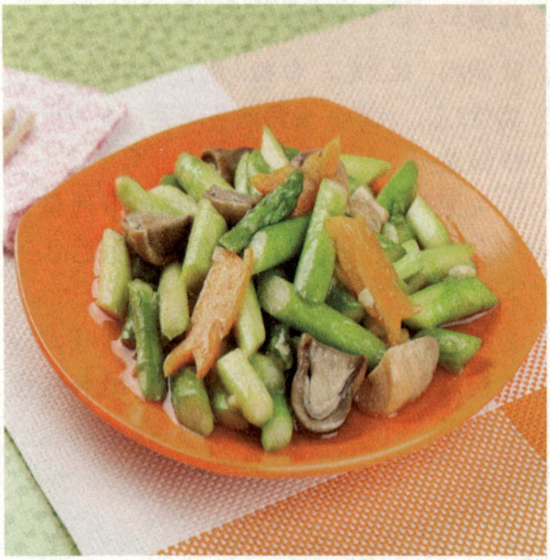

原料：芦笋300克，草菇100克

调料：料酒15毫升，白糖、味精、香油、盐、淀粉、鸡汤、葱末、姜末各适量

做法：

①将芦笋去老根和皮，洗净；草菇泡软，洗净。

②将草菇、芦笋用开水焯一下，捞出。

③用葱末、姜末炝锅，烹料酒，加鸡汤、盐、白糖、味精，把草菇、芦笋放入锅内煮熟，用淀粉勾芡，淋上香油，出锅即可。

芦笋煨冬瓜

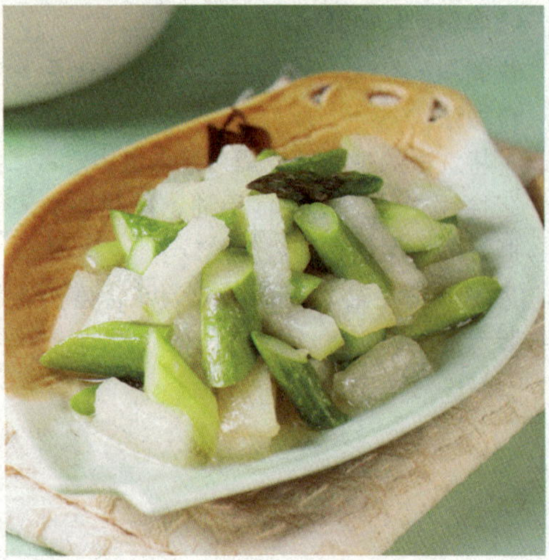

原料：冬瓜230克，芦笋130克

调料：盐1克，鸡粉1克，水淀粉、香油、食用油各适量，蒜末、葱花各少许

做法：

①将芦笋洗净，切段，焯水；冬瓜洗净，去皮、瓤，切块，焯水。

②起锅烧油，爆香蒜末，倒入焯水的原料炒匀，加盐、鸡粉、水，大火煮约半分钟至食材熟软。

③倒入少许水淀粉勾芡，淋入少许香油，拌炒至食材入味即可。

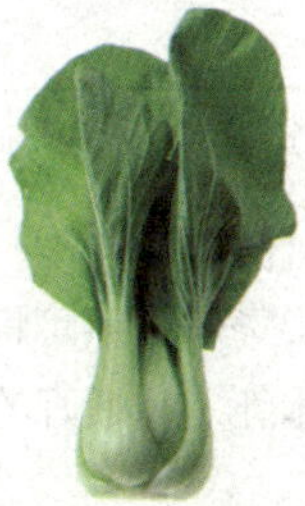

油菜

油菜中含有大量的植物纤维素，能促进肠道蠕动，增加粪便的体积，缩短粪便在肠腔停留的时间，从而可治疗多种便秘，预防肠道肿瘤的同时也有很好的瘦身效果。

双冬扒油菜

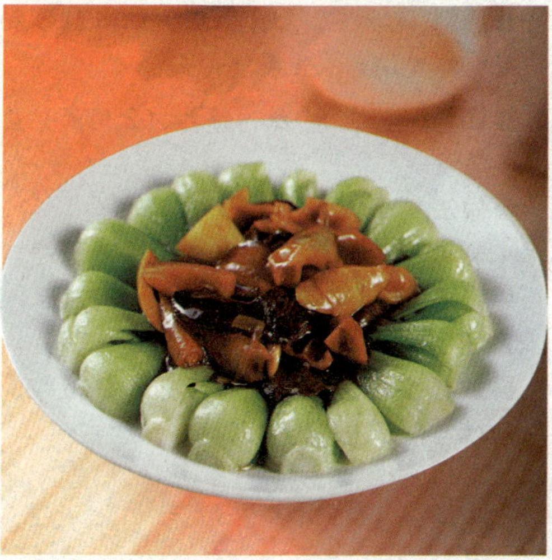

原料: 油菜500克，冬菇、冬笋各50克

调料: 盐4克，蚝油10毫升，老抽5毫升，糖10克，淀粉、香油各少许

做法:

①将油菜洗净，焯水后放入油锅中翻炒，加入适量盐炒熟。

②将冬菇、冬笋放入锅内煸炒，加蚝油、水、老抽、盐、糖，焖约5分钟。

③用淀粉勾芡，淋入香油，盛出放在摆有油菜的盘中间即可。

腊八豆炒油菜

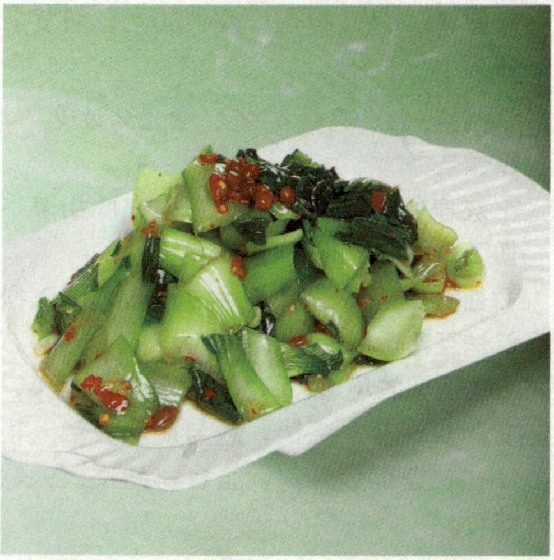

原料: 腊八豆50克，油菜400克

调料: 盐3克，辣椒油适量

做法:

①将油菜洗净，切段。

②往锅中注入适量清水烧热，放入油菜焯烫片刻，捞起。

③另起锅，烧热辣椒油，放入油菜、腊八豆，加入盐，炒熟即可。

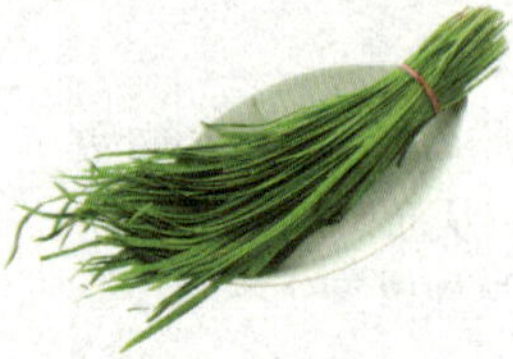

韭菜

韭菜有温中、健胃的功效，其所含的粗纤维可促进肠蠕动，帮助人体消化。韭菜不但可预防习惯性便秘和肠癌，还可将消化道中的某些杂物包裹起来，随大便排出体外，有很好的排毒效果。

彩椒酿韭菜

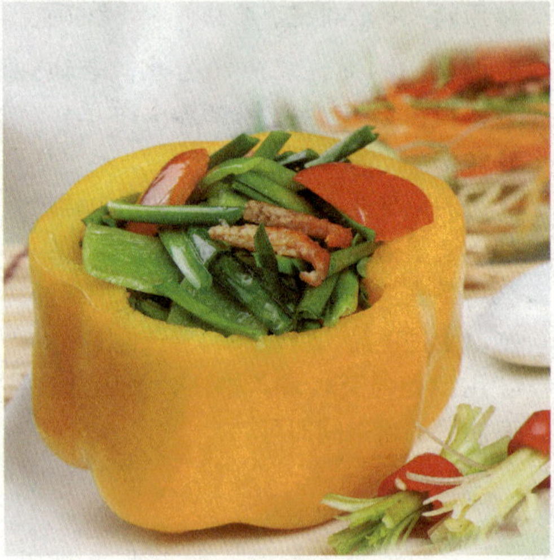

原料： 彩椒1个，青椒粒、红椒粒各20克，虾皮10克，韭菜段50克

调料： 葱丝、姜丝、蒜片、食用油、盐各适量

做法：

①彩椒从蒂部挖开，去蒂和籽，洗净，用锡纸包住，入微波炉烤至表面有焦痕。

②油锅烧热，爆香葱丝、姜丝、蒜片，再放韭菜段、虾皮、青椒粒、红椒粒、盐炒匀，装入彩椒内即可。

松仁炒韭菜

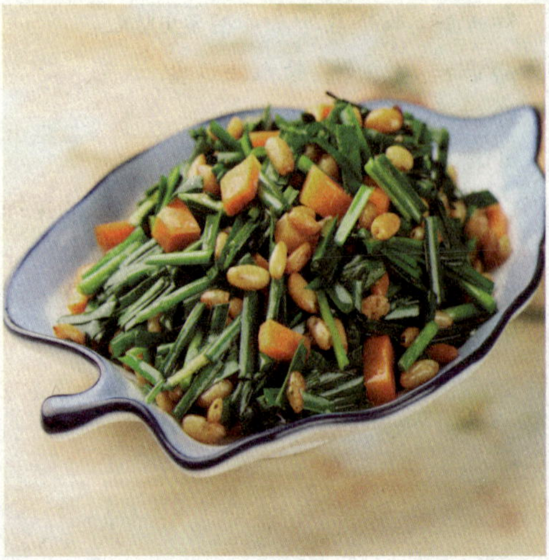

原料： 韭菜120克，松仁80克，胡萝卜45克

调料： 盐、鸡精各2克，食用油适量

做法：

①洗净的韭菜切段；洗好去皮的胡萝卜切丁，焯水至断生后捞出。

②往锅中注入适量食用油烧热，倒入松仁炸至熟透后捞出。

③锅底留油烧热，倒入胡萝卜丁、韭菜，加入少许盐、鸡精，炒匀调味，倒入松仁，快速翻炒片刻，至食材熟透、入味即可。

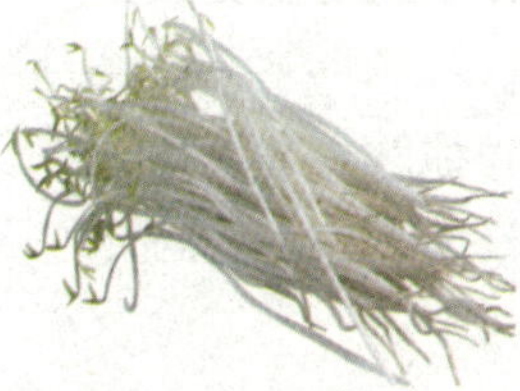

绿豆芽

绿豆芽中含有蛋白质、脂肪、碳水化合物、多种维生素、纤维素、胡萝卜素、尼克酸、磷、锌等矿物质，能够促进新陈代谢。绿豆芽被认为是最适合肥胖人士食用的蔬菜之一。

韭菜炒绿豆芽

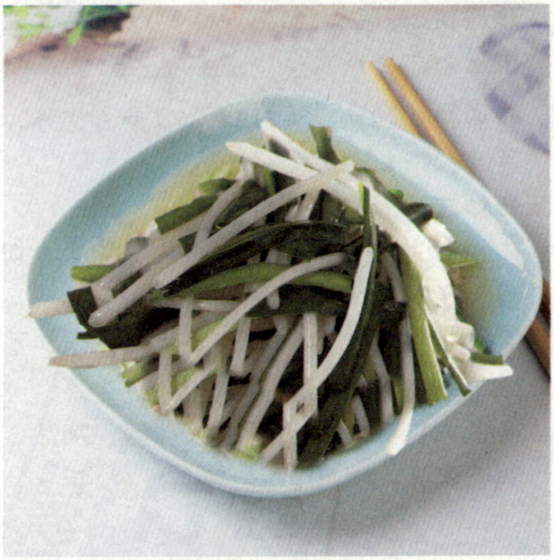

原料：韭菜100克，绿豆芽250克

调料：盐、味精各适量，葱、生姜各少许，香油、食用油各适量

做法：

①绿豆芽洗净，沥干水分；韭菜择洗净，切段；葱、生姜洗净，切丝。

②往锅中加油烧热后下入葱丝、姜丝爆香，再放入绿豆芽煸炒几下。

③下入韭菜段翻炒均匀，加盐、味精、香油调味即可。

彩椒炒绿豆芽

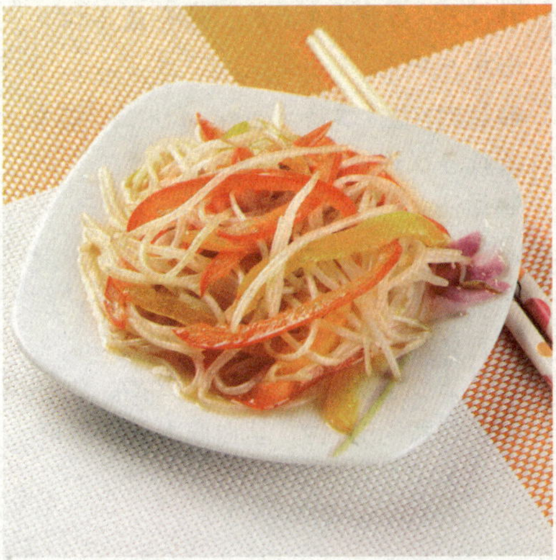

原料：彩椒70克，绿豆芽65克

调料：盐、鸡粉各少许，水淀粉2毫升，食用油适量

做法：

①把洗净的彩椒切成丝，备用。

②锅中倒油，下入彩椒丝、洗净的绿豆芽炒熟，加盐、鸡粉调味，倒入水淀粉勾芡，炒入味。

③将炒好的菜盛出即可。

白萝卜

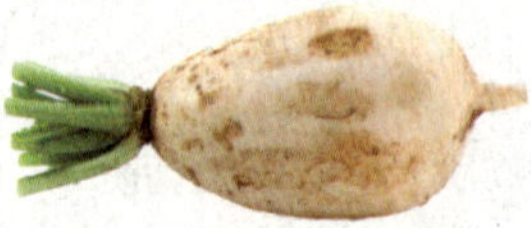

白萝卜含芥子油、淀粉酶和粗纤维，可以促进肠胃的蠕动，缓解便秘，从而起到排毒瘦身的功效，还能改善皮肤粗糙、粉刺等情况。

榨菜炒白萝卜丝

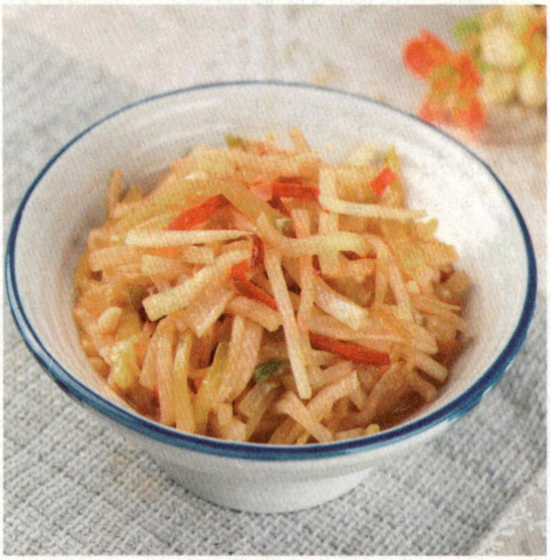

原料：榨菜头120克，白萝卜200克，红椒丝40克

调料：盐2克，鸡粉2克，豆瓣酱少许，姜片、蒜末、葱段各少许

做法：

①白萝卜洗净，切丝；榨菜头洗净，切丝，备用。

②锅中注油烧热，放入姜片、蒜末、葱段、红椒丝、豆瓣酱爆香。

③倒入榨菜丝、白萝卜丝炒匀，加盐、鸡粉调味，炒熟即可。

红烧白萝卜

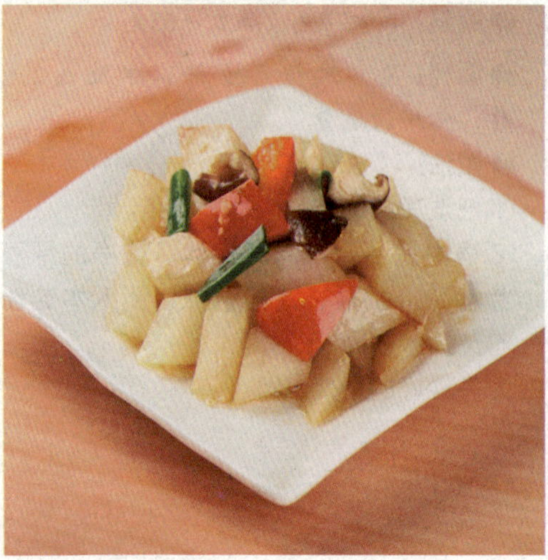

原料：白萝卜350克，鲜香菇片35克，彩椒片40克

调料：盐、鸡精、生抽、食用油、蒜末、葱段各少许

做法：

①白萝卜去皮，洗净，切丁。

②热锅下油，放蒜末、葱段爆香，倒入鲜香菇片、白萝卜丁、彩椒片炒匀。

③注入适量清水，加盐、鸡精、生抽调味，焖煮约5分钟，至白萝卜熟软即可。

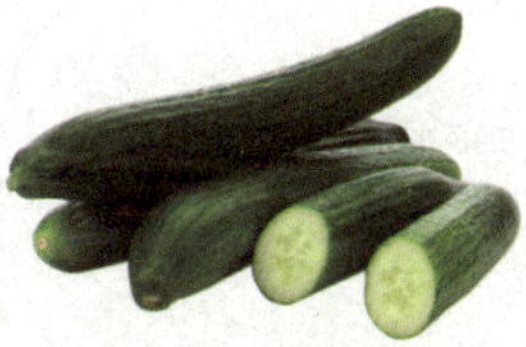

黄瓜

黄瓜具有除湿、利尿、降脂、镇痛、促消化的功效。尤其是黄瓜中所含的纤维素能促进肠内腐败食物排泄，而所含的丙醇、乙醇和丙醇二酸还能抑制糖类物质转化为脂肪，对肥胖人士和高血压、高血脂患者有利。

脆香黄瓜条

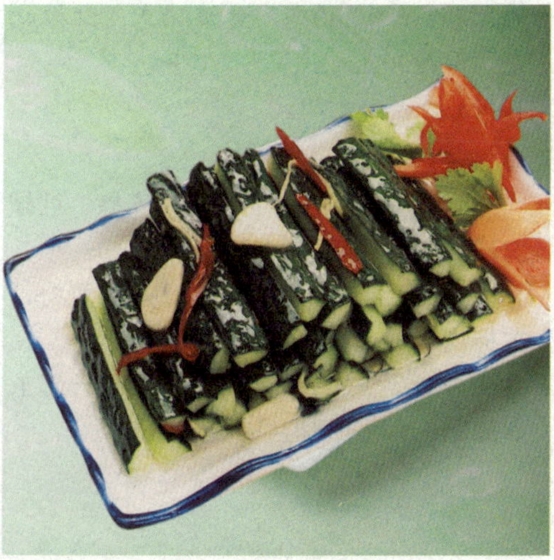

原料：黄瓜500克

调料：姜、干辣椒各10克，蒜20克，白醋50毫升，糖50克，盐5克，香油10毫升，食用油适量

做法：

①把洗净的黄瓜切长条。

②蒜去皮切片；姜洗净，去皮，切丝；干辣椒洗净，切丝。

③往锅内加油烧热，把蒜片、姜丝和干辣椒丝放油锅中爆香，再与其他调味料一起拌匀，浇淋在黄瓜条上即可。

松子墨鱼酱黄瓜

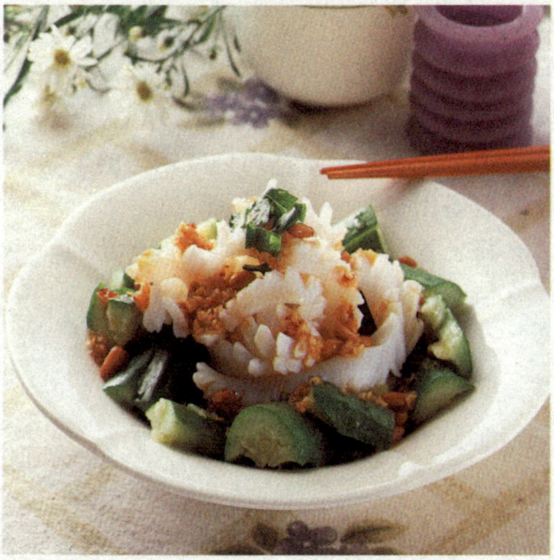

原料：墨鱼1条，小黄瓜3根，松子10克

调料：蒜味酱料、盐、白糖各适量，香菜少许

做法：

①墨鱼洗净，去皮，切花，用开水焯烫熟。

②松子用白糖水泡一下滤干，用油炸至变色即捞出。

③小黄瓜、香菜洗净。

④将小黄瓜切小段装在盘中，把墨鱼、松子、香菜摆盘，加盐、蒜味酱料调味即可。

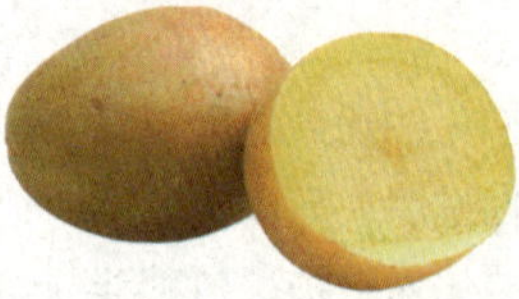

土豆

土豆水分多、脂肪少，单位体积的热量相当低，是非常理想的减肥食品。且土豆中含有丰富的膳食纤维，有助于促进肠道蠕动，疏通肠道，排出毒素。

青椒土豆丝

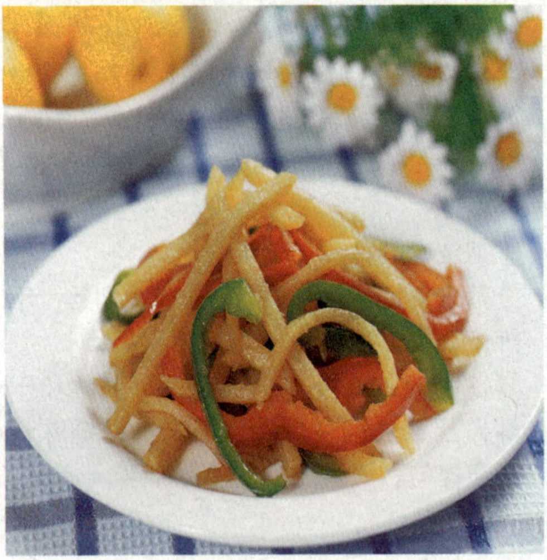

原料：土豆200克，青椒40克，红椒40克，面粉20克

调料：盐适量

做法：

①将土豆去皮，洗净，切丝；青椒、红椒洗净，去蒂、籽，切丝。

②土豆丝用凉水洗去淀粉，拌入面粉，搅拌均匀后上笼蒸熟。

③土豆丝晾后配青椒丝、红椒丝一起放入油锅内翻炒，加盐调味炒熟即可。

土豆炖羊肉

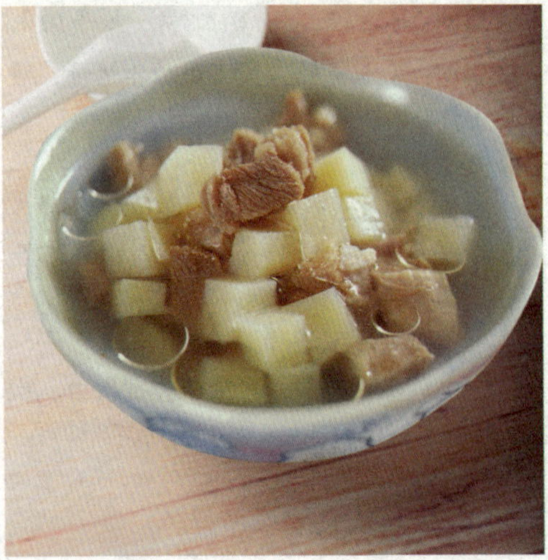

原料：土豆350克，嫩羊肉250克

调料：盐3克

做法：

①将土豆、羊肉洗净后切成均匀的小块，装盘备用。

②将土豆和羊肉放入锅中炖约半小时。

③待食材熟后，加入适量盐即可。

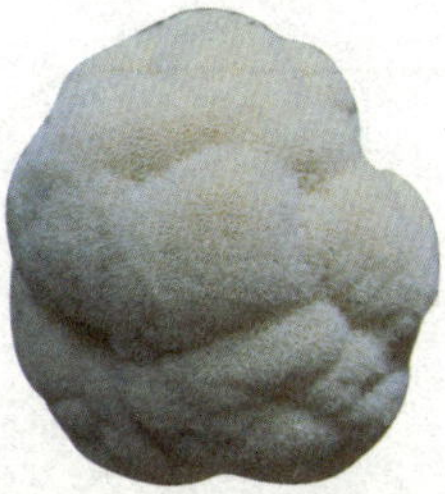

猴头菇

猴头菇是一种高蛋白、低脂肪、富含矿物质和维生素的优质食品。猴头菇还含有多种氨基酸和丰富的多糖，能帮助消化。猴头菇也容易让人产生饱腹感，从而减少食物的摄入，达到瘦身的目的。

红烧猴头菇

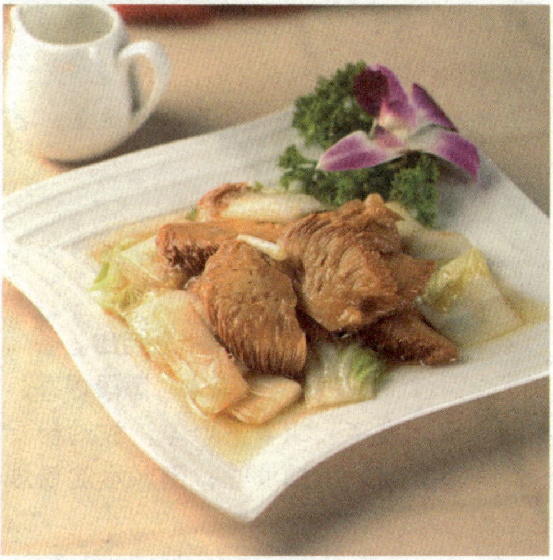

原料：大白菜200克，水发猴头菇80克，竹笋80克

调料：盐3克，鸡粉3克，蚝油8克，料酒10毫升，水淀粉5毫升，食用油适量，姜片、葱段各少许

做法：

①处理好的竹笋、猴头菇、大白菜切小块焯水，捞出备用。

②起锅烧油，放姜片、葱段爆香，倒入焯过水的食材，淋入料酒炒香，加入蚝油、鸡粉、盐调味，淋入水淀粉炒匀。

③盛出炒好的食材，装入盘中即可。

香卤猴头菇

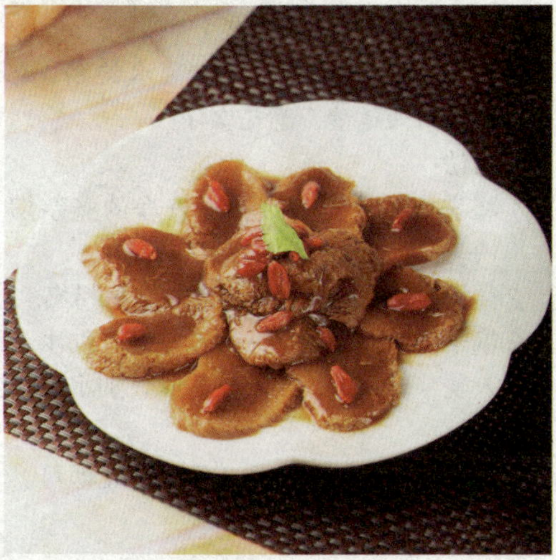

原料：水发猴头菇100克

调料：生抽5毫升，盐2克，鸡粉2克，白糖3克，料酒8毫升，鸡汁10毫升，水淀粉6毫升，老抽、食用油各适量，八角10克，桂皮10克，枸杞10克，姜片少许

做法：

①洗好的猴头菇，切成片。

②起锅烧油，放入姜片、八角、桂皮炒香，加入清水，放生抽、盐、鸡粉、白糖、料酒、鸡汁、老抽煮沸，放入猴头菇，小火卤至食材入味，大火收汁，淋入水淀粉炒匀，盛出，撒上枸杞即可。

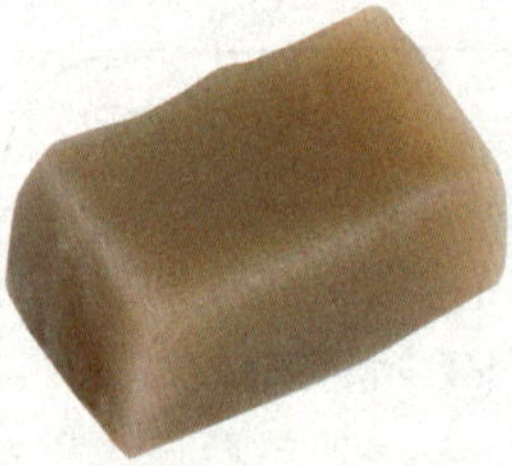

魔芋

魔芋中含有的葡甘露聚糖具有强大的膨胀力，有植物胶的黏韧度，既可填充胃肠，缓解饥饿感，又因所含热量微乎其微，可控制体重，达到减肥瘦身的目的。

清炒魔芋丝

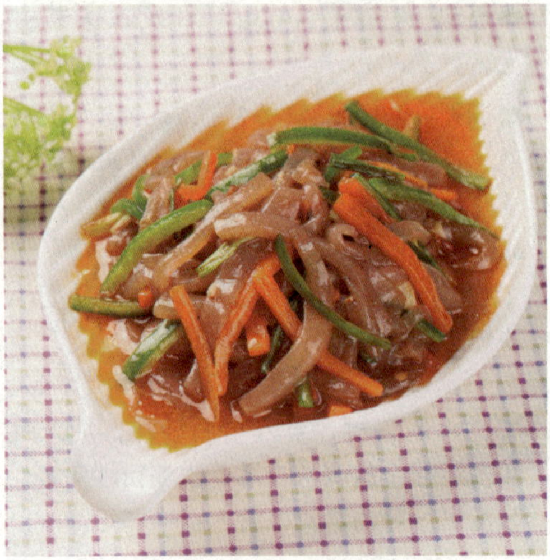

原料：魔芋95克，胡萝卜40克，青椒25克

调料：盐4克，鸡粉2克，豆瓣酱5克，生抽2毫升，水淀粉、食用油各适量，姜片、蒜末、葱段各少许

做法：

①洗净去皮的胡萝卜切成丝；洗好的青椒、魔芋切丝。

②分别将胡萝卜、魔芋焯水后捞出。

③起锅烧油，放姜片、蒜末、葱段爆香，倒青椒、魔芋、胡萝卜炒匀，放鸡粉、盐、豆瓣酱、生抽调味，倒入水淀粉炒匀即可。

香菇魔芋汤

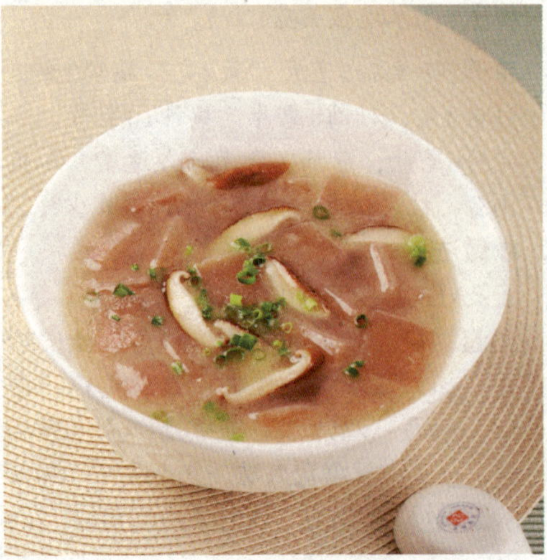

原料：鲜香菇30克，魔芋180克

调料：盐2克，鸡粉2克，水淀粉3毫升，食用油适量，葱花少许

做法：

①将洗好的香菇切成片；洗净的魔芋切小块。

②往锅中注水烧开，放魔芋，煮好捞出。

③锅中倒油烧热，倒入香菇略炒，加水，倒入魔芋，放盐、鸡粉煮入味，加水淀粉勾芡。

④将煮好的汤倒入碗中，撒上葱花即可。

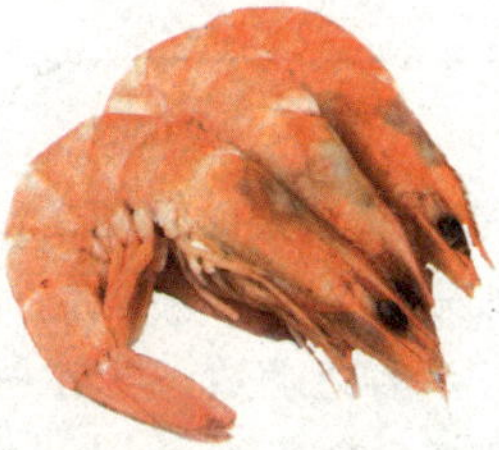

虾

虾含有丰富的蛋白质，营养价值很高，其肉质和鱼一样松软，易消化，而且无腥味和骨刺。虾同时还含有丰富的矿物质如钙、磷、铁等，是一种低热量、高营养的食物。

虾仁四季豆

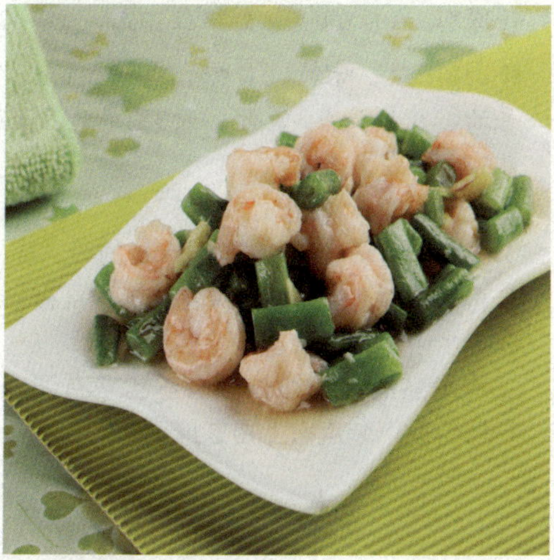

原料：四季豆200克，虾仁70克

调料：盐、鸡精各2克，料酒4毫升，姜片少许，食用油适量

做法：

①洗净的四季豆切段，焯水；处理干净的虾仁加盐、鸡精拌匀腌渍入味。

②起锅烧油，放入姜片爆香，倒入虾仁拌炒均匀，放入四季豆翻炒，淋入适量料酒炒香。

③加入适量盐、鸡精炒匀调味即可。

明虾海鲜汤

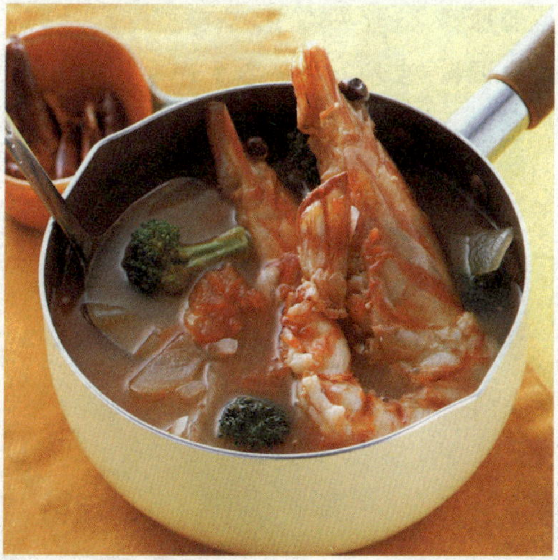

原料：大明虾2只，番茄2个，洋葱1个，西蓝花50克

调料：盐3克

做法：

①明虾剪去须、脚，剥壳，并挑去虾线；番茄、洋葱洗净，切小块；西蓝花洗净，切成小朵。

②往锅中加适量水，开中火，先下番茄、洋葱熬汤，煮约25分钟，续下明虾、西蓝花煮熟，加盐调味即可。

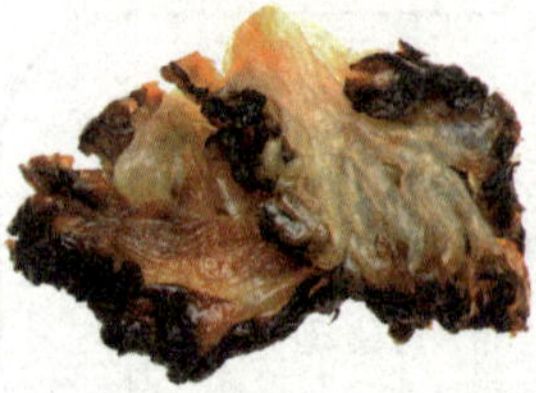

海蜇

海蜇的营养极为丰富，据测定：每100克海蜇含蛋白质12.3克、碳水化合物4克、钙182毫克、碘132微克以及多种维生素。海蜇有清热解毒、化痰软坚、降压消肿之功效，且每100克海蜇所含热量极低，是很好的减肥瘦身食品。

凉拌海蜇

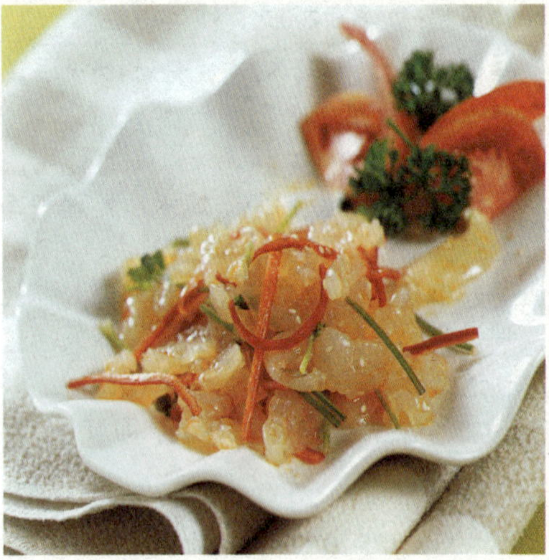

原料：海蜇300克，红椒丝10克

调料：盐、味精、白糖、鸡精各1克，香油、辣椒油各5毫升，醋3毫升，白芝麻5克

做法：

①先将海蜇洗净，切成4厘米长的段。

②将切好的海蜇用开水焯熟捞起；红椒丝在沸水中烫一下捞起。

③将焯熟的海蜇加入红椒丝和所有调味料拌匀后，装盘撒上白芝麻即可。

汤泡海蜇头

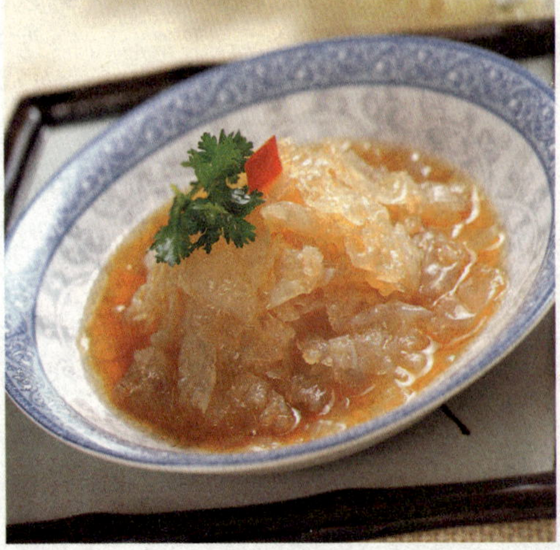

原料：海蜇头400克

调料：生抽、料酒各少许，盐5克，味精2克，白糖、醋、香油各适量

做法：

①将海蜇头洗净，切片，放入清水中漂洗干净。

②将所有调味料调成汤汁，放入海蜇头浸泡1小时即可。

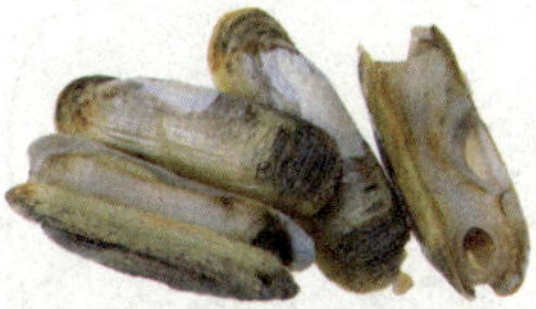

蛏子

蛏肉含丰富的蛋白质、钙、铁、硒、维生素A等营养元素，滋味鲜美，营养价值高，具有补虚的功效。每100克蛏肉中所含热量仅40千卡，是低热量、高营养的食品，适合减肥人群食用。

香糟蛏子

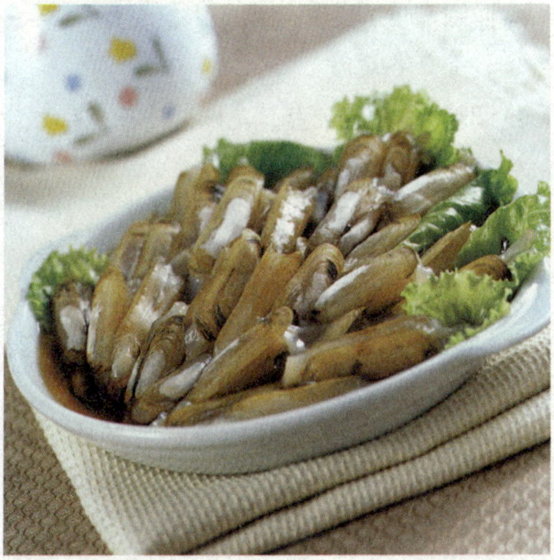

原料：鲜活蛏子300克，生菜20克

调料：糟卤300毫升，香叶5片，绍酒50毫升，盐4克，胡椒粉5克

做法：

①将鲜活蛏子洗净，焯水约20秒。

②过水后的蛏子放入糟卤和其他调料，浸泡1小时。

③盘中放入生菜，再放入蛏子即可。

苦瓜蛏子汤

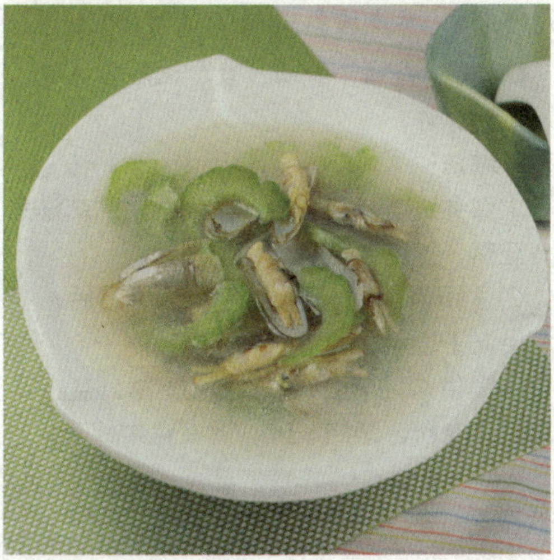

原料：蛏子250克，苦瓜130克

调料：盐4克，鸡精2克，食用油、姜丝各适量

做法：

①将蛏子放入沸水煮至壳张开，捞出洗净，去除脏物；苦瓜洗净，去籽，切片，用淡盐水浸泡，捞出。

②往锅中注水烧开，放入油、姜丝、苦瓜片煮约3分钟，倒入蛏子，加入盐、鸡精煮至原料熟透。

③关火后盛出煮好的蛏子汤即可。

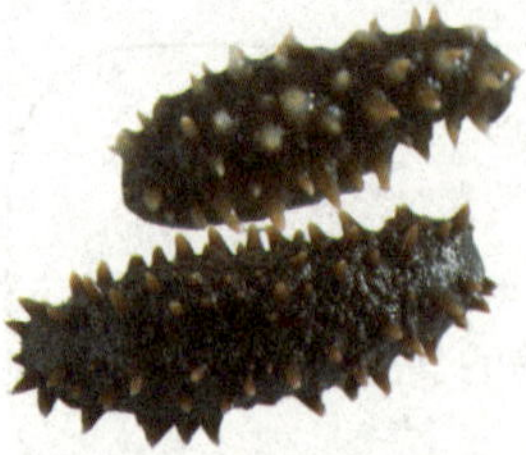

海参

海参是世界上少有的高蛋白、低脂肪、低糖、无胆固醇的营养保健食品，营养成分不仅丰富，而且均衡合理。它富含蛋白质、18种氨基酸，还含有糖胺聚糖、脂肪酸、甾醇、三萜醇、多种维生素、海参素、硫酸软骨素等生理活性物质。

葱烧海参

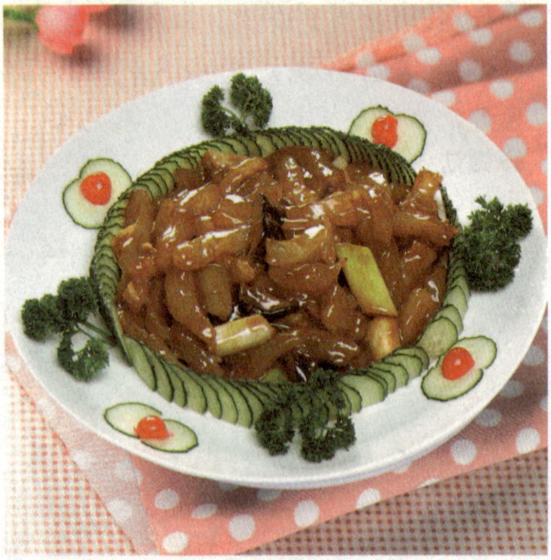

原料：水发海参300克，黄瓜片、圣女果、香菇各适量

调料：食用油、盐、花椒、料酒、葱段、鸡精各适量

做法：

①圣女果洗净，对半切；水发海参洗净，切段。

②锅内加水烧热，下入海参，加料酒煨20分钟，捞起。

③油锅烧热，下花椒炸香，放葱段、海参、香菇、盐、料酒、鸡精和适量水烧入味，用黄瓜片、圣女果摆盘即可。

油菜扒海参

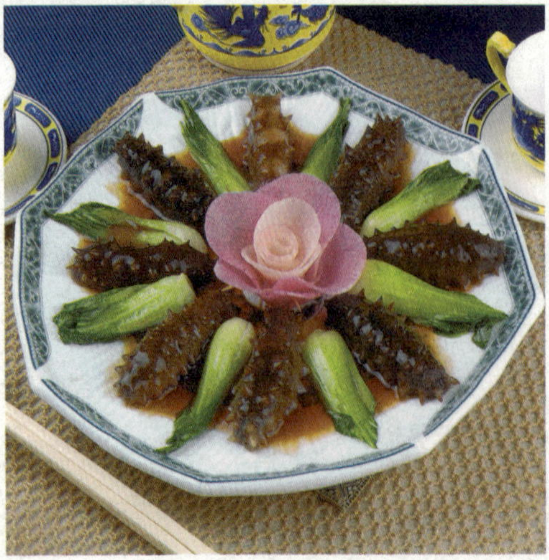

原料：水发海参300克，油菜100克

调料：白糖、酱油、盐、淀粉各适量，高汤少许

做法：

①海参洗净，剖开，倒入锅中，加高汤煮至熟，捞出摆盘。

②往锅内加水烧开，将油菜焯熟后，捞出沥干摆盘。

③锅中烧油，放入白糖、酱油、盐、高汤、淀粉，烹制成汁，淋在盘中即可。

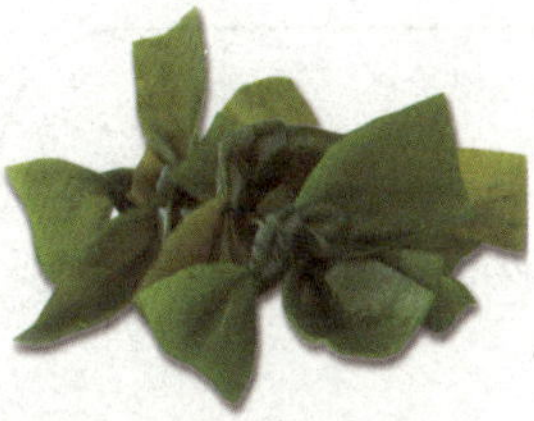

海带

海带所含的热量低、蛋白质含量中等、矿物质含量丰富。海带具有降血脂、降血糖、调节免疫系统、抗凝血、抗癌、排铅解毒和抗氧化等多种生物功能，是瘦身人士非常中意的低热量食品。

金针三丝

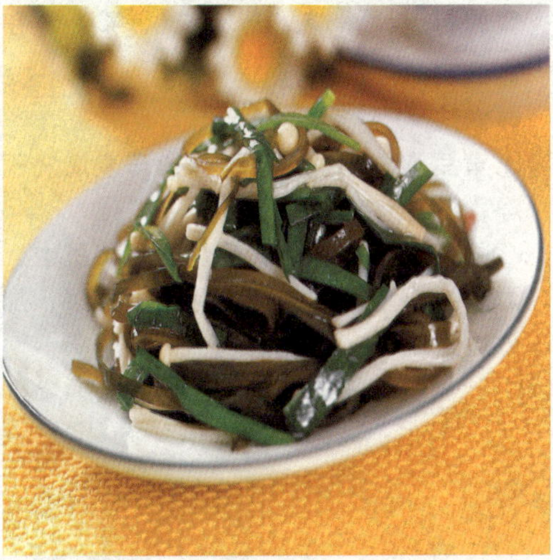

原料：金针菇150克，海带丝150克，韭菜150克

调料：盐3克，味精3克，香油6毫升

做法：

①将金针菇洗净，切去蒂头；韭菜洗净，切成段。

②往锅中加水烧沸，下入海带丝、金针菇、韭菜段，焯水后捞出沥干。

③再将金针菇、海带丝、韭菜段加入所有调料一起拌匀即可。

蒜泥海带丝

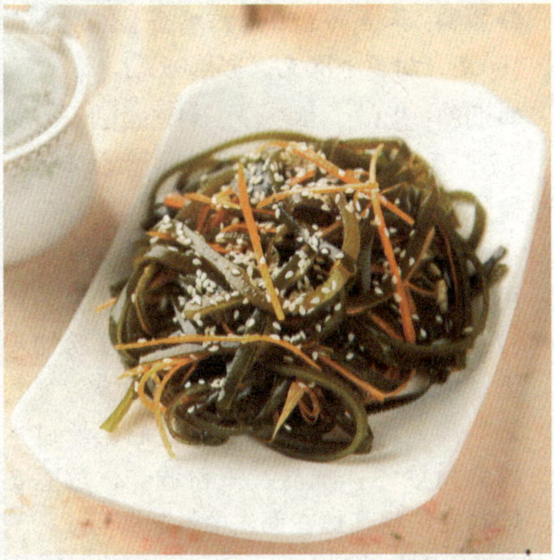

原料：海带丝200克，蒜末20克，胡萝卜丝、熟芝麻各少许

调料：盐10克，白醋15毫升，味精3克，陈醋3毫升，生抽3毫升，食用油、香油各适量

做法：

①洗净的海带丝切段。

②往锅中注水烧开，加白醋、盐、食用油，倒入海带丝、胡萝卜丝，煮约2分钟至熟，捞出盛入碗中，加蒜末、味精、盐、生抽、陈醋、香油拌匀。

③将海带丝装盘，撒上熟芝麻即可。

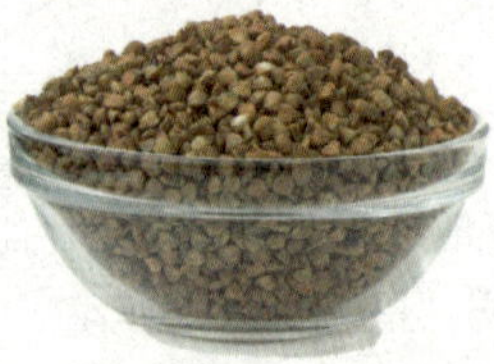

荞麦

荞麦含有的烟酸能促进机体的新陈代谢，增强机体的排毒能力。其所含丰富的膳食纤维，还能促进肠道排毒，非常适合减肥人士食用。

荞麦薏米豆浆

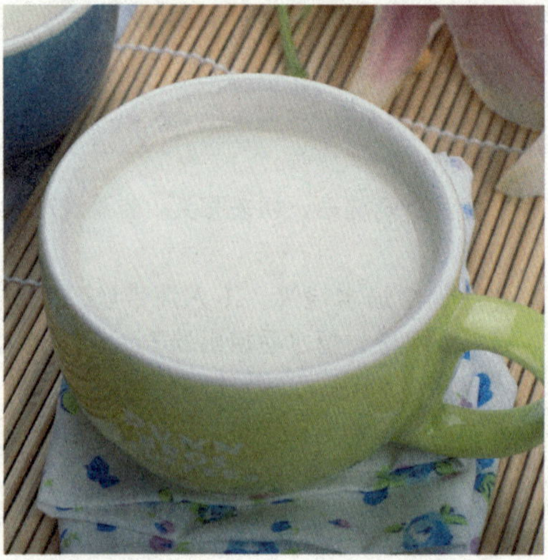

原料：黄豆60克，薏米25克，荞麦15克

调料：白砂糖适量

做法：

①黄豆泡软，洗净；薏米、荞麦淘洗干净，各浸泡2个小时。

②将黄豆、薏米、荞麦放入豆浆机中，添水搅打成豆浆，烧沸后滤出豆浆，加入适量白砂糖即可。

荞麦菜卷

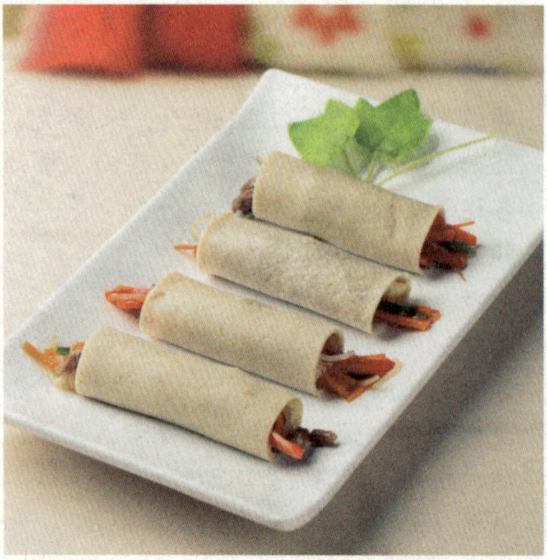

原料：荞麦粉110克，鸡蛋1个，牛肉100克，胡萝卜80克，彩椒85克

调料：盐3克，鸡粉4克，料酒8毫升，蚝油5克，葱花、食用油、水淀粉、生抽各适量

做法：

①胡萝卜、彩椒均洗净切丝，焯水备用；牛肉洗净切丝，放生抽、盐、鸡粉、水淀粉、食用油腌渍；荞麦粉加鸡蛋、水、盐拌制成面糊，煎成面皮。

②牛肉入油锅，加料酒、蚝油、焯过水的食材炒匀，加盐、鸡粉调味，放葱花炒制成馅料，放在面皮中卷起即可。

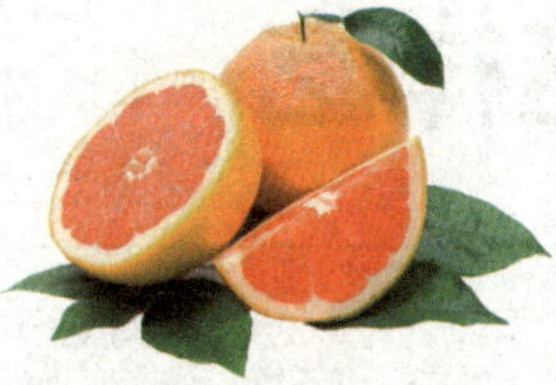

葡萄柚

葡萄柚含有丰富的果胶，果胶是一种可溶性纤维，可以溶解胆固醇，对于肥胖症、水分滞留、蜂窝组织炎症等颇有改善作用，可降低患癌症的概率。

西瓜葡萄柚汁

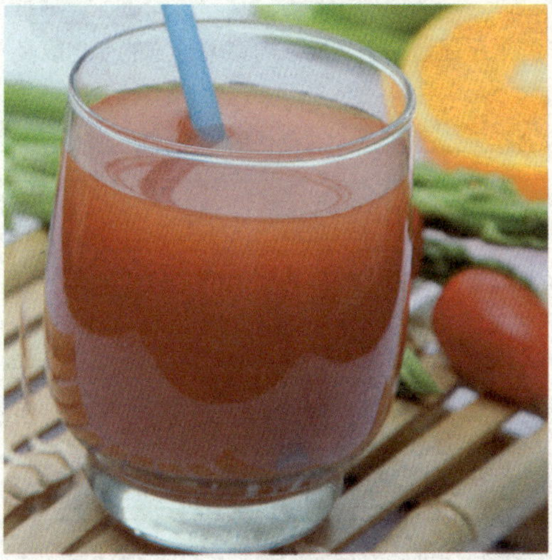

原料：新鲜西瓜150克，芹菜适量，葡萄柚1个

调料：白糖适量

做法：

①将西瓜洗净，去皮、籽；葡萄柚去皮；芹菜摘去叶子，洗净；将原料均切成适当大小的块。

②将西瓜、芹菜、葡萄柚放入榨汁机内搅打成汁，滤出果肉。

③加入白糖调味即可。

葡萄柚猕猴桃沙拉

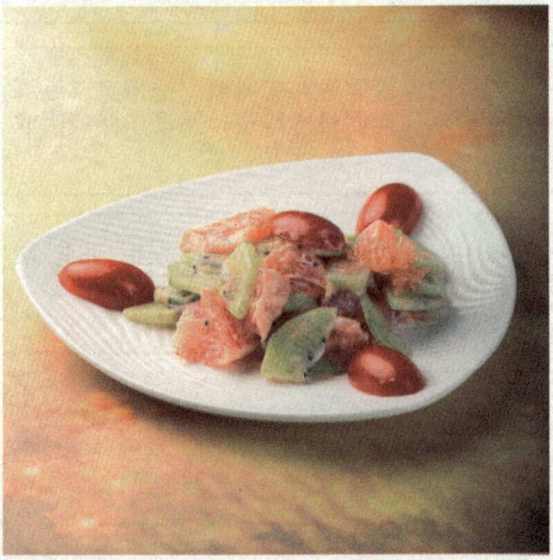

原料：葡萄柚200克，猕猴桃100克，圣女果70克

调料：炼乳10克

做法：

①洗净的猕猴桃去皮，切成片；葡萄柚去皮，切小块；洗好的圣女果切小块。

②把切好的葡萄柚、猕猴桃放入碗中，挤入适量炼乳拌匀。

③取一个干净的盘子，摆上圣女果做装饰，将拌好的沙拉盛入盘中即可。

产后丰胸塑形应该这样吃

产后胸部“缩水”的根本原因

女性在经历了受孕、生育以及哺乳后，不少人发现自己的胸型已经严重走样。原本丰满挺实的胸部出现缩水、下垂、松弛、外扩、缺乏弹性等情况。

这是因为，女性在怀孕阶段，体内激素分泌发生变化，乳房的脂肪和各类组织增多，体积增大，胸型饱满。其间，胸部的皮肤也被长时间地撑开。生下宝宝后，激素分泌恢复到原有水平，乳房内容物减少，体积缩小。已被撑开的胸部皮肤却无法同时回缩，胸部因而显得松弛、下垂。

有人认为，女性在产后胸部变形是哺乳造成的。这种看法其实是错误的。产后胸部走形的根源还是在于孕期体内激素分泌的变化以及忽视产后护理。

产后胸部保健

- 哺乳期不要过长，孩子满10个月，就应断奶。
- 哺乳时不要让孩子过度牵拉乳头，每次哺乳后，用手轻轻托起乳房按摩10分钟。
- 每日至少用温水清洗乳房两次，这样不仅有利于乳房的清洁卫生，还能增加悬韧带的弹性，从而防止乳房下垂。使用花洒冷热交替喷洒乳房，有助于提高胸部皮肤张力，促进乳房血液循环。
- 游泳是有助于胸部紧实、身材健美的最理想的运动之一，特别是仰泳的效果更加突出。另外，在进行其他运动时要穿胸罩来支撑，避免胸部松弛。
- 胸罩选戴要松紧合适，令其能发挥最佳提托效果。从哺乳期开始，就要坚持戴胸罩。

丰胸塑形的饮食原则

- **荤素搭配合理：**猪肝、牛肉等肉食可促进乳房发育，维持其丰满弹性。富含纤维素的蔬菜和新鲜水果能促进胃排空，保证小肠的吸收速度。
- **保证植物脂肪的摄入：**乳房的大小和体态的胖瘦基本上是相称的。想要增加脂肪量，在正常的脂肪摄入量中，要提高植物脂肪的摄入量，因为植物脂肪的主要来源是植物油，含有人体所需的脂肪酸。
- **多食豆类：**大豆所含的多种微量元素对人体的生长发育、新陈代谢、内分泌活性、神经结构、免疫功能均有着重要的作用。女性经常吃些豆类，可大大改善乳房的发育状况，使之丰满、优美而性感。

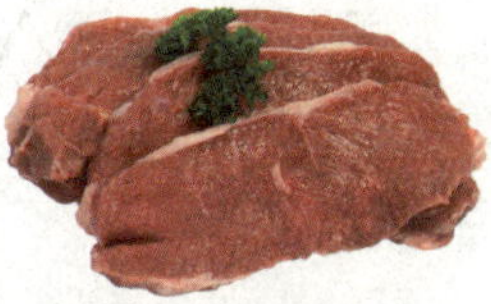

牛肉

牛肉富含氨基酸，可以增强人体的耐力，益气养颜。牛肉富含维生素B和对乳房发育非常有益的蛋白质，可以为女性补充维生素，促进蛋白质的合成和新陈代谢，促进乳房发育。

五香牛肉

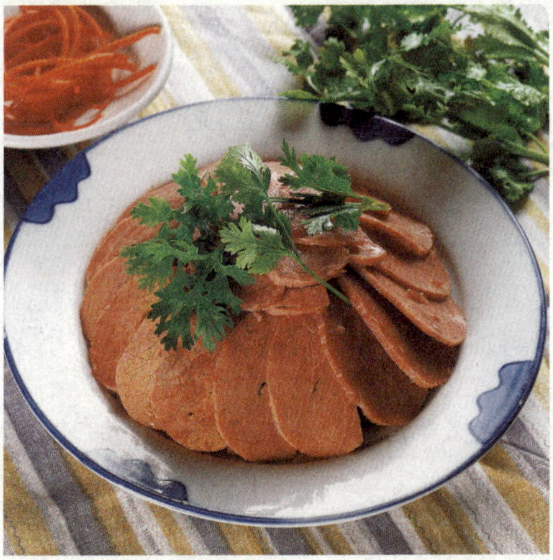

原料： 牛肉500克

调料： 八角10克，秘制卤料50克，盐5克，生抽，香油各10毫升，香菜少许

做法：

①牛肉洗净，将八角、秘制卤料、盐加水拌匀，制成卤水。

②将牛肉放入卤水中煮45分钟，取出，切片，盛碟。

③将生抽、香油淋于牛肉上，拌匀，撒上香菜即可。

蘑菇牛肉

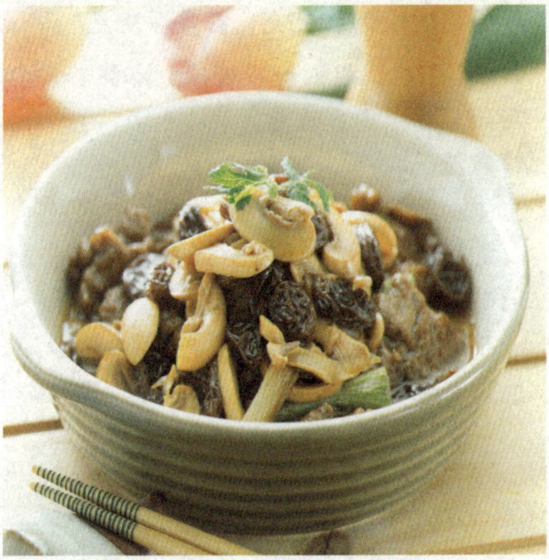

原料： 葡萄干15克，蘑菇150克，牛肉250克

调料： 葱2根，盐3克，酱油、胡椒粉各适量

做法：

①牛肉洗净，切片，加调味料拌匀腌渍15分钟；蘑菇洗净，切片；葱洗净，切段；葡萄干、蘑菇、葱段一同入锅，加水，小火熬至葡萄干熟软。

②牛肉片以快火炒熟，盛入盘中，将熬好的蘑菇和葡萄干倒在牛肉上即可。

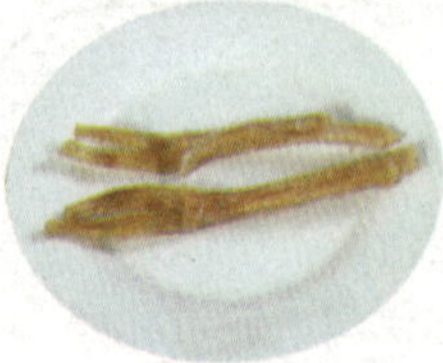

牛蹄筋

牛蹄筋富含胶原蛋白，能促使皮肤变得更有弹性，促进胸部发育和乳腺细胞的生理代谢，是女性塑胸的绝佳食物之一。

牛蹄筋煮花生

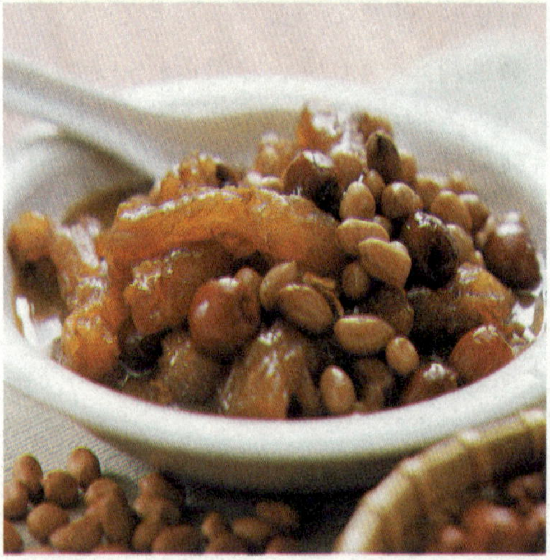

原料：牛蹄筋300克，花生仁200克，红枣8枚

调料：酱油6毫升，盐3克

做法：

①牛蹄筋泡软，洗净，焯烫捞起；花生仁洗净，焯烫去涩；红枣洗净。

②花生仁先入锅，加红枣、酱油、盐，再加水没过材料，以大火煮开，转小火慢煮30分钟。

③放入牛蹄筋，续煮20分钟至熟即可。

小炒牛蹄筋

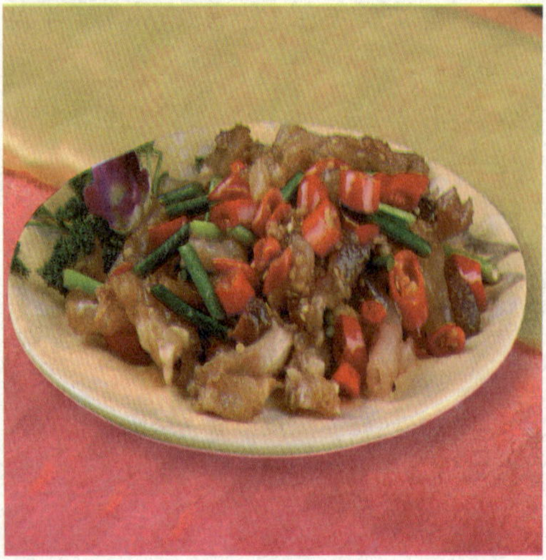

原料：牛蹄筋250克，蒜薹段50克

调料：盐、胡椒粉、酱油、水淀粉、食用油、红椒圈各适量

做法：

①牛蹄筋洗净，切块，加水煮至八成熟。

②油锅烧热，下红椒圈爆香，再入牛蹄筋翻炒片刻，放蒜薹段同炒。

③加入盐、酱油炒匀，用水淀粉勾芡，撒上胡椒粉即可。

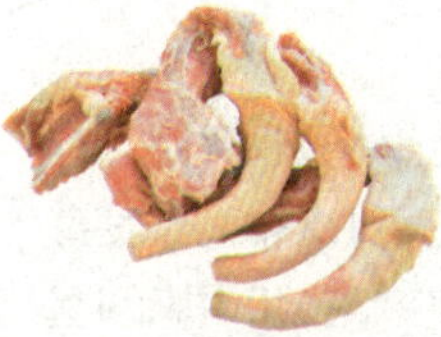

猪尾

猪尾中含有丰富的蛋白质和胶质，能促进乳房腺泡的发育，使胸部变得丰满有型，还能够美容，增强皮肤弹性，是女性丰胸美容的理想食物。

红烧猪尾

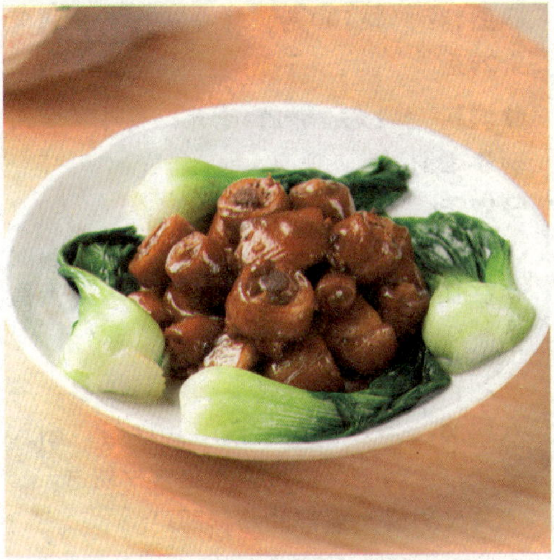

原料：猪尾350克，油菜80克，红曲米少许

调料：盐2克，鸡粉2克，腐乳10克，老抽3毫升，白糖10克，料酒、食用油各适量，八角、姜末、蒜末、葱段各少许

做法：

①洗净的猪尾切成小段，焯去血水，捞出；油菜洗净，焯烫好，捞出备用。

②油锅烧热，放白糖、猪尾、腐乳炒匀，放入红曲米、八角、姜末、蒜末、葱段爆香，加料酒、盐、鸡粉调味，加水、老抽，焖30分钟，放水淀粉炒匀。

③猪尾装碗，扣在装有油菜的盘中。

花生煲猪尾

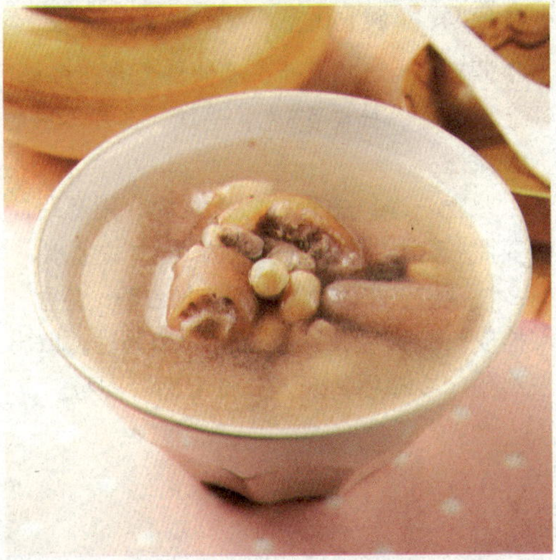

原料：猪尾500克，花生仁300克

调料：盐5克

做法：

①猪尾刮洗干净，切段。

②将花生仁洗干净，一起放入瓦煲里，注入适量清水。

③待水烧开加盐调好味道，小火熬制2个小时即可。

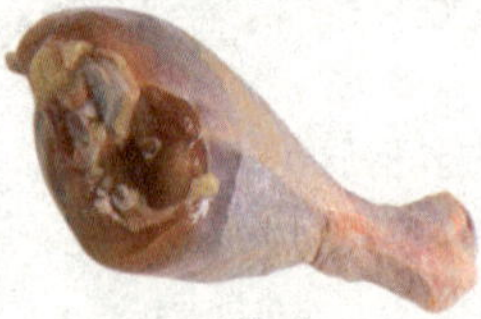

鸡腿

鸡腿肉的蛋白质含量较高，而且很容易被人体吸收利用，有增强体力、健美身形的作用。鸡腿肉还含有对人体生长发育有重要作用的磷脂类，是中国人膳食结构中脂肪和磷脂的重要来源之一，对女性胸型的塑造有很大好处。

香菇鸡腿汤

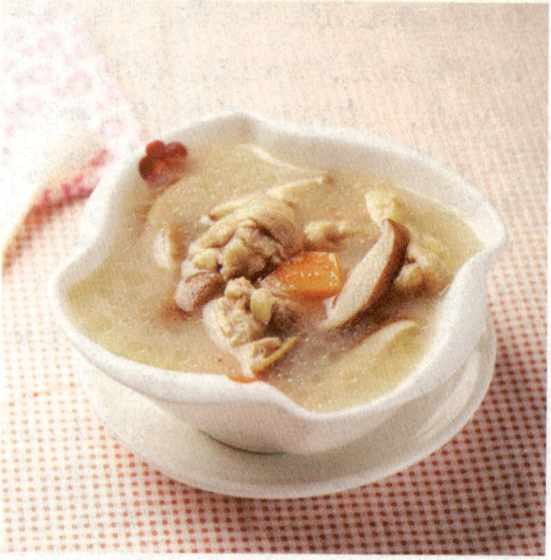

原料：鸡腿100克，鲜香菇40克，胡萝卜25克

调料：盐2克，料酒4毫升，鸡汁、食用油各适量

做法：

①将去皮洗净的胡萝卜切成片；洗净的香菇切粗丝；洗好的鸡腿切成小块，焯去血渍。

②起锅烧油，放香菇丝、鸡腿炒匀，淋入料酒、清水，放胡萝卜片炒匀，倒入鸡汁、盐调味，小火续煮至食材熟透。

③关火后盛出煮好的汤料即可。

卤鸡腿

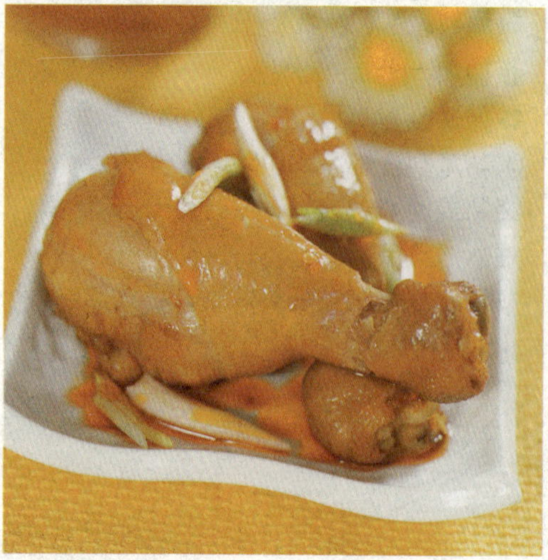

原料：鸡腿150克

调料：黄酒25毫升，酱油15毫升，白糖2克，茴香、桂皮各5克，葱段、姜片各25克

做法：

①鸡腿洗净，去骨，放入盆内，用葱段、姜片、黄酒、酱油腌渍入味，再焯去血水。

②往锅中注水，放入鸡腿，加白糖、茴香、桂皮，烧开后，转小火卤约30分钟，取出鸡腿，冷却后，浇入少许原卤汁即可。

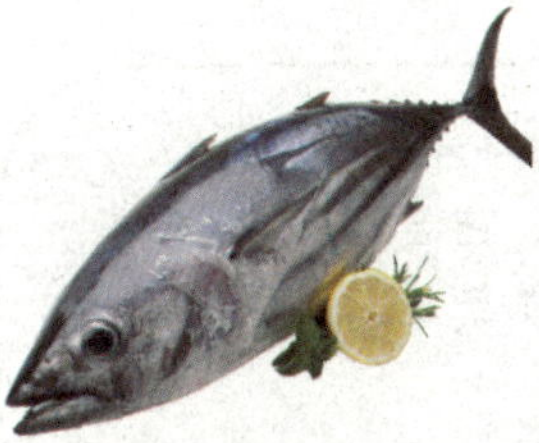

金枪鱼

金枪鱼含有丰富的氨基酸，能帮助女性维持胸部的紧致。除此之外，氨基酸还能帮助人体形成激素，起到丰胸和美胸的作用。

美心金枪鱼沙拉

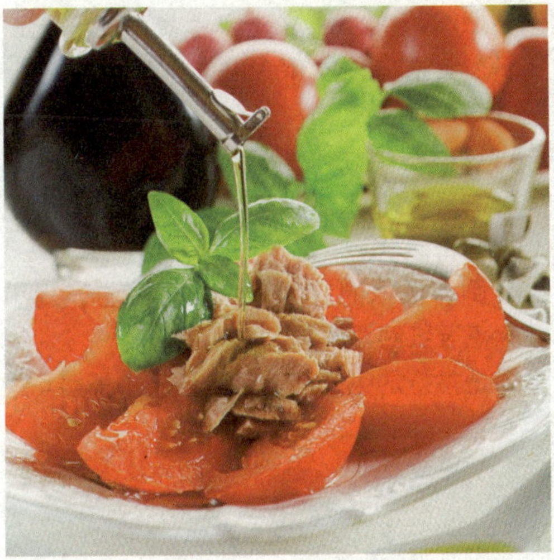

原料： 西红柿120克，金枪鱼罐头、罗勒叶各适量

调料： 橄榄油、盐、白糖各适量

做法：

①西红柿洗净，切块备用。

②将金枪鱼罐头打开，取出鱼肉，沥干水后用刀叉搅碎。

③罗勒叶洗净，沥干水分。

④将西红柿摆入盘中，然后放上鱼肉，饰以罗勒叶。

⑤淋入橄榄油，撒上少许盐和白糖，拌匀即可。

金枪鱼南瓜粥

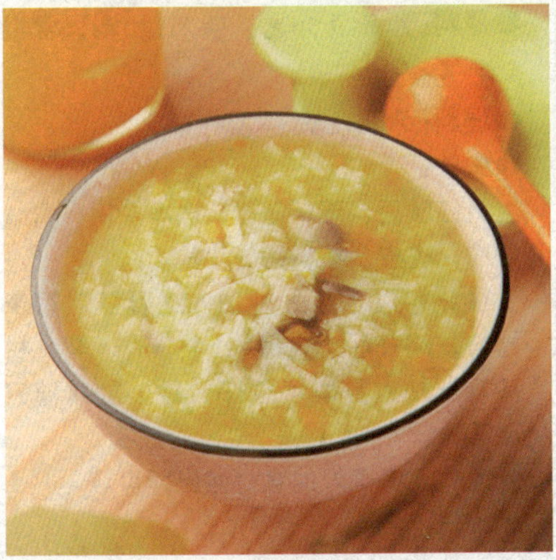

原料： 金枪鱼肉70克，南瓜40克，秀珍菇30克，水发大米100克

做法：

①将洗净去皮的南瓜、金枪鱼肉切粒状；洗好的秀珍菇切丝。

②往砂锅中注入适量清水烧开，倒入洗净的大米拌匀，烧开后转小火煮约10分钟，放入金枪鱼肉、南瓜、秀珍菇，小火煮至食材熟透。

③盛出煮好的金枪鱼南瓜粥即可。

红腰豆

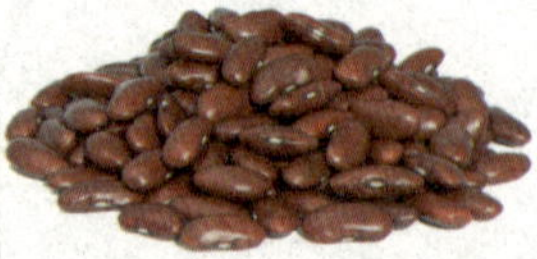

红腰豆是豆类中营养较为丰富的一种，它含丰富的维生素A、维生素C和维生素E，可有效防止胸部变形，促进女性胸部的发育。

红腰豆红豆枸杞粥

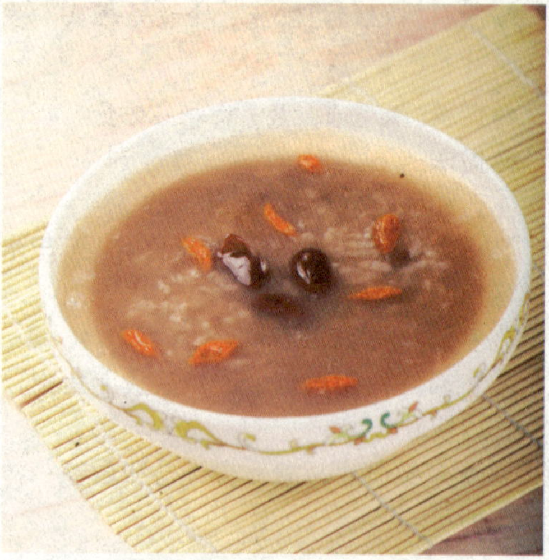

原料：红腰豆150克，水发红豆90克，水发大米100克，枸杞15克

做法：

①往砂锅中注入适量清水烧开，放入洗好的红豆、大米拌匀，烧开后用小火煮至食材熟软。

②倒入洗净的红腰豆、枸杞拌匀，用小火煮至红腰豆熟软。

③把煮好的粥盛出，装入汤碗中即可。

红腰豆薏米雪梨汤

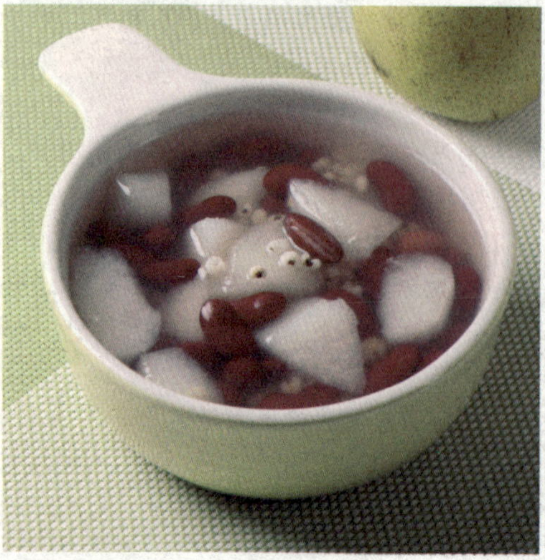

原料：红腰豆50克，薏米100克，雪梨1个

调料：冰糖适量

做法：

①将红腰豆、薏米泡软，洗净备用；雪梨洗净，去皮、核，切成小块。

②往锅中注水烧开，加入红腰豆、薏米拌匀，烧开后小火煮约1个小时，至食材熟软，加入雪梨续煮15分钟，加冰糖煮至溶化。

③关火，将煮好的食材盛出即可。

杏仁

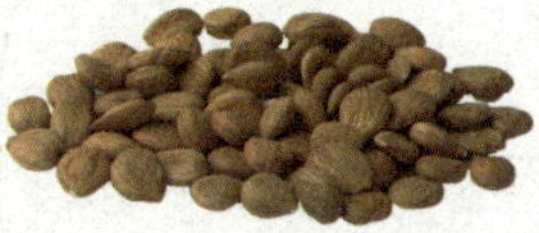

杏仁中所含的脂肪油可使皮肤角质层软化，起到润燥护肤的作用。多吃杏仁，可以促进女性乳腺的血液循环，有利于乳腺的二次发育，有增大乳房的功效。

芝麻花生杏仁粥

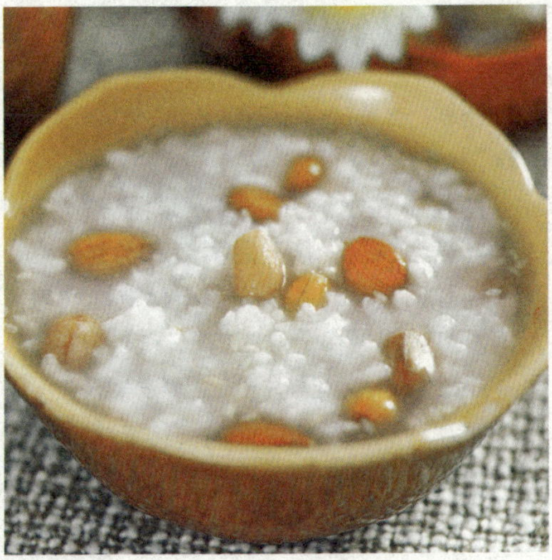

原料：芝麻、花生、杏仁、粳米各适量

调料：白糖适量

做法：

①将芝麻、花生、杏仁、粳米放入盆中，清洗干净。

②往锅中注入适量清水，放入上述已经洗净的原料，开火煮开。

③烧开后转小火熬粥，待粥成后，加入适量白糖拌匀即可。

风味杏仁豆浆

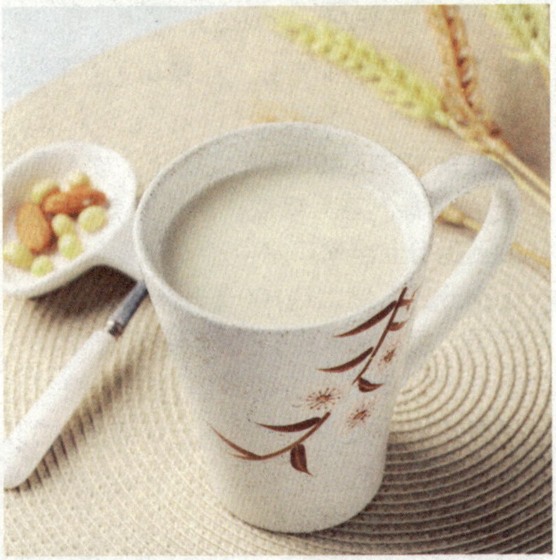

原料：黄豆50克，杏仁60克

调料：白砂糖少许

做法：

①分别将黄豆、杏仁泡发后洗净。

②将准备好的黄豆、杏仁放入豆浆机，加水至水位线，榨取豆浆。

③约15分钟之后滤去豆渣，撇去浮沫，加入适量白砂糖拌匀即可。

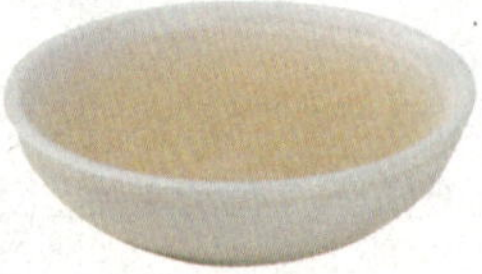

米酒

米酒富含糖类、有机酸、维生素B_1、维生素B_2等营养成分，还有能促进女性胸部细胞丰满的天然激素。米酒中含有的酒精成分也有助于改善胸部血液循环。

枸杞鹌鹑蛋米酒汤

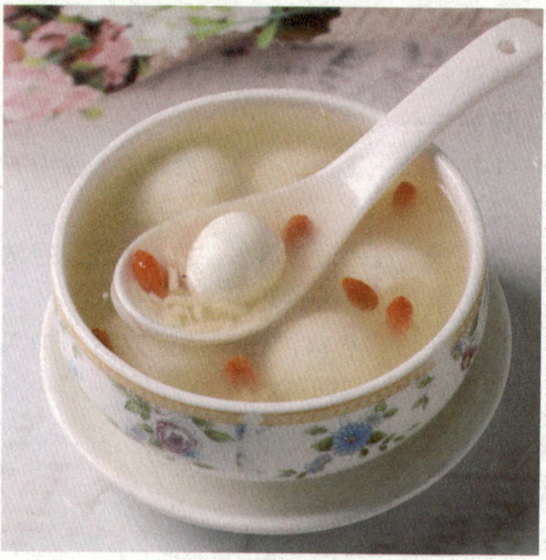

原料：枸杞5克，米酒100毫升，熟鹌鹑蛋50克

调料：白糖适量

做法：

①往锅中注水烧开，倒入米酒，搅拌均匀，盖上锅盖，烧开后再煮20分钟。

②揭开锅盖，加入少许白糖，搅拌均匀，倒入熟鹌鹑蛋和洗好的枸杞，搅拌片刻。

③盖上锅盖，稍煮片刻至食材入味。

④揭开锅盖，持续搅拌片刻，关火后将煮好的汤水盛出，装入碗中即可。

甜米酒荷包蛋

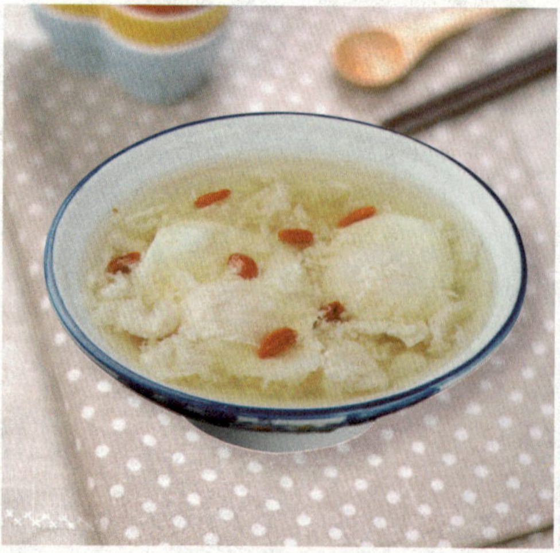

原料：鸡蛋2个，枸杞5克

调料：米酒200毫升，红糖40克

做法：

①往锅中注入400毫升水烧开，放入准备好的红糖，盖上锅盖，用小火煮约10分钟至糖分完全溶于水中。

②揭开盖，倒入约100毫升米酒，再打入鸡蛋，用小火煮约5分钟至鸡蛋成型。

③开盖，倒入余下的米酒，搅拌均匀，再煮片刻，撒入洗净的枸杞，续煮约3分钟至鸡蛋熟透。

④关火盛入碗中即可。

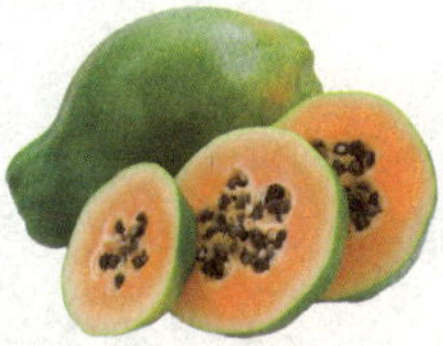

木瓜

木瓜中丰富的木瓜蛋白酶对乳腺发育很有益处。木瓜酵素中含有的维生素A等养分，能刺激女性激素分泌，还能刺激卵巢分泌雌激素，使乳腺畅通，达到丰胸的目的。

木瓜炖银耳

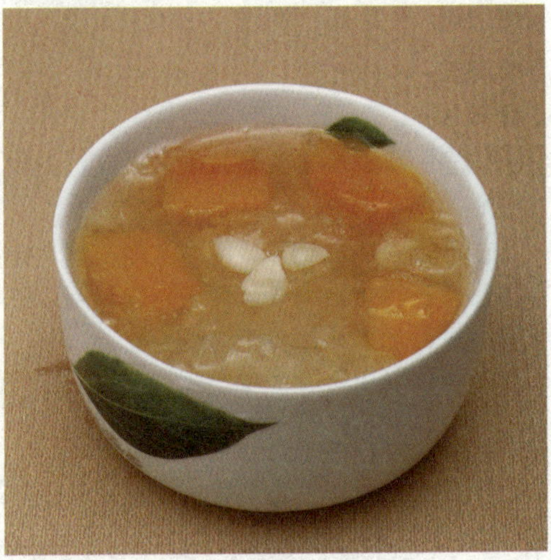

原料: 木瓜1个，猪瘦肉、银耳、鸡爪各100克

调料: 盐3克，味精1克，白糖2克

做法:

①将木瓜洗净，去皮、籽，切块；银耳洗净、泡发；猪瘦肉洗净、切块；鸡爪洗净，沥水。

②炖盅内放水，将木瓜、银耳、猪瘦肉、鸡爪一起放入炖盅，先用大火烧沸，再转小火炖1.5小时。

③加入盐、味精、白糖，搅拌均匀即可。

木瓜银耳猪骨汤

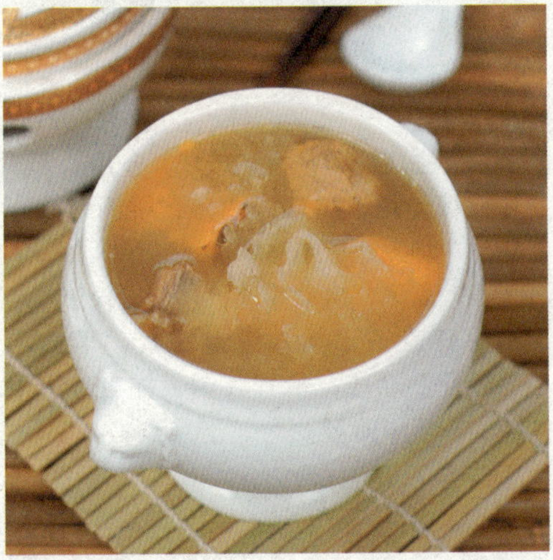

原料: 木瓜100克，银耳10克，猪骨150克

调料: 盐3克，生油4克

做法:

①木瓜去皮、籽，洗净切块；银耳洗净，泡发撕片；猪骨洗净，切块。

②热锅注水烧开，下入猪骨，焯血水，捞出洗净。

③将猪骨、木瓜放入瓦煲，注入水，大火烧开后放入银耳，改用小火炖煮2小时，加盐、生油调味即可。

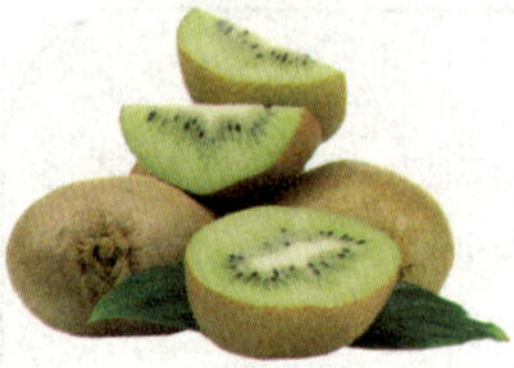

猕猴桃

猕猴桃是营养成分最全面的水果，它含有丰富的维生素C、维生素E、维生素K和纤维素，是一种低脂水果，对减肥、美容、丰胸很有益处。

猕猴桃薏仁粥

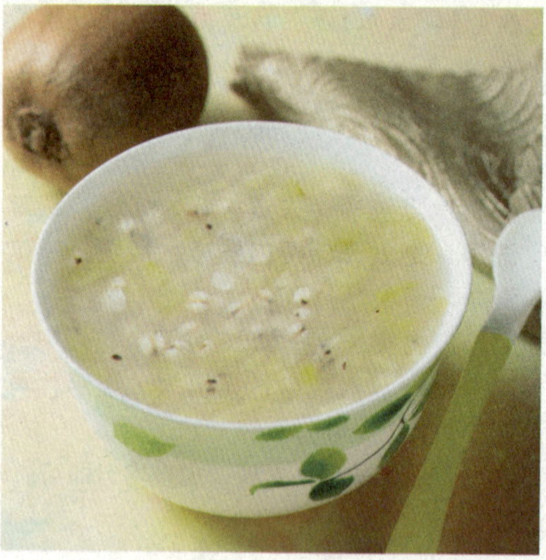

原料： 水发薏米220克，猕猴桃40克

调料： 冰糖适量

做法：

①洗净的猕猴桃去头尾，削去果皮，去除硬心，切成碎末。

②往砂锅中注水烧开，倒入洗净的薏米拌匀，煮开后转小火煮至薏米熟软，倒入猕猴桃末，加入冰糖煮至溶化。

③关火后盛出煮好的粥即可。

猕猴桃汁

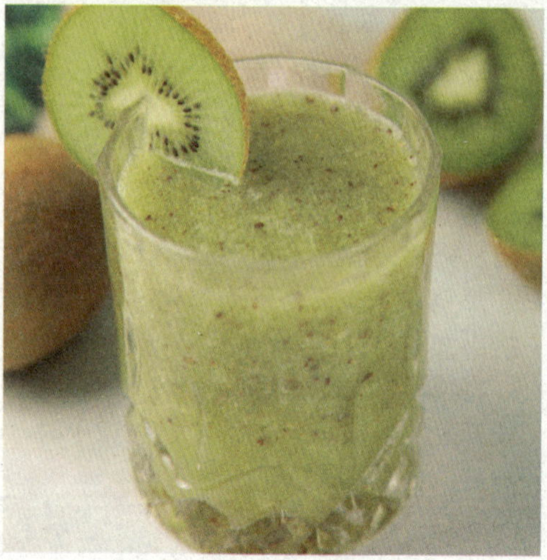

原料： 猕猴桃200克

调料： 蜂蜜15毫升

做法：

①洗净去皮的猕猴桃切成块，备用。

②取榨汁机，将切好的猕猴桃倒入榨汁杯中，加入适量纯净水。

③盖上盖子，启动榨汁机，榨出果汁。

④揭开盖子，加入适量蜂蜜，再选择“榨汁”功能，搅拌片刻，揭盖，将果汁倒入杯中即可。

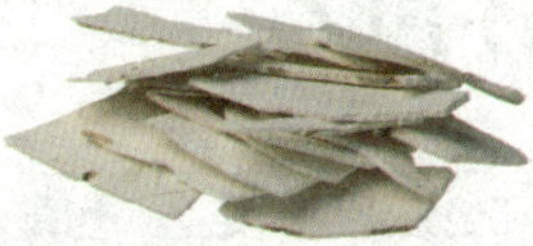

葛根

葛根中的异黄酮是目前在分子结构上与人体自身分泌的雌激素最为相似的一种植物雌激素，它能与身体各系统、器官、组织细胞表面的雌激素受体相结合，发挥效应，达到丰胸的效果。

葛根无花果排骨汤

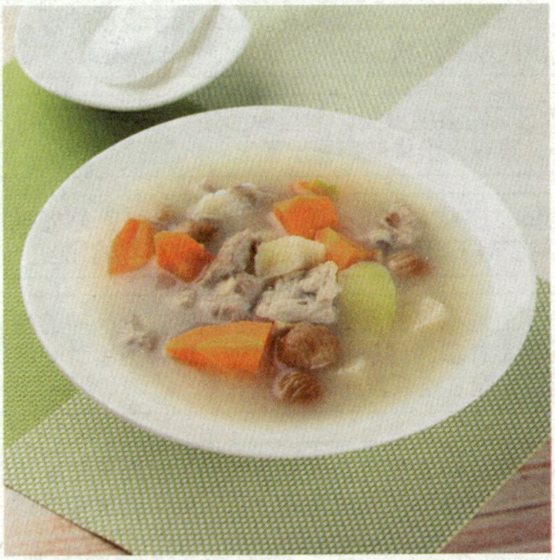

原料：排骨段400克，胡萝卜160克，葛根100克，无花果30克，姜片少许

调料：盐3克，鸡粉2克，料酒少许

做法：

①将洗净去皮的葛根切成小块；洗好去皮的胡萝卜对半切开，再切滚刀块。

②往锅中加清水烧开，放入洗净的排骨段，煮约1分钟，捞出沥干，待用。

③往砂锅注水烧开，倒入排骨段、无花果、姜片、葛根、胡萝卜块，淋入料酒，盖上盖，煮至食材熟透，加入鸡粉、盐调味，盛出即可。

百合葛根粳米粥

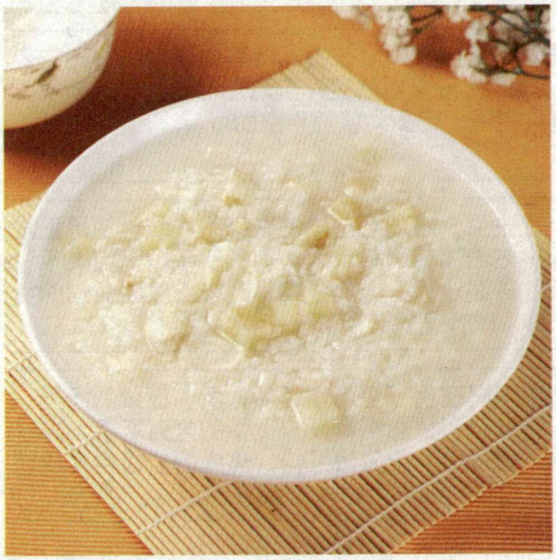

原料：鲜百合35克，葛根160克，水发粳米150克

调料：盐2克

做法：

①将洗净去皮的葛根切条，再切成小块，待用。

②锅中加清水烧开，倒入洗净的粳米，放入葛根块，盖上盖，用大火烧开后转小火煮至米粒变软。

③揭盖，放入洗净的鲜百合，用小火续煮至食材熟透，加入盐，续煮入味，关火后盛出煮好的粥，装入碗中即可。

产后抵抗衰老应该这样吃

产后加速衰老的原因

- 激素是女性经历青春期、孕产期、围绝经期和绝经期的决定者，也是女性何时衰老、衰老到何种程度的决定者。
- 女性怀孕时激素（主要是雌激素和孕激素）的分泌量比受孕前多70%～120%，分娩后，分泌量会大幅下降，而且往往下降到比受孕前更低的水平。此时，产妇不管是皮肤、身材甚至是思想都“苍老”了很多，这些变化都是由于激素的分泌量大幅波动造成的。

产后易衰老的身体部位

- 脸部皮肤：孕期习惯了素面朝天的女性如果在产后还疏于皮肤护理，不知不觉中皮肤老化的速度就会加快，使得皮肤松弛、脸色暗黄。
- 眼部：生完宝宝后大量的胶原蛋白流失，而且晚上频繁地喂奶也会导致睡眠不足，这样一来，眼纹、眼袋就容易出现。
- 胸部：生完宝宝后，身体发生最大变化的部位莫过于胸部。产后如果不注重护理，胸部很容易变得干瘪而下垂，成为女性迅速衰老的元凶。
- 腹部：生完宝宝后，肚子上堆积了一圈圈的肉肉，想要恢复产前的苗条身段，产后六个月的黄金补救时间一定不能错过，因为这段时间腹部的脂肪是流动的，坚持护理才能恢复身材。

抵抗衰老的饮食原则

- **要保证摄入充足的钙：**哺乳妈妈应保证摄入充足的钙，以满足母婴两人的生理需要。否则，可能因缺钙而腰酸腿痛，还可能因奶水中的钙含量不足影响婴儿的生长发育。
- **补充水分很重要：**产后胃液中盐酸分泌减少，胃肠道的肌张力和蠕动能力减弱；皮肤排泄功能变得极为旺盛，特别爱出汗；还增加了给孩子哺乳的负担。因此，在坐月子期间补充大量水分特别重要。果汁、牛奶、汤等都是很好的选择。
- **不挑食比“大补”更重要：**从营养角度来看，产后新手妈妈每天需要热量2700～2800千卡，因此饮食量应比受孕前增加30%左右。无须所谓的“大补”，只要饮食合理、均衡、营养丰富即可。
- **多吃含胶质的食物：**经过生育，再加上自然的衰老，皮肤松弛是正常的生理现象。哺乳期间，体内营养消耗较大，有的新手妈妈如果不注意营养补充，脸色就会变得很难看。因此，要多吃些含胶原蛋白的食物，比如猪蹄、骨头汤等，以补充肌肤所需。
- **适量补充盐：**有人说新手妈妈在月子里不能吃盐，所以饭菜、汤里一点盐也不放。事实上，这样做只会适得其反，适量的盐对新手妈妈是很有益的。由于产后出汗较多，乳腺分泌旺盛，体内的盐很容易随着汗水流失，因此适量补充盐分有助于产后体力恢复。

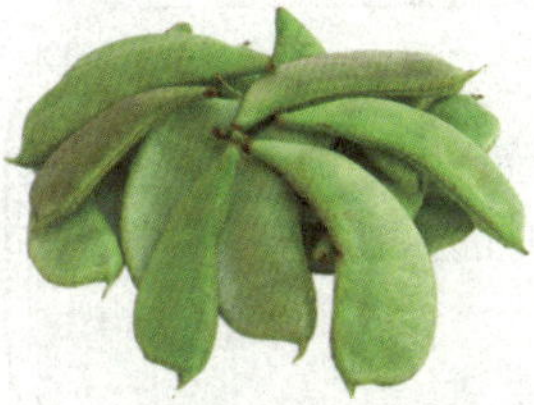

扁豆

扁豆属一年生或多年生草本植物，又名滨豆、鸡眼豆。深色扁豆里的色素有抗氧化的作用，可以预防心脏病和癌症，延缓衰老。

蒜香扁豆丝

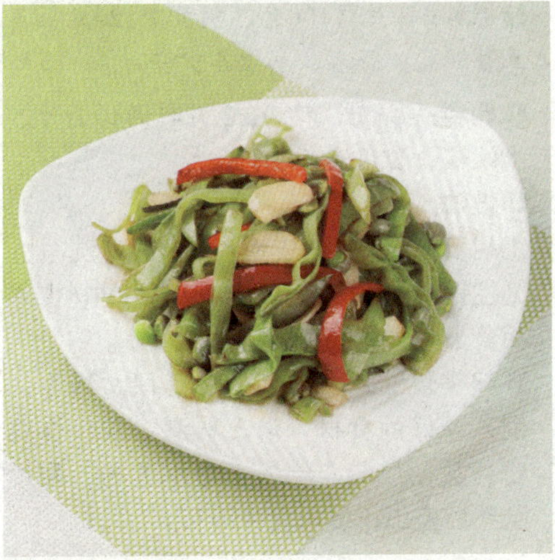

原料： 扁豆200克，大蒜适量，红椒少许

调料： 食用油、盐各适量

做法：

①将扁豆洗净，切丝；大蒜去皮，洗净，切小块；红椒洗净，去籽，切丝。

②锅置火上，加入适量食用油，放入大蒜，爆香。

③将切好的扁豆丝与红椒丝倒入锅中，翻炒一会儿，加入适量食盐，拌匀。

④继续翻炒，待食材熟透，关火，将炒好的食材盛入盘中即可。

扁豆丝炒豆腐干

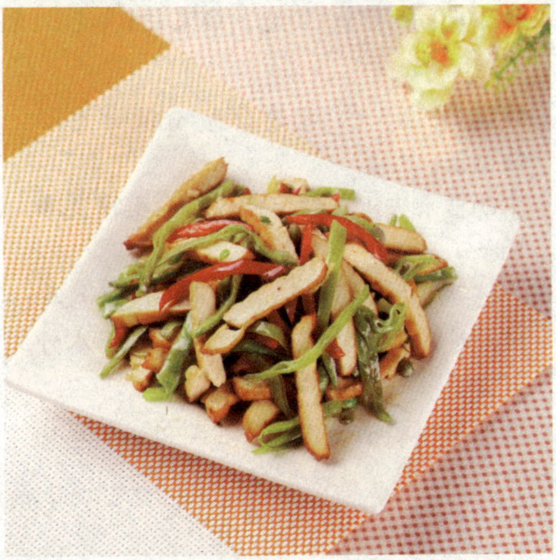

原料： 豆腐干100克，扁豆120克，红椒20克，姜片、蒜末、葱白各少许

调料： 盐3克，鸡粉2克，水淀粉、食用油各适量

做法：

①将豆腐干、扁豆洗净切成丝；红椒洗净切开，去籽，再切成丝。

②扁豆焯水后捞出；豆腐干入油锅炸约半分钟，捞出沥干，装盘待用。

③姜片、蒜末、葱白入油锅爆香，倒入扁豆丝、豆腐干翻炒，加盐、鸡粉调味，再倒入红椒丝炒熟，用水淀粉勾芡即可。

胡萝卜

胡萝卜中的β胡萝卜素能在机体正常新陈代谢中扮演抗氧化剂的作用，帮助细胞减缓老化的进程，从而达到延缓衰老的目的。

荷兰豆炒胡萝卜

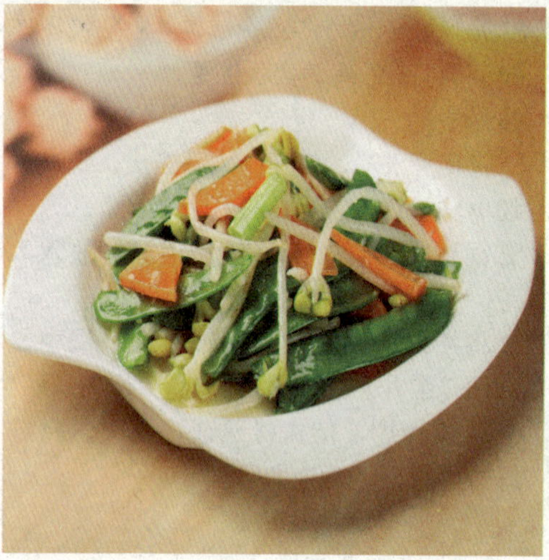

原料: 荷兰豆100克，胡萝卜120克，黄豆芽80克，蒜末、葱段各少许

调料: 盐3克，鸡粉2克，料酒10毫升，水淀粉、食用油各适量

做法:

①胡萝卜洗净，去皮切片；黄豆芽洗净。

②往锅中加水烧开，加盐、食用油，倒入胡萝卜片、黄豆芽和荷兰豆焯水。

③起锅烧油，放入蒜末、葱段，爆香，倒入焯好的食材，淋入料酒，加少许鸡粉、盐，炒匀，倒入适量水淀粉，翻炒至熟后盛出，装入盘中即可。

白菜梗拌胡萝卜丝

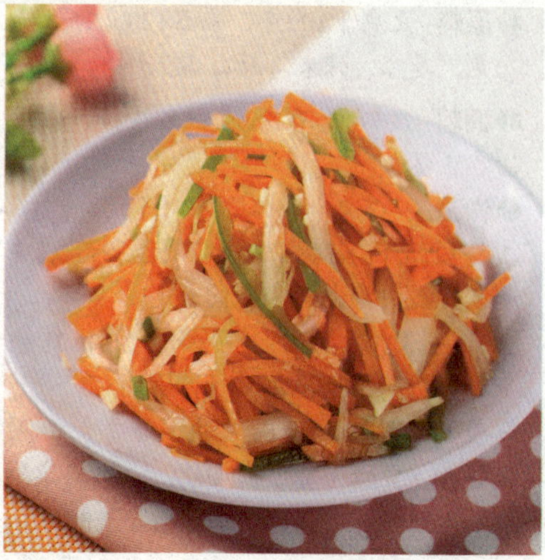

原料: 胡萝卜150克，白菜梗100克，青椒丝50克

调料: 盐3克，鸡精2克，香油适量

做法:

①胡萝卜去皮洗净，切丝；白菜梗洗净，切条。

②往锅内注水烧沸，分别将胡萝卜丝、白菜梗、青椒丝焯熟后，捞出沥干水分，装盘。

③加盐、鸡精、香油拌匀即可。

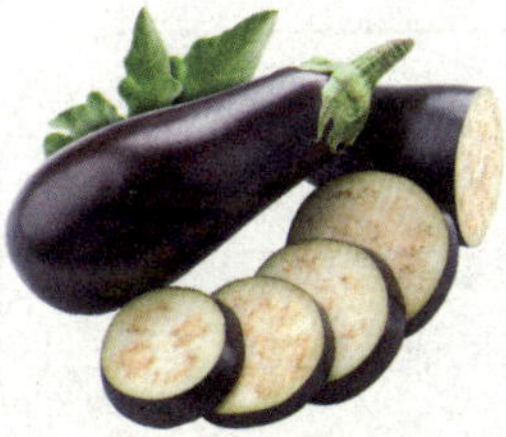

茄子

茄子含有维生素E，有防止出血和抗衰老的功效。常吃茄子，可使血液中胆固醇水平保持平稳，对延缓人体衰老具有积极的意义。

蒜泥蒸茄子

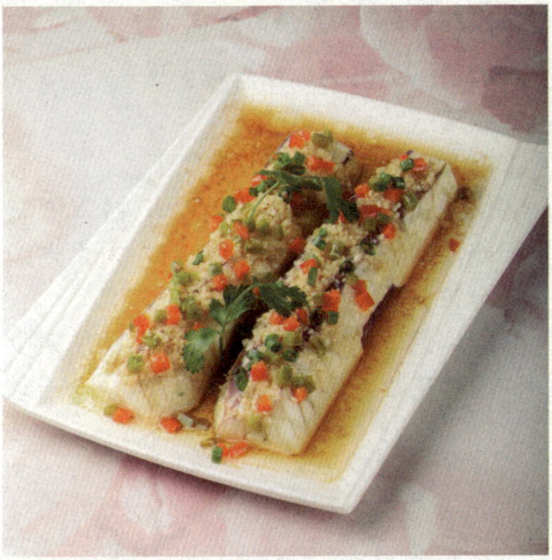

原料：茄子300克，彩椒40克，蒜末45克，香菜、葱花各少许

调料：生抽5毫升，陈醋5毫升，鸡粉2克，盐2克，香油2毫升，食用油适量

做法：

①洗好的彩椒切粒；洗净的茄子去皮，对半切开，切上网格花刀，装入盘中。

②碗中放蒜末、葱花、生抽、陈醋，加鸡粉、盐、香油拌匀，浇在茄子上，放上彩椒粒，放入蒸锅中，蒸熟。

③取出蒸好的茄子，撒上葱花，浇上少许热油，放上香菜点缀即可。

彩椒茄子

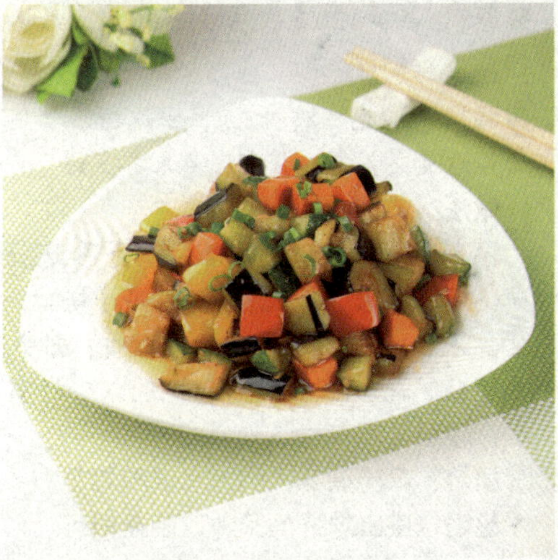

原料：彩椒80克，胡萝卜70克，黄瓜80克，茄子270克，姜片、葱花各少许

调料：盐2克，鸡粉2克，生抽4毫升，水淀粉5毫升，食用油适量

做法：

①茄子、胡萝卜、黄瓜均洗净去皮，切成丁；彩椒洗净，切成丁。

②茄子入油锅，炸至微黄，捞出。

③姜片入油锅爆香，倒入胡萝卜、黄瓜、彩椒丁，略炒，加盐、鸡粉调味，放茄子、生抽炒匀，淋入水淀粉勾芡。

④关火盛出食材，撒上葱花即可。

蘑菇

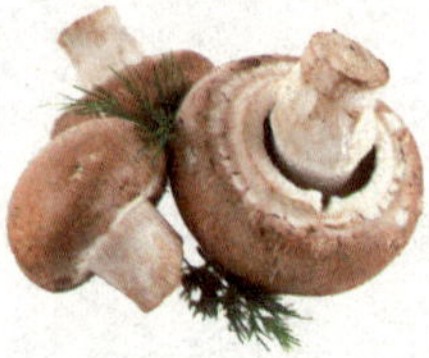

蘑菇中含有大量无机盐、维生素、蛋白质等营养成分。蘑菇中的维生素C含量比一般水果中的含量要高出很多，可促进人体的新陈代谢。蘑菇还具有较强的抗氧化能力，有助于延缓衰老。

蘑菇浓汤

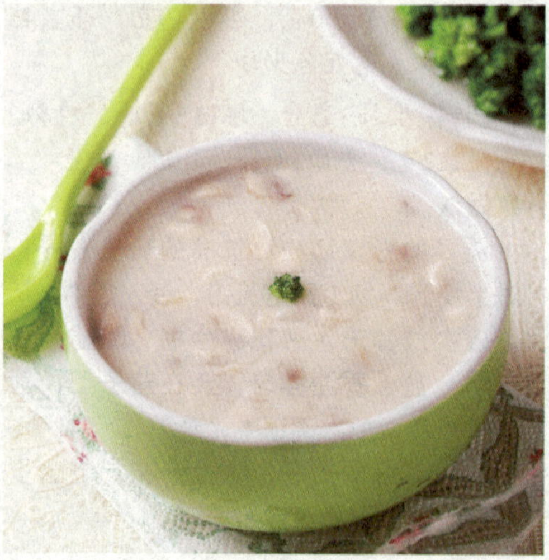

原料：蘑菇20克，西蓝花少许

调料：奶油5克，胡椒粉少许

做法：

①用清水将蘑菇洗净，切成丁。

②锅置火上，加入适量清水，放入蘑菇和奶油，撒入适量的胡椒粉，大火煮约15分钟，至食材熟透。

③起锅后，将蘑菇汤盛入碗中，加入少许西蓝花做点缀即可。

莴笋蘑菇

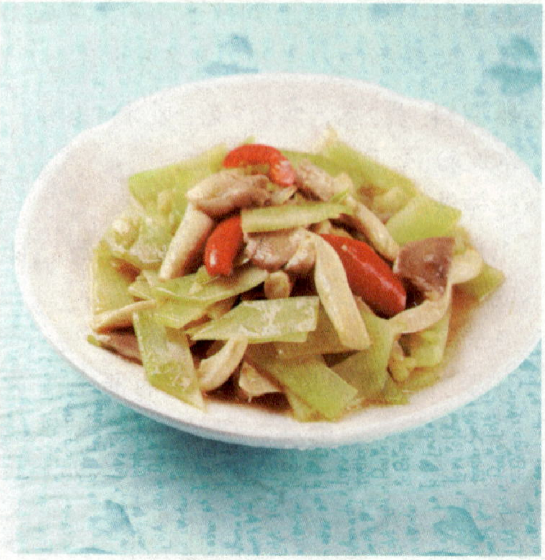

原料：莴笋120克，秀珍菇60克，红椒15克

调料：盐2克，鸡粉2克，水淀粉、食用油各适量，姜末、蒜末、葱末各少许

做法：

①莴笋洗净去皮，切成片；秀珍菇洗净，切成小块；红椒洗净，切成小块。

②姜末、蒜末、葱末入油锅爆香；放入秀珍菇、莴笋、红椒炒匀，加入少许清水，炒至全部食材熟软。

③加盐、鸡粉调味，倒入水淀粉勾芡。

④起锅，盛出炒好的菜肴，装盘即可。

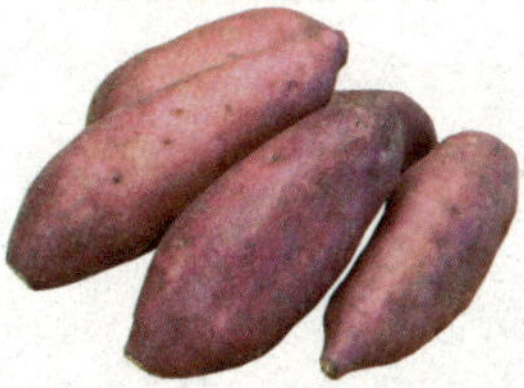

紫薯

紫薯含有丰富的蛋白质、维生素、矿物质等成分，热量很低，被评为最健康的食物之一。紫薯具有很强的超氧化歧化酶活性，对活性氧的消除作用更强，进而具有抗衰老的功效。

燕麦紫薯豆浆

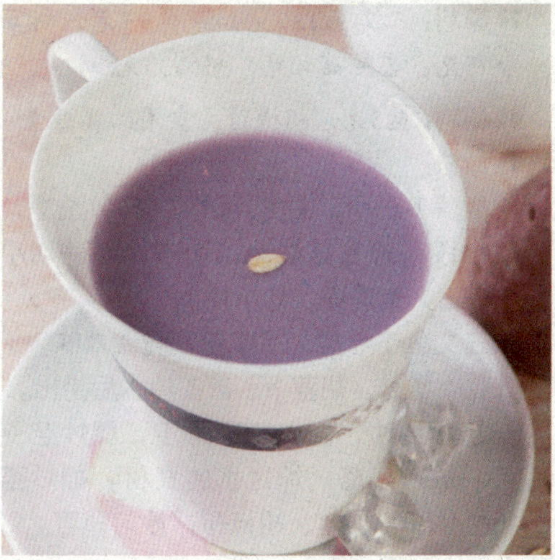

原料：紫薯35克，燕麦片15克，水发黄豆40克

调料：冰糖适量

做法：

①紫薯洗净去皮，切成小块；用清水将已浸泡8小时的黄豆搓洗干净，沥干。

②把燕麦片、黄豆、紫薯、冰糖倒入豆浆机中，注入适量清水，至水位线。

③盖上豆浆机，启动豆浆机，待豆浆机运转约15分钟，即成豆浆。

④把煮好的豆浆倒入滤网，滤入碗中，用汤匙撇去浮沫即可。

柚子紫薯银耳羹

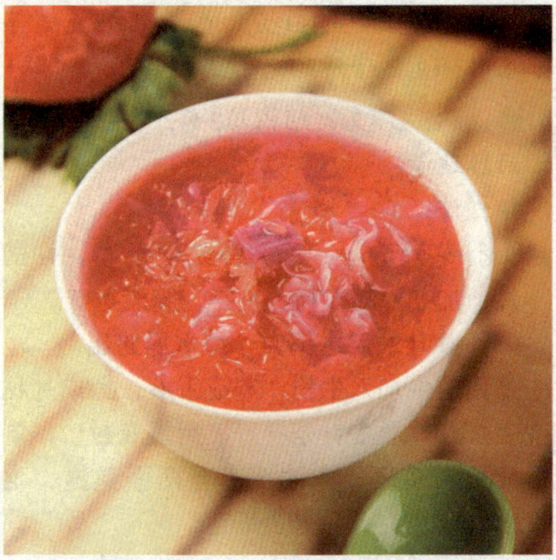

原料：紫薯200克，银耳40克，柚子适量

调料：冰糖适量

做法：

①银耳洗净，泡发，撕成小片；紫薯洗净，去皮，切丁；柚子取果肉待用。

②锅置火上，加入适量清水，放入银耳，盖上盖，炖煮约1个小时，至银耳熟软，放入紫薯和冰糖，煮至紫薯熟透。

③取榨汁机，放入柚子肉，榨出果汁，将果汁倒入煮好的食材中，拌匀，盛入碗中即可。

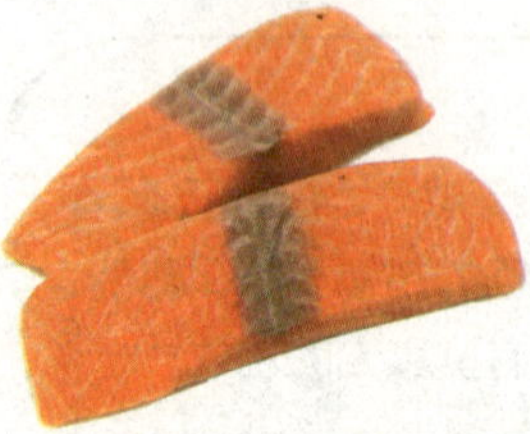

三文鱼

三文鱼中除了含Ω-3不饱和脂肪酸外，还有另外一种强效抗氧化成分——虾青素，能有效抗击自由基，延缓皮肤衰老，同时还能够保护皮肤免受紫外线的伤害。

三文鱼炒时蔬

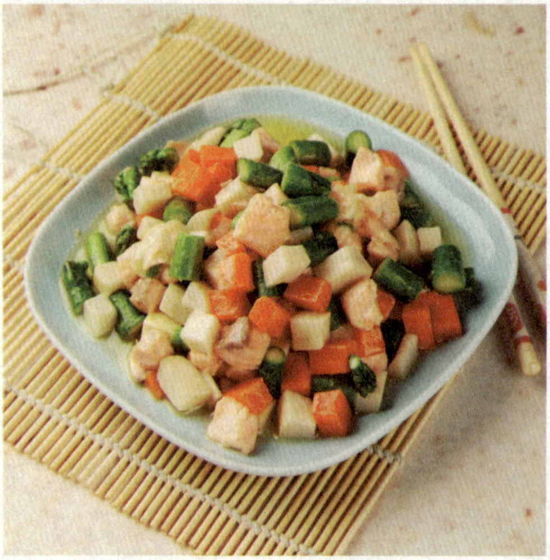

原料： 三文鱼180克，芦笋95克，胡萝卜75克，杏鲍菇40克，奶酪35克

调料： 盐3克，胡椒粉、食用油各适量

做法：

①胡萝卜洗净，去皮，切丁；芦笋洗净，切小段；杏鲍菇洗净，切丁；奶酪切小块；三文鱼洗净，切小块。

②三文鱼丁加盐、胡椒粉，腌渍入味。

③将杏鲍菇、胡萝卜、芦笋焯水后捞出。

④起锅烧油，倒入三文鱼丁，翻炒至变色，放入奶酪、焯过水的食材，翻炒至奶酪化开，加盐、胡椒粉，炒匀即可。

三文鱼金针菇卷

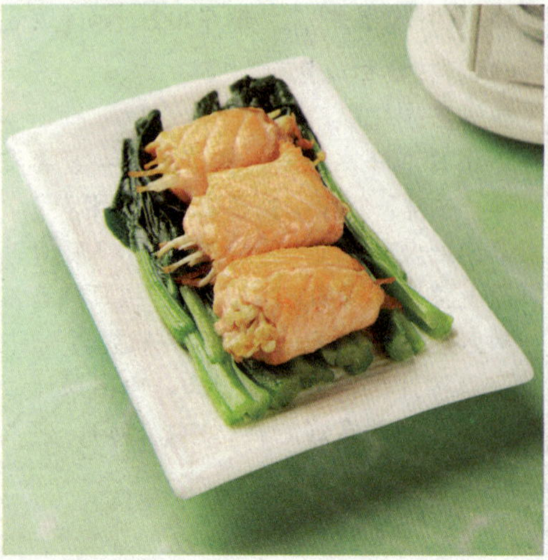

原料： 三文鱼160克，金针菇65克，芥菜叶50克，蛋清30克

调料： 盐3克，胡椒粉2克，生粉、食用油各适量

做法：

①芥菜叶洗净；三文鱼处理干净，切薄片，加盐、胡椒粉，搅匀，腌渍入味。

②芥菜叶入沸水锅中，焯水后捞出。

③蛋清中加入生粉，制成蛋液；鱼肉片抹上蛋液，放金针菇卷好，用蛋液封口，制成鱼卷生坯，入油锅煎至两面熟透，盛出，摆放在芥菜叶上即可。

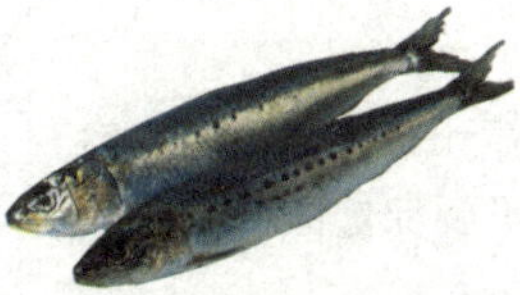

沙丁鱼

沙丁鱼中不但含有一种具有5个双键的长链脂肪酸，还含有大量辅酶Q10。辅酶Q10是一种可溶于脂肪的，类似于维生素的物质，对预防人体衰老有积极作用。

椒盐沙丁鱼

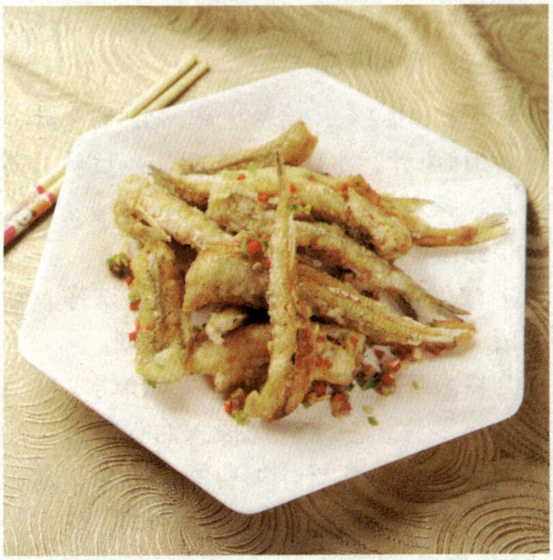

原料：沙丁鱼400克，青椒15克，红椒10克，洋葱粒少许

调料：椒盐4克，胡椒粉2克，姜末、蒜末、生粉、食用油各适量

做法：

①青椒、红椒洗净，切成粒；沙丁鱼洗净，切去头尾，去除内脏，备用。

②热锅注油，烧热，将沙丁鱼裹上生粉，炸成金黄色，捞出沥干油，待用。

③将姜末、蒜末、洋葱粒入油锅爆香，倒青椒、红椒、沙丁鱼，炒香，撒椒盐、胡椒粉炒匀，关火，盛出菜肴即可。

香辣沙丁鱼

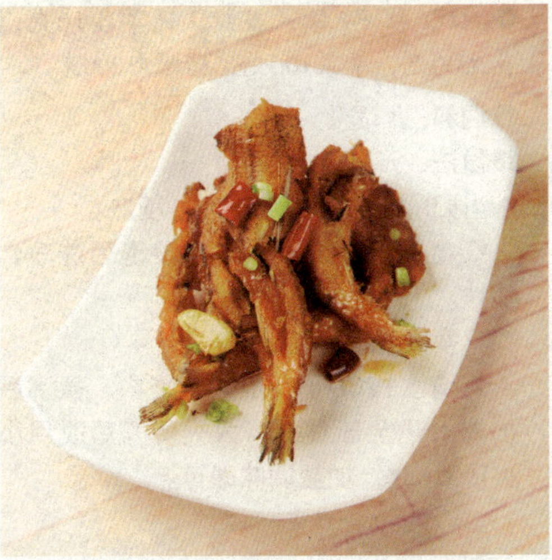

原料：沙丁鱼250克，红辣椒2个

调料：蒜2瓣，葱花、料酒、酱油各少许，盐、食用油各适量

做法：

①沙丁鱼去掉内脏，洗净放入盘中，加入少量盐和料酒，腌渍15分钟。

②将蒜瓣与红辣椒洗净，切成小块，备用。

③起锅烧油，倒入大蒜、红辣椒爆香，再倒入沙丁鱼，煎至两面呈金黄色。

④待鱼煎至熟透，加入少许料酒和酱油调味，炒匀，盛入盘中，撒上葱花即可。

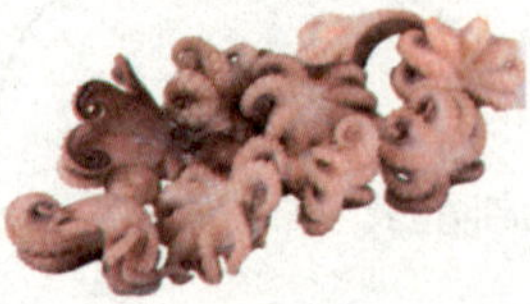

章鱼

章鱼含有丰富的蛋白质、矿物质等营养元素，并且还富含抗疲劳、抗衰老，能延长人类寿命的重要保健因子——天然牛磺酸。

芦笋木耳炒章鱼

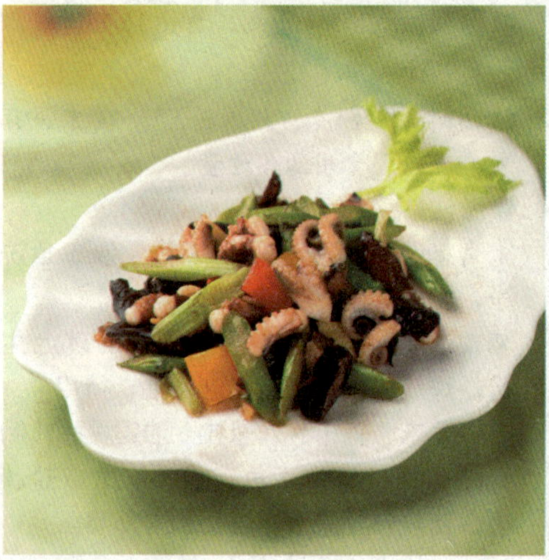

原料：章鱼100克，芦笋90克，彩椒70克，水发木耳50克

调料：盐2克，鸡粉少许，生抽3毫升，料酒4毫升，水淀粉、食用油各适量，姜片、蒜末、葱段各少许

做法：

①章鱼处理干净，切段；芦笋洗净，切段；彩椒、木耳均洗净，切小块。

②将木耳、芦笋、章鱼、彩椒焯水。

③将姜片、蒜末、葱段入油锅爆香，倒入焯煮过的食材，加料酒、生抽、盐、鸡粉调味，倒入水淀粉炒入味即可。

红枣花生章鱼汤

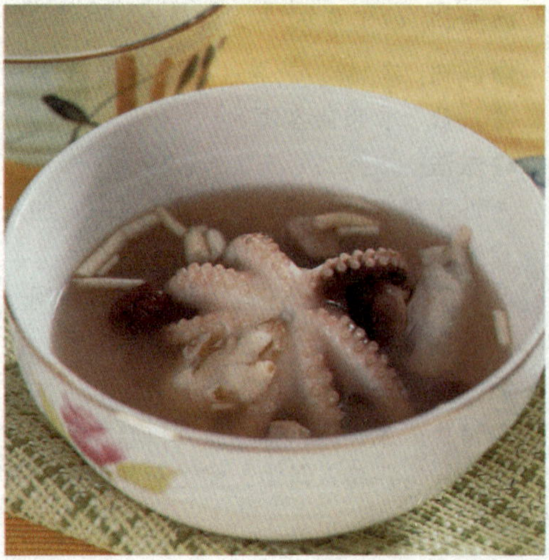

原料：红枣8枚，当归、通草各10克，花生30克，章鱼100克，猪瘦肉200克

调料：盐适量

做法：

①当归、花生、通草洗净，浸泡。

②红枣去核，洗净；章鱼浸泡后洗净，切块。

③猪瘦肉洗净，切块。

④将清水1200毫升放入瓦煲内，煮沸后加入上述全部食材，大火煲开后改用小火煲3小时，加盐调味即可。

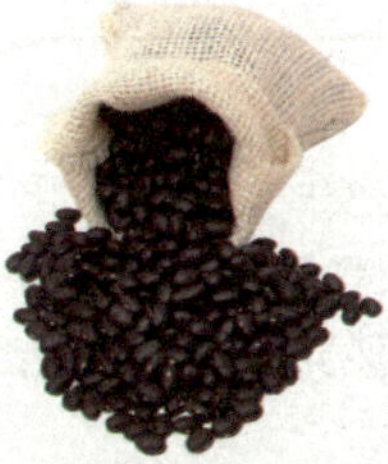

黑豆

黑豆被古人誉为肾之谷，含有丰富的维生素、卵磷脂、核黄素等成分，其中维生素B和维生素E的含量都很高，维生素E的含量更是肉的7倍，能有效地延缓衰老。

芝麻花生黑豆浆

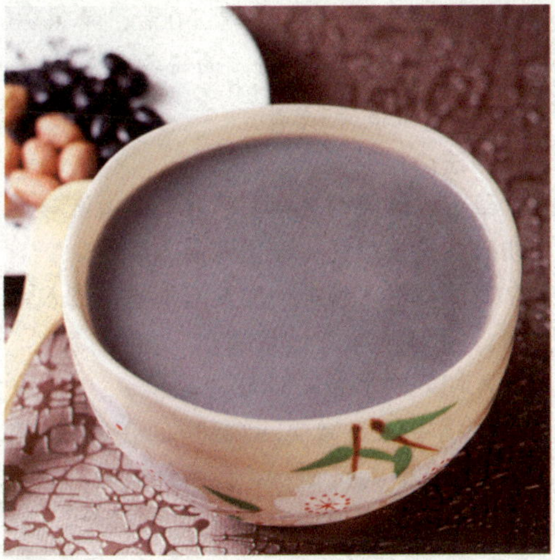

原料： 黑豆70克，花生15克，黑芝麻10克

调料： 白糖5克

做法：

①将黑豆、花生用清水浸泡6~16小时，洗净待用；将黑芝麻洗净，沥干水分，碾碎。

②将泡好的黑豆、花生、黑芝麻一起放入豆浆机内，杯体内加入适量清水。

③启动豆浆机，十几分钟后豆浆煮熟。

④饮用时加入白糖调味即可。

黑豆猪肝汤

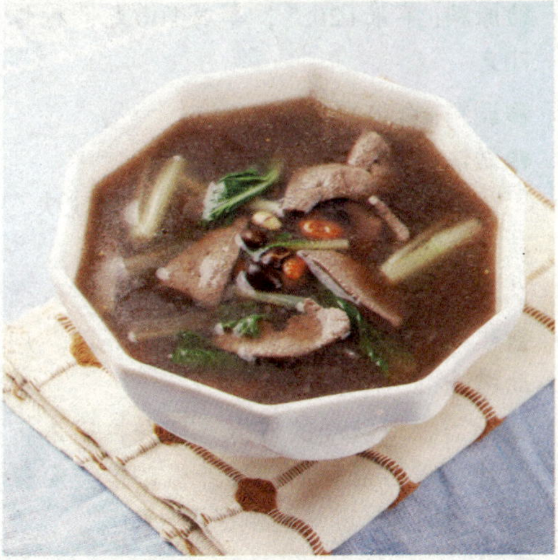

原料： 水发黑豆100克，枸杞6克，猪肝90克，小白菜60克

调料： 料酒2毫升，姜片少许，盐、鸡粉、食用油各适量

做法：

①小白菜洗净去根，切段；猪肝洗净，切片，装碗，加料酒、盐、鸡粉，抓匀，腌渍10分钟至入味。

②往砂锅中加水烧开，放入黑豆、枸杞，煮至黑豆熟软，放入姜片、猪肝片，煮至沸腾，加鸡粉、盐、食用油、小白菜，煮至食材熟透后盛出即可。

草莓

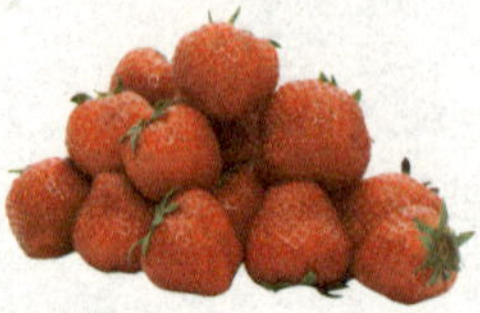

草莓是富含抗氧化剂维生素C和维生素E的佼佼者，抗氧化剂维生素C、维生素E可防御机体细胞膜遭受氧化破坏，并可清除体内自由基等代谢“垃圾废物”，预防或减少由于内脏沉积脂褐素而导致的脏器退行性老化。

草莓樱桃苹果煎饼

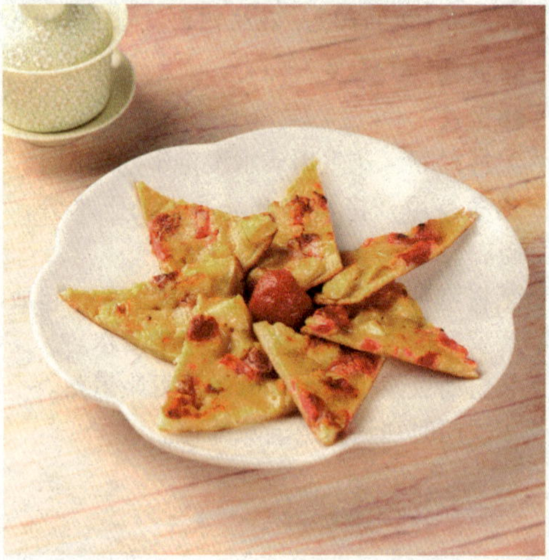

原料：草莓80克，樱桃60克，苹果90克，鸡蛋1个，玉米粉、面粉各60克

调料：橄榄油5毫升

做法：

①草莓、苹果均洗净切小块；樱桃洗净，切碎；鸡蛋磕开，取蛋清装入碗中。

②将面粉倒入碗中，加入玉米粉，倒入蛋清，搅匀，加入适量清水，继续搅拌，放入切好的水果，拌匀。

③往锅中注入橄榄油烧热，倒入拌好的水果面糊，摊成饼状，煎至焦黄色。

④煎好的饼用刀切成小块，装盘即可。

草莓苹果汁

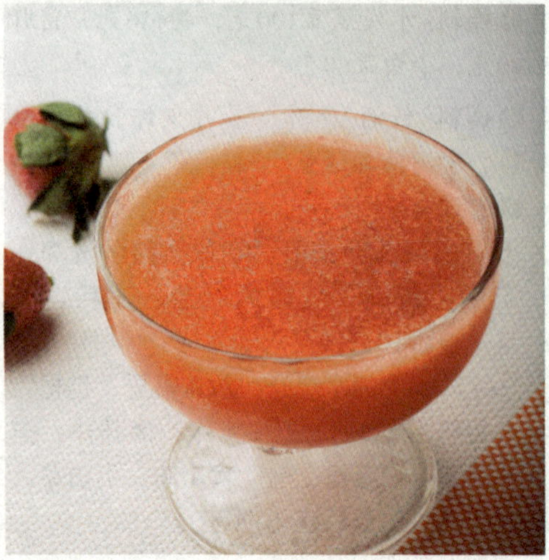

原料：苹果120克，草莓100克，柠檬70克

调料：白糖7克

做法：

①苹果洗净，去果核，再把果肉切成块；草莓洗净，去除果蒂，切成小块。

②取榨汁机，倒入切好的水果，注入适量矿泉水，加入少许白糖，盖好盖，启动榨汁机，榨出果汁。

③揭盖，取洗净的柠檬，切开，挤入柠檬汁，盖好盖，启动榨汁机，搅拌至果汁混合均匀，断电后倒出果汁即可。

蓝莓

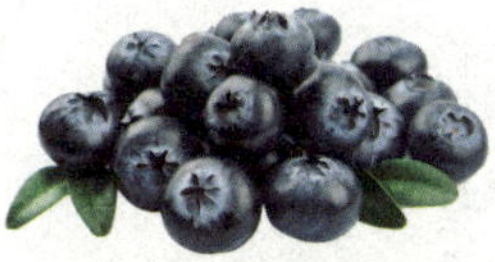

蓝莓中的花色苷有很强的抗氧化性，可延缓衰老、防止细胞的退行性改变，同时还可以强化毛细血管功能、增强人体免疫力。

蓝莓南瓜

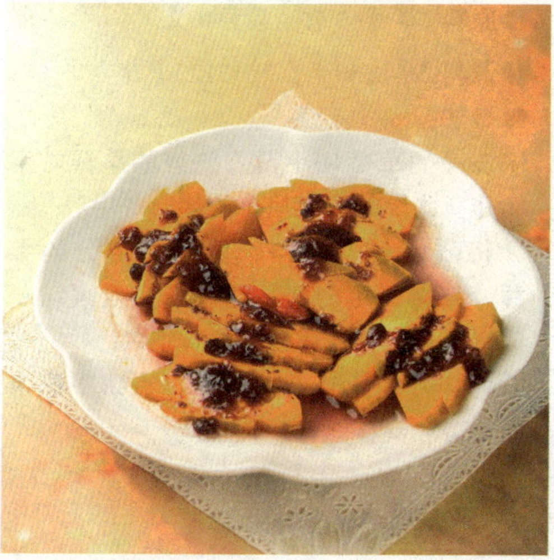

原料：蓝莓酱40克，南瓜400克

做法：

①南瓜洗净去皮，切成厚片，放入盘中，摆放整齐，将蓝莓酱抹在南瓜上。

②把加工好的南瓜片放入已经烧开的蒸锅中。

③盖上盖，大火蒸5分钟，至食材熟透。

④揭开盖，把蒸好的蓝莓南瓜取出，微凉即可食用。

蓝莓牛奶西米露

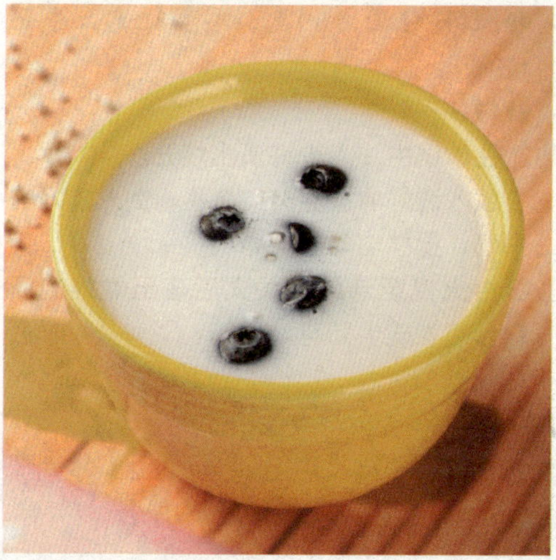

原料：西米70克，蓝莓50克，牛奶90毫升

调料：白糖6克

做法：

①往砂锅中加适量清水烧开，倒入洗净的西米，拌匀，盖上盖，煮沸后用小火煮约15分钟，至米粒变软。

②揭盖，倒入牛奶，轻轻搅拌一会儿，加入少许白糖，搅拌均匀，用大火续煮一会儿，至糖分溶化。

③关火，盛出煮好的西米露，放入汤碗中，撒上洗净的蓝莓即可。

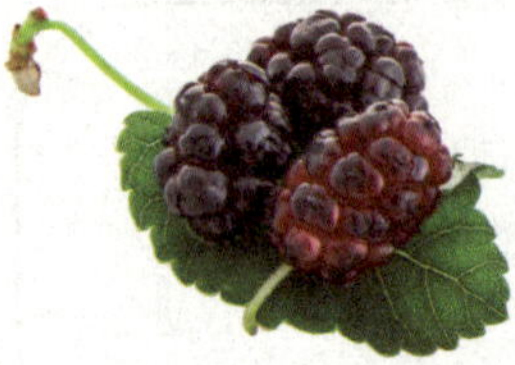

桑葚

桑葚中含有花青素，花青素具有很强的抗氧化功能，不仅如此，桑葚还有另外一种抗氧化成分——桑葚多糖，因此常食用桑葚可以调理免疫系统、抗疲劳、抗衰老。

草莓桑葚奶昔

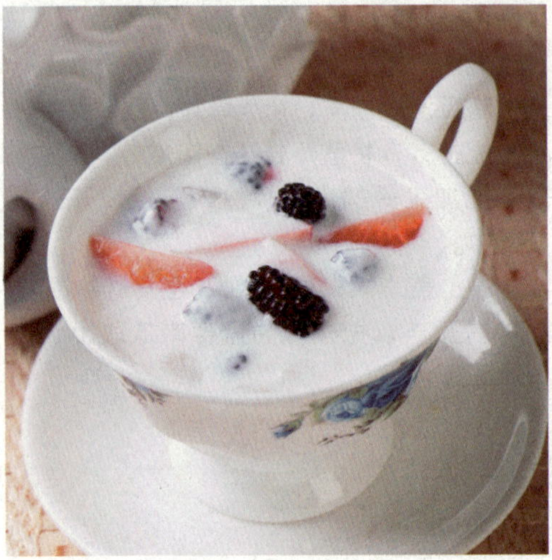

原料: 草莓65克，桑葚40克

调料: 冰块30克，酸奶120毫升

做法:

①洗净的草莓切小瓣；洗好的桑葚对半切开；冰块敲碎，呈小块状，备用。

②将酸奶装入碗中，倒入大部分的桑葚、草莓，用勺搅拌至酸奶完全裹匀草莓和桑葚，倒入冰块，搅拌均匀。

③将拌好的奶昔装入杯中，点缀上剩余的草莓、桑葚即可。

桂圆桑葚奶

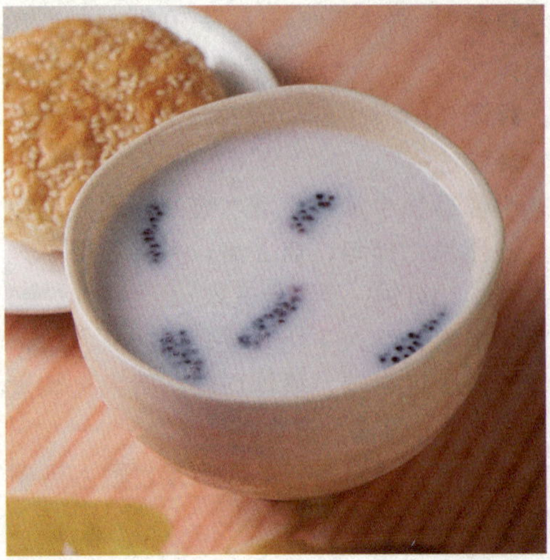

原料: 桂圆肉80克，桑葚30克，牛奶120毫升

做法:

①往砂锅中注入少许清水烧开。

②放入洗好的桂圆肉、桑葚，倒入备好的牛奶，搅拌均匀。

③中火煮至沸腾，关火后盛出煮好的汤料，装入碗中即可。

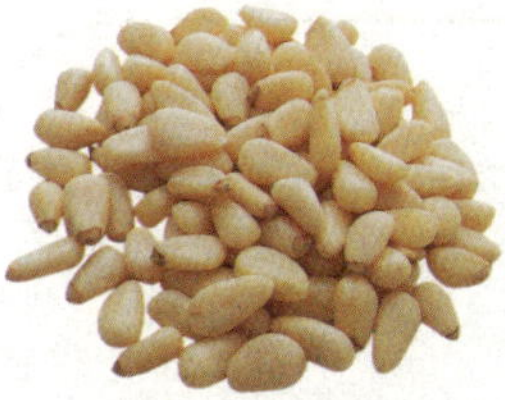

松仁

松仁中含有丰富的维生素E，具有抗衰老的作用。维生素E是一种很强的抗氧化剂，能抑制细胞内和细胞膜上脂质的过氧化作用，保护细胞免受自由基的损害，从而保护细胞的完整性。

松仁荷兰豆

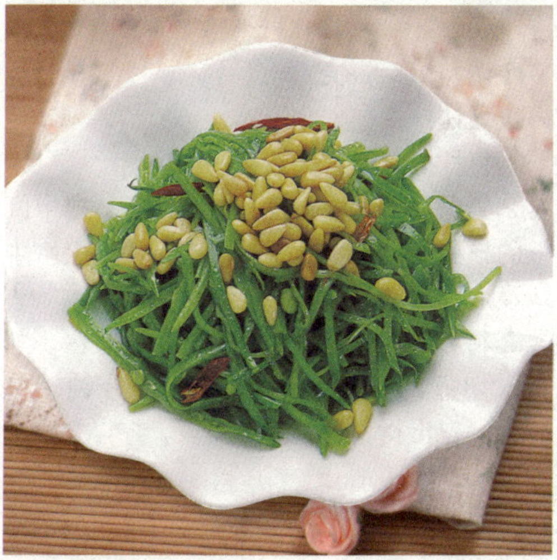

原料： 松仁100克，荷兰豆250克，干辣椒20克

调料： 香油5毫升，盐、味精各2克，食用油适量

做法：

①松仁、荷兰豆清洗干净，再放入开水中焯熟，盛出晾凉，把荷兰豆切成细丝。

②干辣椒洗净，切丝，下油锅炝香，盛出，加入香油、盐、味精调成味汁，淋入松仁、荷兰豆中，拌匀，装盘即可。

松仁豌豆炒干丁

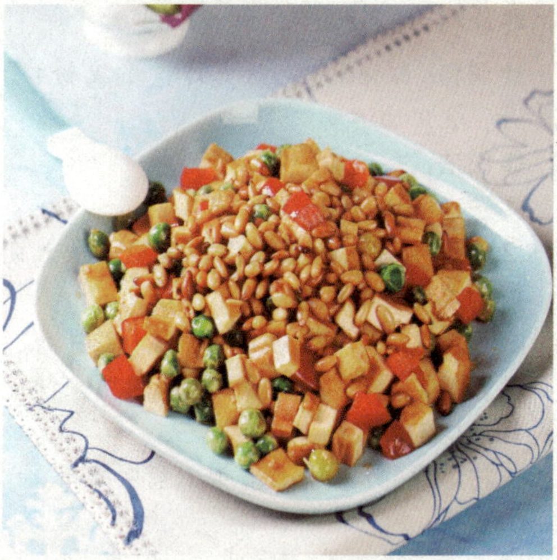

原料： 豆干150克，豌豆100克，松仁40克，蒜末、红椒各少许

调料： 食用油、盐、酱油、水淀粉各适量

做法：

①豆干洗净切丁；豌豆、松仁洗净。

②将豌豆、豆干、红椒丁入沸水中，大火煮至断生后捞出，再放入松仁焯水后捞出。

③起锅烧油，加蒜末爆香，倒入煮好的豌豆、豆干和红椒，再加入适量盐、酱油和水淀粉，略炒至食材入味后装盘，倒入松仁即可。

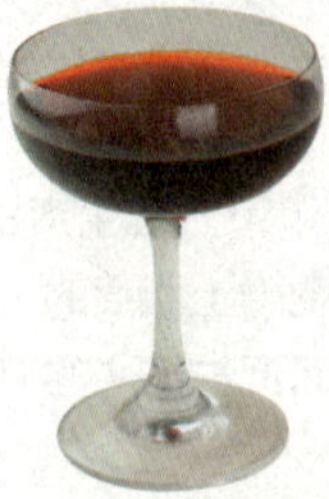

红酒

红酒是强有力的外源性抗氧化剂。自由基与人的疾病及衰老有关，抗氧化剂通过清除自由基来防止其对人体细胞的攻击。所以，适量饮用红酒可以延缓衰老。

红酒雪梨

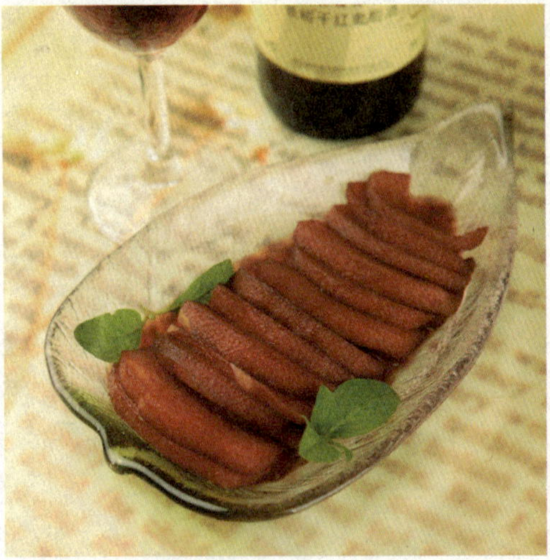

原料： 雪梨2个，红酒适量，柠檬3片

调料： 冰糖8克

做法：

①将柠檬片泡水，备用。

②雪梨洗净，去皮后对半剖开，把中间的核挖掉，改刀切厚片，放入柠檬水中浸泡。

③将红酒和冰糖放入锅中煮至糖化，放入切好的雪梨，小火炖约20分钟，关火，盛出材料，装盘即可。

红酒焖洋葱

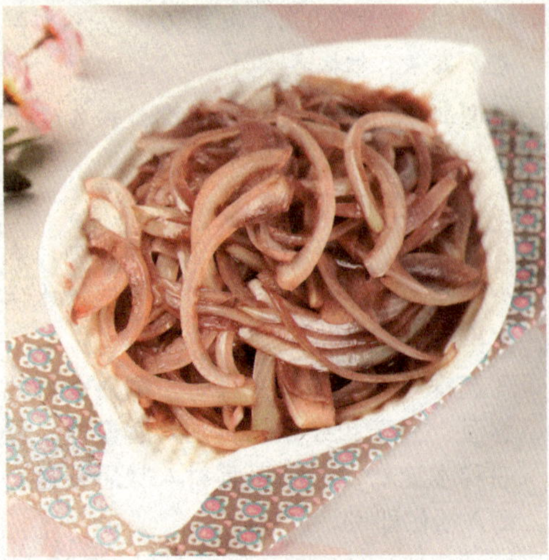

原料： 洋葱200克，红酒120毫升

调料： 白糖3克，盐少许，水淀粉4毫升，食用油适量

做法：

①洗净的洋葱切成丝，备用。

②往锅中注入适量食用油烧热，放入切好的洋葱，略炒片刻。

③倒入红酒，翻炒均匀；加入白糖、盐，炒匀调味；淋入适量水淀粉，快速翻炒均匀。

④将炒好的食材盛出，装入盘中即可。

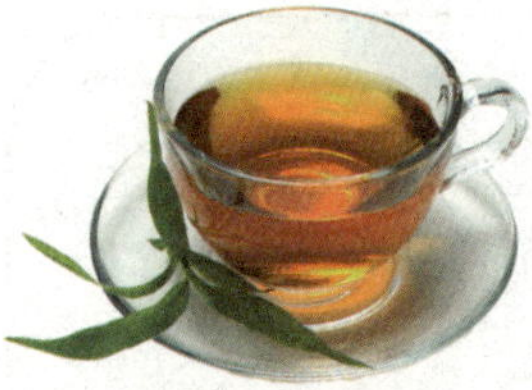

红茶

红茶中的抗氧化剂可以彻底破坏癌细胞中化学物质的传递路径，可有效延缓细胞衰老。研究表明，红茶抗衰老的效果强于大蒜、西蓝花和胡萝卜等蔬菜。

红茶豆浆

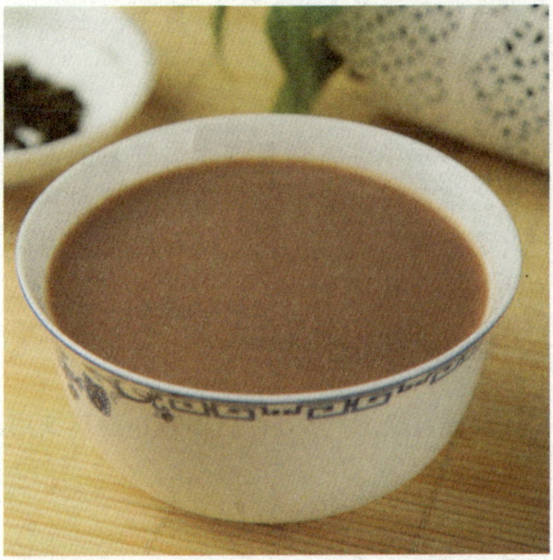

原料： 黄豆50克，红茶适量

调料： 白糖适量

做法：

①将黄豆洗净，用清水浸泡1个小时。

②将黄豆放入备好的豆浆机中，加入适量红茶和清水至刻度线，盖好豆浆机，启动按钮，进行搅打。

③将榨好的豆浆过滤倒入杯中，加入适量白糖，拌匀至糖溶化即可。

柠檬红茶

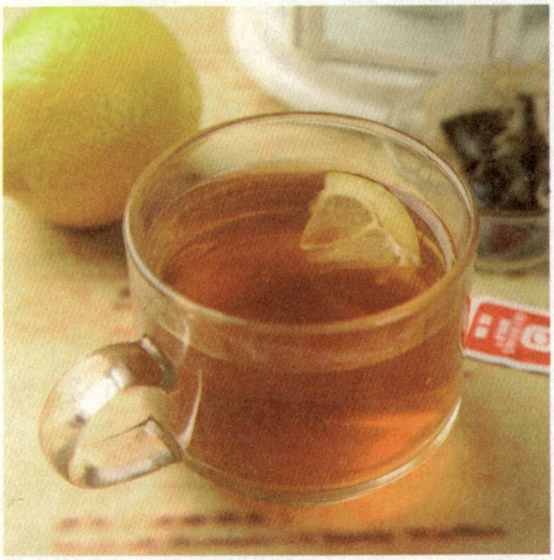

原料： 柠檬片1片，红茶包1个

调料： 方糖适量

做法：

①将红茶放入备好的杯中，加入适量开水浸泡。

②加入方糖，搅拌片刻，待其溶化。

③加入一片柠檬片，待其析出有效成分，即可饮用。

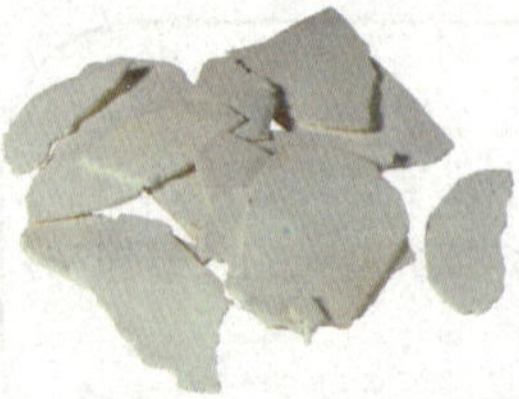

茯苓

茯苓可以保养卵巢，有效延缓女性衰老，双向调节雌激素水平，抑制卵巢囊肿的产生。茯苓还可调节神经系统功能，有效延长脑细胞的寿命。

乌龙茯苓溶脂茶

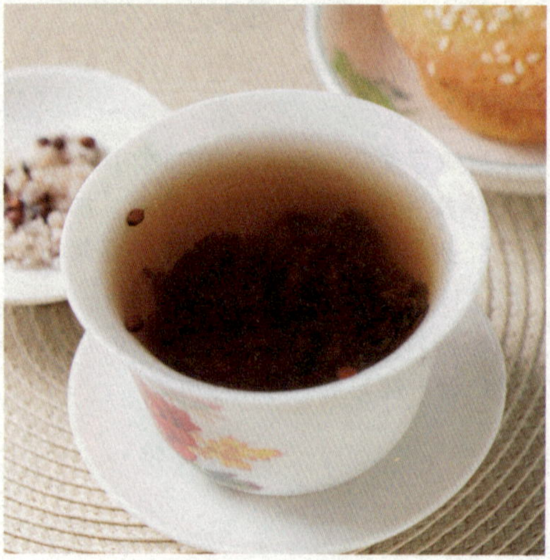

原料：乌龙茶叶5克，莱菔子、土茯苓粉各少许

做法：

①往砂锅中注入适量清水烧开，倒入洗净的莱菔子，撒上土茯苓粉，拌匀，大火烧开后，用小火煲约15分钟，用中火保温，待用。

②取一茶杯，放入乌龙茶，倒入砂锅中的上述药汁，至八九分满。

③加盖，浸泡约3分钟后揭盖，趁热饮用即可。

茯苓炒三丝

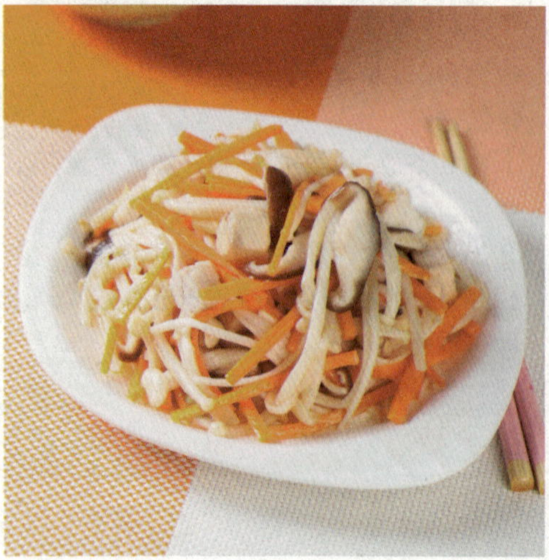

原料：鲜茯苓100克，胡萝卜50克，金针菇50克，香菇30克

调料：盐、食用油各适量

做法：

①茯苓洗净，切成小方块；胡萝卜洗净去皮，切丝；金针菇洗净；香菇洗净，切丝。

②锅内加油烧热，放入茯苓、胡萝卜、香菇，炒至食材熟软，放入金针菇，略炒，加入盐调味，炒至全部食材熟透。

③将炒好的食材盛出，装盘即可。

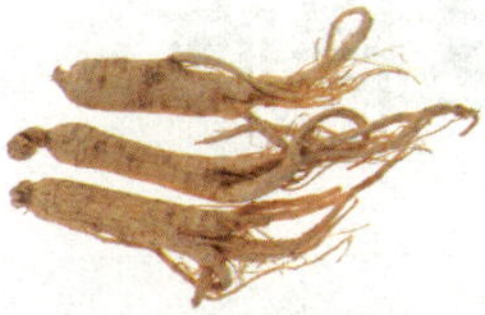

人参

人参含有人参皂苷、人参多糖、少量挥发油、各种氨基酸、人参多肽、葡萄糖、果糖、果胶、维生素B_1、维生素B_2、烟酸、泛酸等营养成分。其中，人参皂苷是最主要的活性物质，具有抗衰老、抗感染的作用。

人参茶

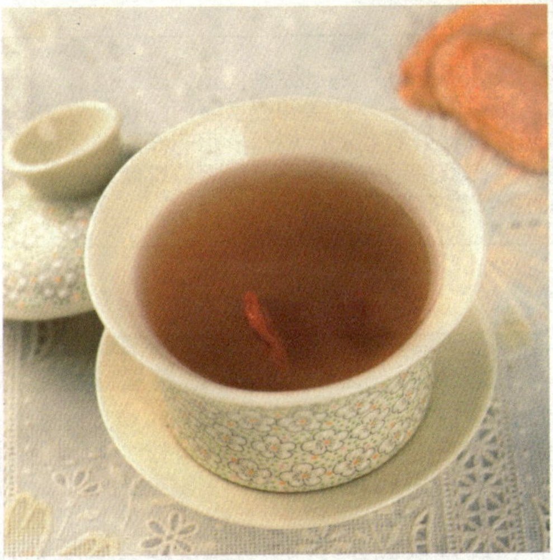

原料: 人参5克，枸杞3克

做法:

①往砂锅中注入适量清水烧开，放入洗净的人参、枸杞。

②盖上盖，用小火煮15分钟，至原料析出有效成分。

③揭盖，略微搅动片刻。

④将人参茶盛出，装入杯中即可。

人参红枣鸽子汤

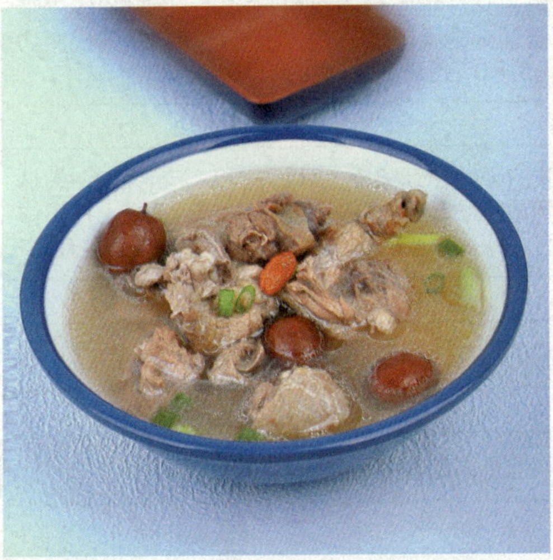

原料: 鸽子1只，红枣8枚，人参1支

调料: 盐适量

做法:

①将鸽子收拾干净，剁成块；将红枣、人参均用清水洗净，备用。

②锅置火上，倒入适量清水，放入鸽子烧开，撇去浮沫，放入人参、红枣，小火煲至熟透，加入盐调味即可。

产后祛除妊娠纹应该这样吃

妊娠纹产生的根本原因

当女性怀孕超过3个月时，增大的子宫突出于盆腔，向腹腔发展，腹部开始隆起，受增大的子宫影响，皮肤弹性纤维与腹部肌肉开始伸长，尤其是怀孕6个月后更加明显。当超过一定限度时，皮肤弹性纤维会发生断裂，腹直肌腱也会发生不同程度的分离。于是，在腹部的皮肤上出现了粉红色或紫红色的不规则纵向裂纹。产后原先皮肤上的裂纹便渐渐褪色，最后变成银白色，即妊娠纹。

如何祛除妊娠纹

妊娠纹在产后不会消失，孕妇除了通过控制体重、腹部按摩、均衡营养素的摄取来减缓妊娠纹的产生，并缓和皮肤瘙痒的状况外，适度地使用除纹霜，对预防或减缓妊娠纹的产生有一定的作用。除纹霜中的胶原蛋白成分，可补充真皮层的胶原蛋白，预防纤维断裂。下面教大家几种除纹霜使用时的按摩方法：

腹部

涂抹时以肚脐为起点，按顺时针方向不断地画圈按摩，画圈时应由小至大向外扩散，直至均匀地涂满整个肚皮。

臀部

涂抹时可以将双手放在臀部的下方，用手腕的力量由下往上、由内至外轻轻按摩即可。

乳房

涂抹乳房时，以乳沟作为起点，用指腹由下至上、由内至外轻轻画圈按摩，直至贴近脖子。

祛除妊娠纹的饮食原则

- 每天早晚喝两杯脱脂牛奶，吃纤维丰富的蔬菜、水果，吃富含维生素和矿物质的食物，以此增加细胞膜的通透性，提高皮肤的新陈代谢功能。维生素A、维生素B_2是皮肤光滑细润不可缺少的物质。
- 良好的喝水习惯会为皮肤的弹性计划提速。早上起床后，可先喝一大杯温矿泉水，它可以刺激肠胃蠕动，使内脏进入工作状态。清晨，排出体内的垃圾也是非常重要的。如果常被便秘所困扰，不妨在水中加些盐。
- 吃些对皮肤胶原纤维有利的食品，以增强皮肤弹性。
- 控制糖分摄入，少吃色素含量高的食物。

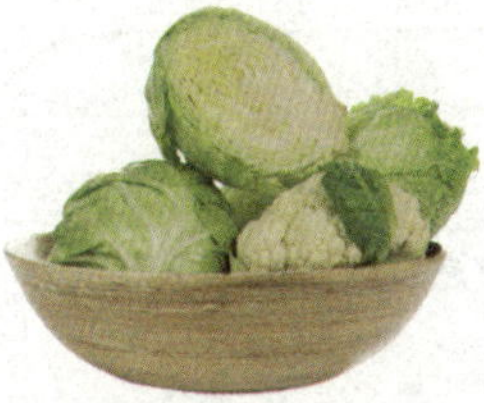

包菜

包菜富含维生素C、维生素E、维生素B_6、叶酸和钾，能防止皮肤色素沉积，延缓皮肤衰老，淡化斑痕，对皮肤美容有一定功效。

烫包菜

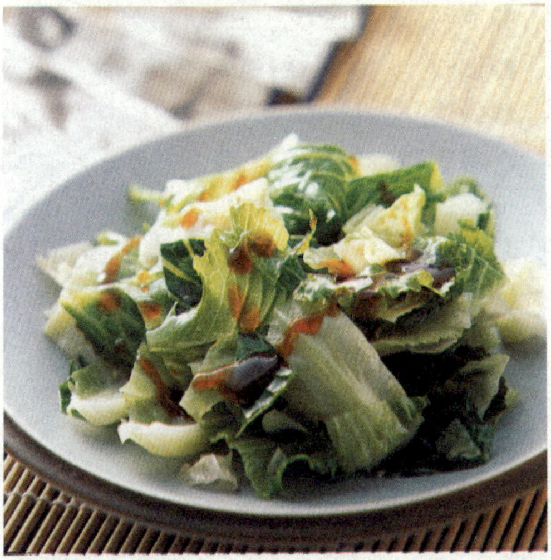

原料：包菜200克

调料：酱油膏少许

做法：

①包菜洗净，切小片，放入开水中烫熟，捞出摆盘。

②将适量的酱油膏淋在包菜上搅拌均匀即可。

炝炒包菜

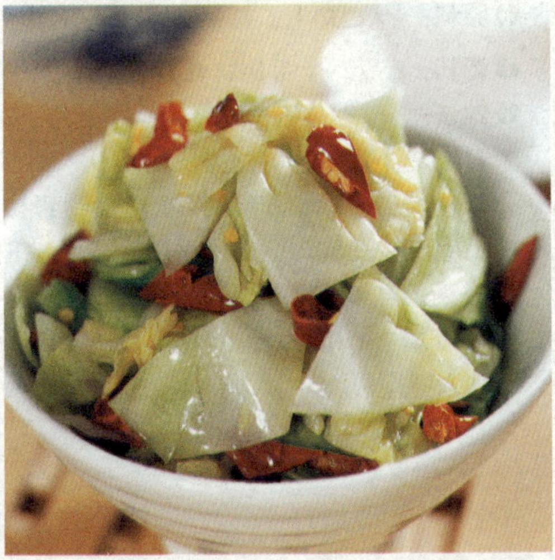

原料：包菜300克，干辣椒10克

调料：盐3克，醋适量，味精3克，食用油适量

做法：

①将包菜洗净，切成三角片状；干辣椒剪成小段。

②锅置火上，加油烧热，下入干辣椒段炒出香味。

③下入包菜片，炒熟后，再加入盐、醋、味精炒匀即可。

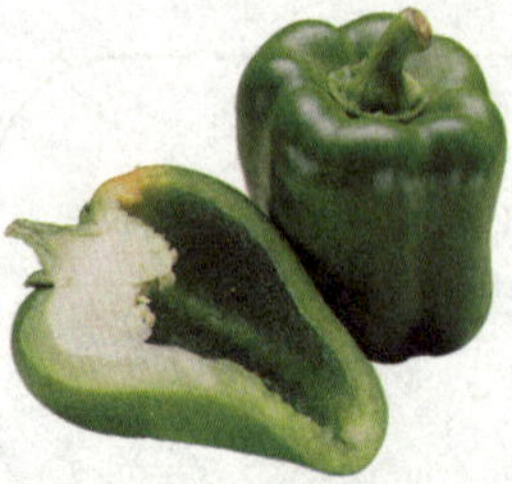

青椒

辛辣食物既能促进血液循环，又能增强脑细胞活性。辣椒中含有丰富的维生素E、维生素C，能有效滋润肌肤，淡化斑纹，防止肌肤老化。

凉拌青红椒丝

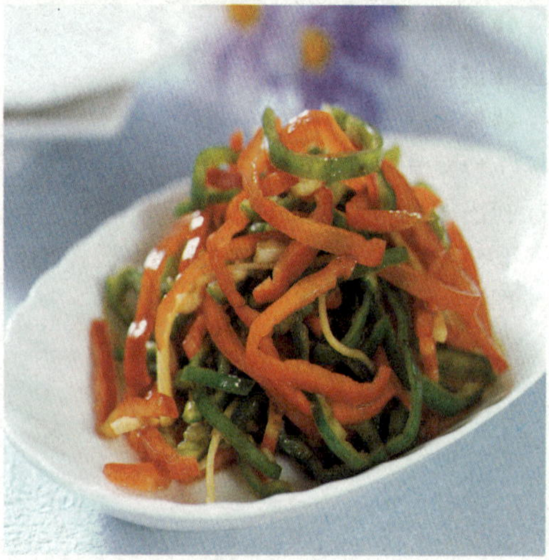

原料： 青椒150克，红椒150克

调料： 盐5克，味精3克，姜20克

做法：

①将青椒、红椒洗净后，去蒂、籽，切成丝；姜去皮，洗净切成丝。

②将青椒、红椒丝加入适量盐腌渍5分钟，挤去盐水。

③加入姜丝，放盐和味精调味，搅拌均匀即可。

擂辣椒

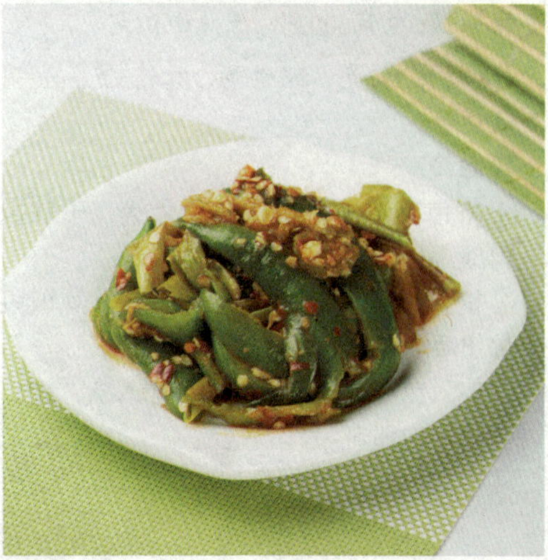

原料： 青椒250克，蒜末、姜末各适量

调料： 豆豉、食用油、盐、酱油各少许

做法：

①青椒洗净，去籽，撕成块状。

②铁锅烧热，放入青椒翻炒，直到青椒炒出虎皮并变软，盛出备用。

③将锅洗净烧热，放油，加蒜末、姜末和豆豉煸香，放入青椒炒匀，放盐、酱油炒入味即可。

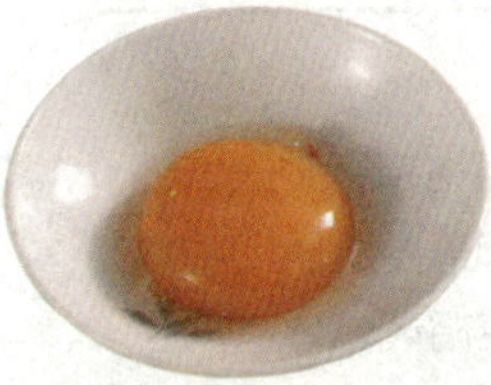

蛋黄

蛋黄中富含维生素A、维生素D、维生素E、维生素K、磷、铁等营养成分，常吃蛋黄可增强细胞膜的通透性和皮肤的新陈代谢功能，还可淡化妊娠纹。

土豆蛋黄奶粥

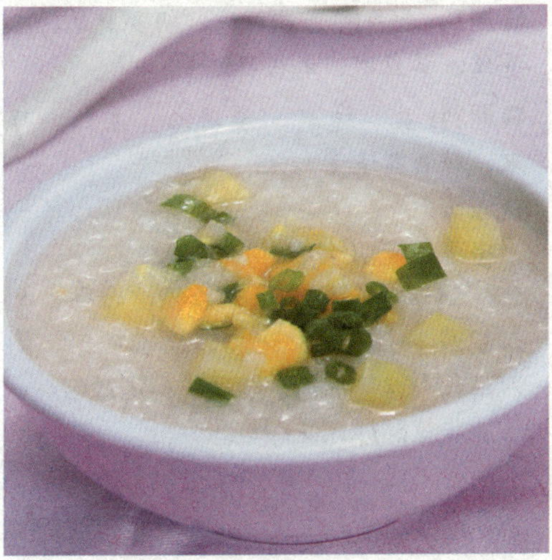

原料: 土豆30克，熟鸡蛋黄1个，牛奶100毫升，大米80克

调料: 白糖3克，葱花适量

做法:

①大米洗净，入清水中浸泡；土豆去皮洗净，切成小块放入清水中稍泡。

②锅置于火上，注入适量清水，将大米煮至五成熟。

③放入牛奶，调匀后放入土豆，煮至米粒开花，放入鸡蛋黄，加白糖调匀，撒上葱花即可。

肉末蒸蛋

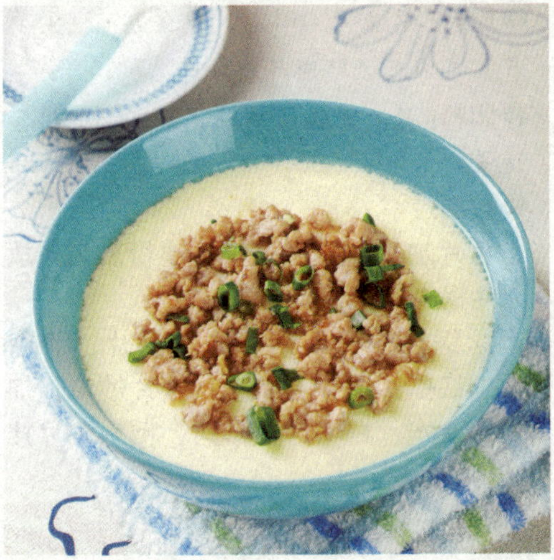

原料: 肉末、蒜末各适量，鸡蛋3个

调料: 盐、鸡粉、食用油各适量

做法:

①油锅烧热，倒入蒜末，爆香，加入肉末略炒，加入适量鸡粉、盐，炒匀至食材熟透并且入味。

②将鸡蛋打入碗中，搅散，倒入蒸碗中。

③将蒸碗放入蒸锅中，蒸熟鸡蛋。

④将蒸好的鸡蛋取出，然后将炒好的肉末倒在鸡蛋上即可。

草鱼

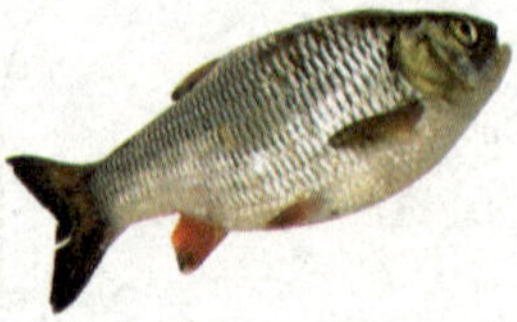

草鱼含有维生素B_1、维生素B_2、烟酸、不饱和脂肪酸、钙、磷、铁、锌、硒等营养成分，有抗衰老和美容肌肤的功效。草鱼中含有的不饱和脂肪酸还能促进血液循环。

五彩鱼丝

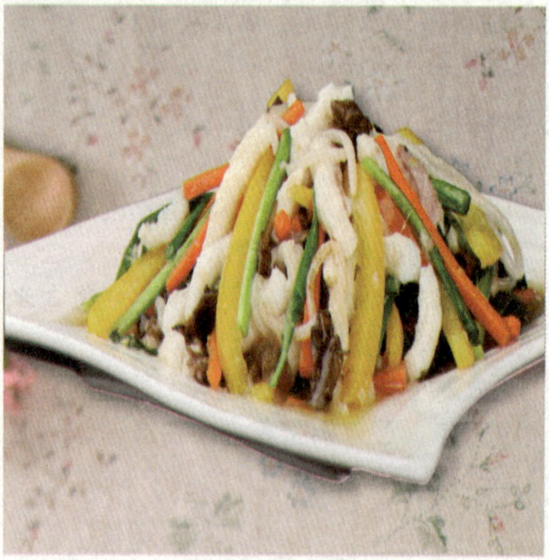

原料： 彩椒丝、韭菜段、胡萝卜丝、木耳丝、草鱼肉、米粉各适量

调料： 盐、味精、食用油、姜丝、蒜末、料酒各适量

做法：

①将草鱼肉切丝。

②热锅下油，放入蒜末、姜丝爆香，倒入胡萝卜、木耳、米粉、彩椒炒匀，倒入草鱼肉丝，加盐、味精、料酒炒匀。

③加韭菜翻炒入味即可。

菠萝鱼片

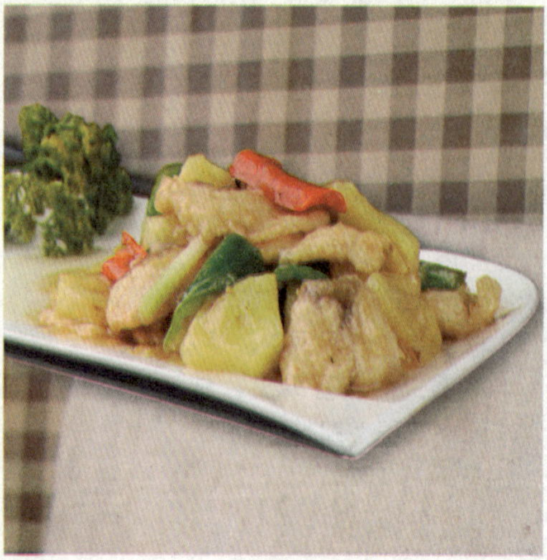

原料： 草鱼片400克，鸡蛋1个，菠萝片、青椒片、红椒片各少许

调料： 盐、白糖、姜片、蒜末、淀粉各适量

做法：

①鱼片加少许盐、蛋黄、淀粉裹匀，放入油锅内略炸。

②起锅烧油，倒入蒜末、姜片、青椒片、红椒片爆香，倒入菠萝片炒匀，加少许清水、白糖、盐炒匀，倒入鱼片拌炒均匀即可。

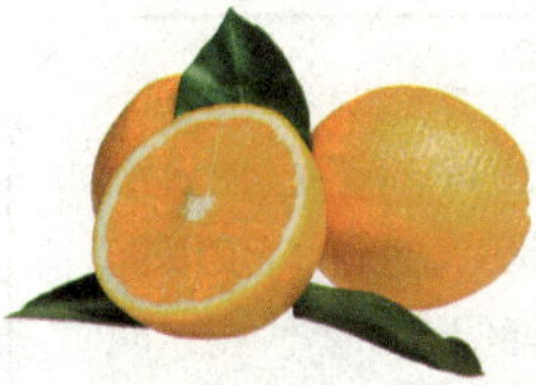

橙子

橙子中含有丰富的纤维素和果胶物质，并且还含有丰富的维生素C，能有效增加细胞膜的通透性，增强皮肤的新陈代谢功能。

橙子苹果雪梨汁

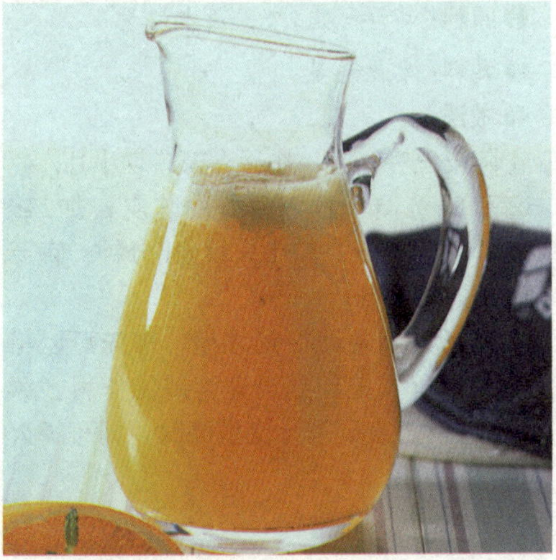

原料： 橙子2个，苹果1/2个，雪梨1/4个，水30毫升

调料： 蜂蜜适量

做法：

①橙子去皮，切成小块。

②苹果洗净，去核；雪梨洗净，去皮；二者均切成小块。

③把备好的橙子、苹果、雪梨和水放入榨汁机内，搅拌均匀，再榨成汁，最后调入适量蜂蜜即可。

清爽橙子盅

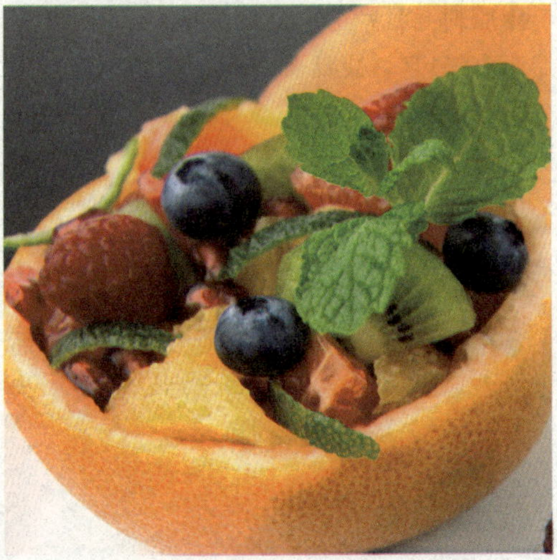

原料： 覆盆子、甜橙、猕猴桃、西红柿、石榴、酸橙、蓝莓各适量，薄荷叶5克，橙子盅1个

调料： 醋、细砂糖、沙拉酱各适量

做法：

①将覆盆子、蓝莓、薄荷叶洗净；甜橙、猕猴桃去皮，切块；酸橙洗净，切片；西红柿洗净，切块；石榴取籽。

②将所有食材装碗，加醋、细砂糖拌匀，装入橙子盅内，加沙拉酱拌匀即可。

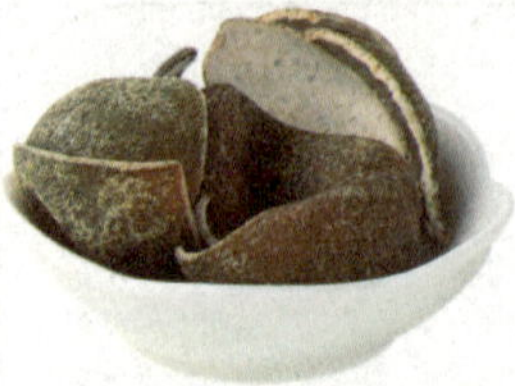

陈皮

陈皮味苦、辛，性温，含有挥发油、橙皮苷、维生素B、维生素C等成分，具有理气健脾、燥湿化痰的功效。陈皮既能促进血液循环，又能增强细胞活性，还能促进新陈代谢，淡化斑纹，美化肌肤。

陈皮冰糖汁

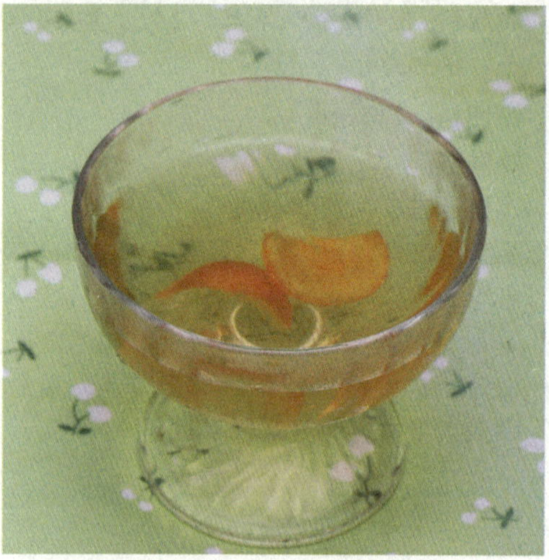

原料: 新鲜陈皮1个，清水适量

调料: 冰糖适量

做法:

①陈皮洗净，刮掉内面白瓤，切小片。

②砂锅洗净，放入备好的陈皮，加2碗水，大火煮开，转小火续煮5分钟，直至陈皮熬出香味。

③待汤汁飘香时，加冰糖，事先可以将冰糖拍碎，能起到迅速溶解的作用，续煮3分钟，直到汤汁变稠亮时，即可熄火出锅。

陈皮老鸽汤

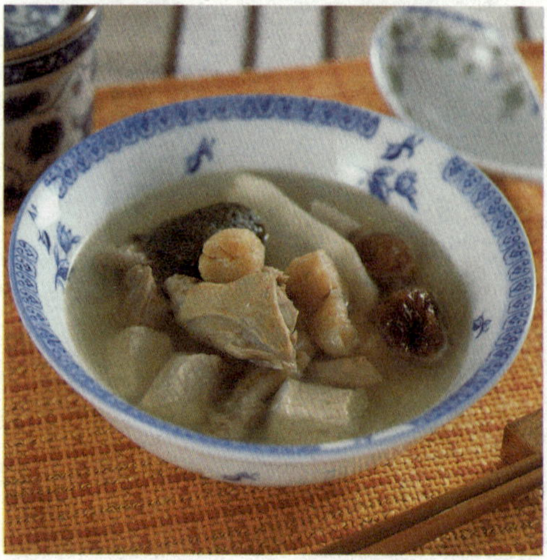

原料: 陈皮、干贝各15克，山药30克，老白鸽1只，猪瘦肉150克，蜜枣3枚

调料: 盐5克

做法:

①将陈皮、山药、干贝洗净，浸泡；猪瘦肉、蜜枣洗净，猪瘦肉切块。

②鸽子去内脏，洗净，切块，焯水。

③将清水2000毫升放入瓦煲内，煮沸后加入以上食材，大火煮沸后，改用小火煲3小时，加盐调味即可。

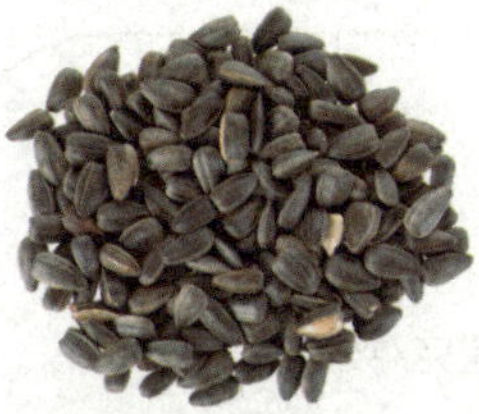

葵花子

葵花子含有丰富的维生素E，能有效防止细胞衰老，有柔嫩、美白肌肤的作用。葵花子中还富含锌，可使皮肤光洁，延缓皱纹形成。

养生葵花子腰果豆浆

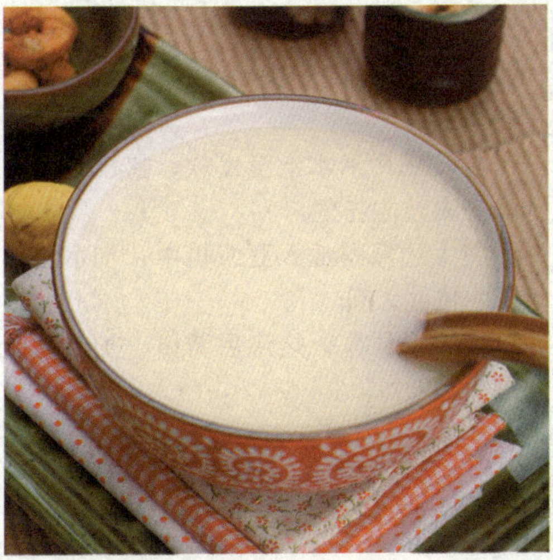

原料：黄豆40克，葵花子、腰果各25克，莲子、板栗、薏米各适量

调料：冰糖各适量

做法：

①将黄豆、薏米分别浸泡至软，捞出洗净；葵花子、腰果洗净；板栗去皮，洗净；莲子去心，泡软洗净。

②将黄豆、葵花子、腰果、莲子、板栗、薏米放入豆浆机中，添水搅打成豆浆，煮沸后加入冰糖拌匀即可。

红枣葵花子糯米饭

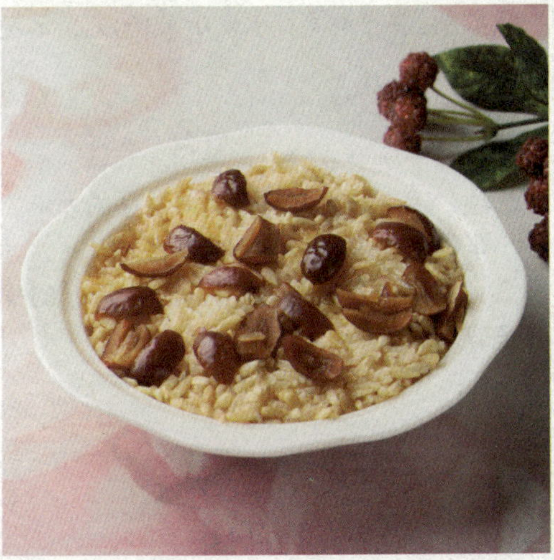

原料：糯米150克，葵花子仁50克，红枣3枚

做法：

①将红枣洗净去核，切成小瓣。

②把洗好的糯米装入碗中，放入红枣、葵花子仁，注入适量清水，放入蒸锅中蒸熟。

③关火，取出蒸好的米饭即可。

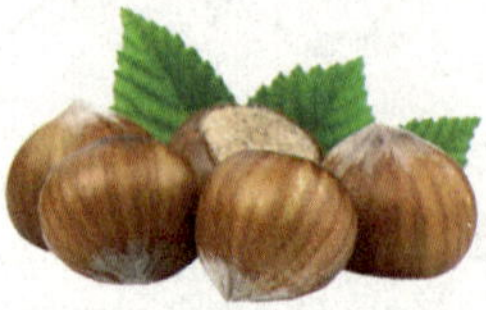

榛子

榛子富含油脂（大多为不饱和脂肪酸）、蛋白质、碳水化合物、维生素E、矿物质、糖纤维、β-古甾醇、抗氧化剂石碳酸等成分，其中维生素E含量高达15毫克/100克，能有效地延缓衰老，防治血管硬化，润泽肌肤。

榛子豆浆

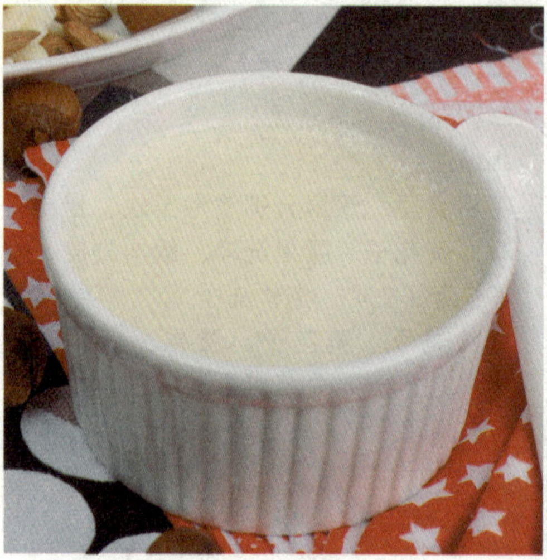

原料：黄豆、榛子各50克

调料：白砂糖适量

做法：

①将黄豆用清水泡至发软，捞出洗净；榛子去壳，洗净。

②将上述原料放入豆浆机中，加水至上下水位线之间。

③搅打成豆浆，烧沸后滤出，加入适量白砂糖即可。

榛子小米粥

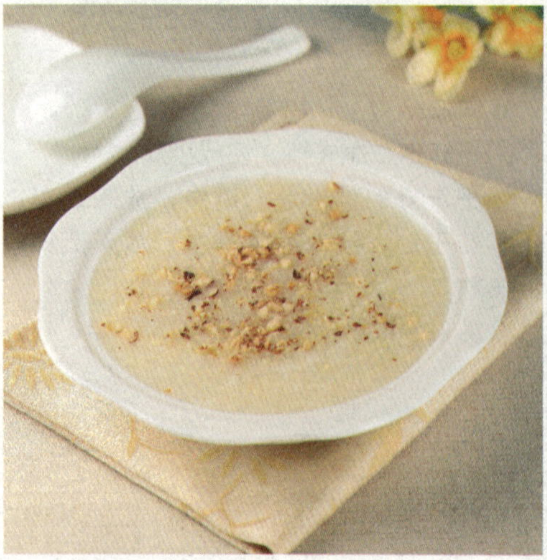

原料：榛子45克，水发小米100克，水发大米150克

做法：

①将榛子研磨成碎末，备用。

②往砂锅中注水烧开，倒入洗净的大米、小米拌匀，小火煮至米粒熟透。

③关火后盛出煮好的粥，放入备好的榛子碎末即可。

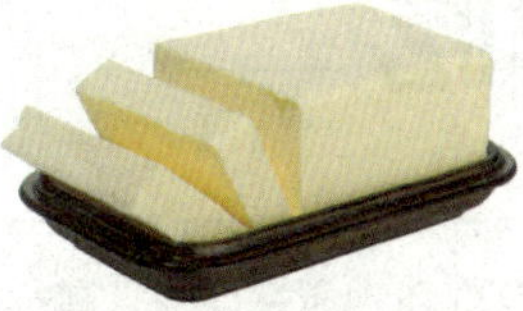

奶油

奶油中除了含有脂肪以外，还富含维生素A。当人体缺乏维生素A时，皮肤会变得干燥、粗糙、有鳞屑，补充足够的维生素A可使皮肤光滑细润。

奶油娃娃菜

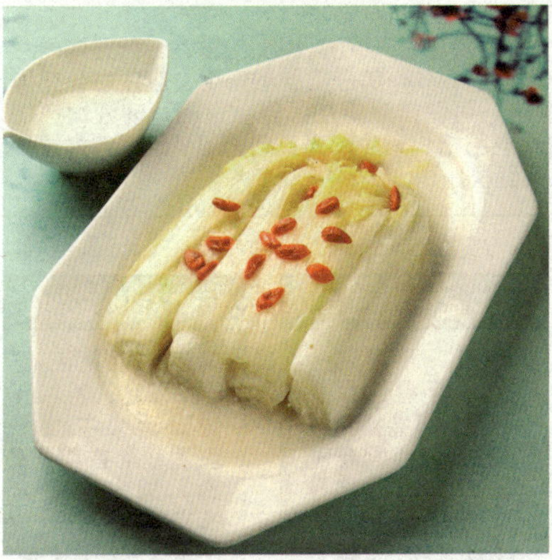

原料： 娃娃菜300克，牛奶150毫升，枸杞2克

调料： 食用油30毫升，盐3克，鸡粉3克

做法：

①将娃娃菜去根，洗净。

②往锅中注水烧开，加盐、鸡粉，倒入娃娃菜焯水，捞出备用。

③锅中注油烧热，倒入娃娃菜炒熟，倒入牛奶，加鸡粉、盐炒匀，倒入枸杞拌炒至入味。

④将炒好的娃娃菜盛入盘内，淋上汤汁即可。

奶油豆腐

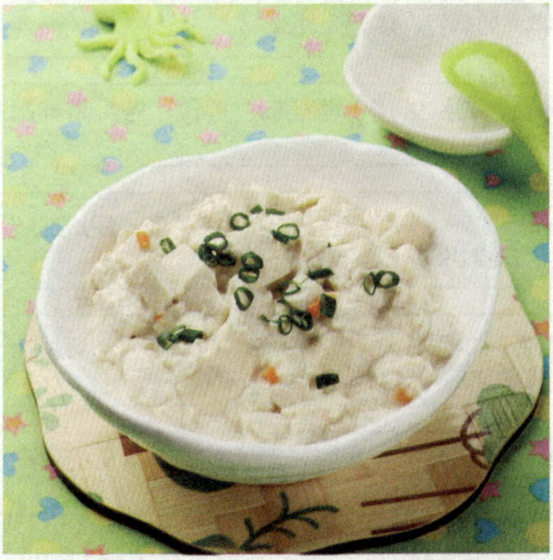

原料： 奶油30克，豆腐200克，胡萝卜少许

调料： 盐少许，食用油、葱花各适量

做法：

①将洗净的胡萝卜切成粒；洗好的豆腐切小块。

②往锅中注水烧开，放入豆腐煮沸，加胡萝卜粒煮熟，捞出备用。

③另起锅，注油烧热，倒入胡萝卜粒、奶油炒匀，加盐调味，加豆腐压碎。

④把炒好的食材盛出，撒上葱花即可。

产后祛斑应该这样吃

产后色斑形成的根本原因

产后色斑形成的原因是由于生产前后女性体内激素改变，雌激素、孕激素会使黑色素沉淀。同时，由于产后新陈代谢较慢，新手妈妈体内的毒素无法顺利排出，也会加速色素的沉着。

此外，肌肤裸露在强烈的紫外线下或者精神上受到压力，都会使色斑加深。有时新长出的色斑在产后也不会消失，所以需要更加注意。

产后美容保健

女性产后无论多忙都要保证每天8小时以上的睡眠，调整体内激素的分泌，均衡营养。维生素C具有美白皮肤的作用，应注意补充摄取。适量地进行体育锻炼，可使排泄更加顺畅。日晒可使妊娠斑加重，因此女性外出时应戴遮阳帽，避免阳光直射面部。这里向大家介绍几种能有效祛斑的自制面膜。

苹果柠檬面膜

做法：苹果去皮切块，捣成泥状，滴入3～5滴柠檬汁。

用法：涂在脸上静置15～20分钟，再用温水将脸洗干净。隔天一次，一个疗程为20天。

蜂蜜柠檬面膜

做法：鸡蛋清一个，蜂蜜适量，柠檬汁3滴，橄榄油10滴、面粉适量，混合后搅拌成膏状。

用法：涂在脸上静置15～20分钟取下，用温水将脸洗净。

西红柿玫瑰面膜

做法：先将西红柿压烂取汁，加入适量蜂蜜或牛奶，玫瑰或乳香精油1滴，加少许面粉调成膏状。

用法：涂在脸上保持15分钟后取下，用温水将脸洗净。

祛斑的饮食原则

- 多吃富含维生素E的食物，如黄豆、牛奶、糙米等。
- 多吃富含维生素C的食物，如猕猴桃、西红柿、柠檬、各类新鲜蔬菜等。
- 适当补充红糖水，产后每天喝一到两杯红糖水，能够补血，促进血液循环，继而将体内毒素尽快排出。
- 多食促进新陈代谢的食物，如柠檬、大枣、核桃、西红柿等都能加速身体新陈代谢，从而达到使体内毒素尽快排出的目的。
- 多食恢复生理机能的食物，如鲜奶、土豆、瘦肉等含有丰富的蛋白质，能够促进身体机能快速恢复。

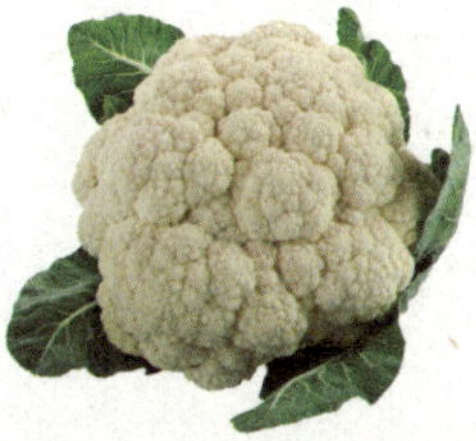

菜花

菜花含有多种维生素，其中维生素C和维生素A是美白肌肤的圣品，能有效预防黑斑、雀斑的产生。菜花中含有的胶原蛋白能使肌肤润泽光滑。

蔬菜园地

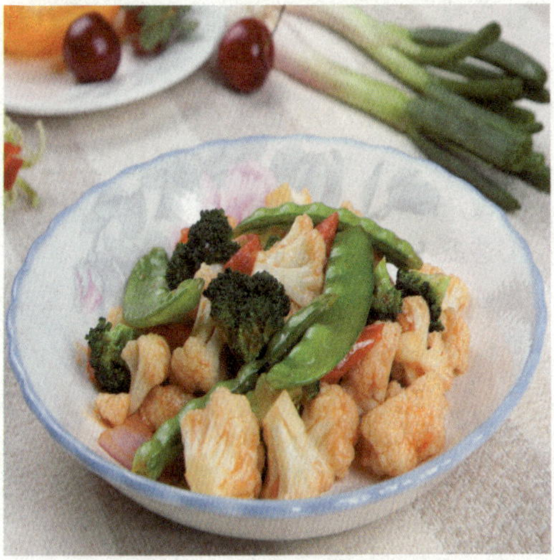

原料：西蓝花、菜花各150克，草菇、荷兰豆、洋葱片、西红柿各80克

调料：白糖、蚝油、蒜末、食用油、鱼露各适量

做法：

①将西蓝花、菜花、西红柿、草菇洗净，切小块；荷兰豆处理好，洗净。

②爆香蒜末，放入西蓝花、菜花、草菇、洋葱片、西红柿和水炒熟。

③倒入荷兰豆快炒，再加白糖、蚝油、鱼露拌匀调味，装盘即可。

红片菜花

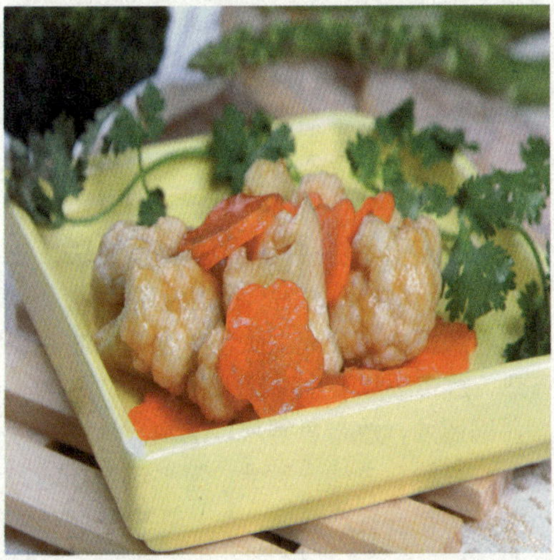

原料：菜花200克，胡萝卜片200克

调料：盐、白糖、白醋、辣椒粉、胡椒粉、味精、牛肉汁各适量

做法：

①菜花掰小朵洗净，放入沸水锅中焯熟；胡萝卜片焯熟。

②将盐、白醋、白糖、辣椒粉、胡椒粉、味精、牛肉汁拌匀，调成味汁。

③将胡萝卜和菜花放入容器中，加入调味汁拌匀，腌24小时即可。

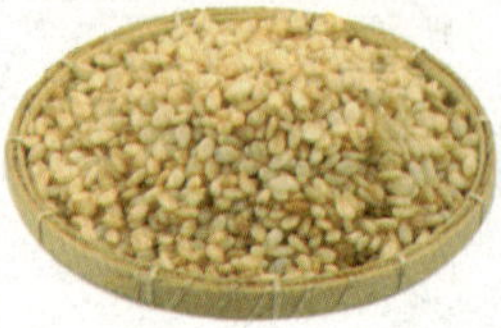

芝麻

芝麻的美白、祛斑作用归功于其含有丰富的维生素E。维生素E有防止色素沉着的作用，可有效避免色斑、蝴蝶斑的形成。

芝麻苦瓜拌海蜇

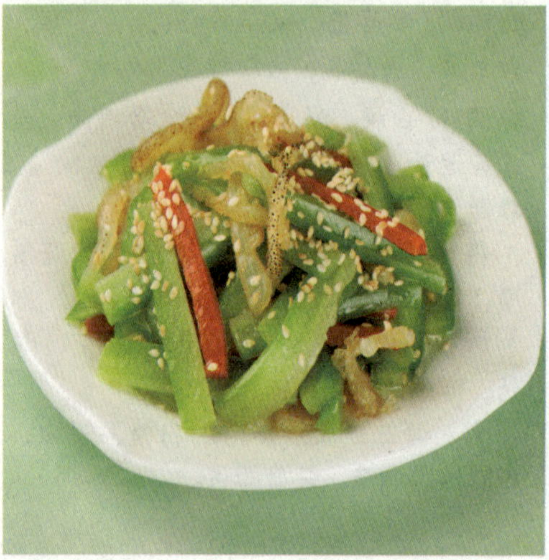

原料：苦瓜200克，海蜇丝100克，彩椒40克，熟白芝麻10克

调料：鸡粉2克，白糖3克，盐少许，陈醋5毫升，香油2毫升，食用油适量

做法：

①苦瓜、彩椒均洗净，切条。

②往锅中注水烧开，倒入洗净的海蜇搅散，放入食用油，煮1分钟。

③加入苦瓜、彩椒，拌匀，续煮1分钟，至其断生捞出。

④将焯水的食材加盐、鸡粉、白糖、陈醋、香油拌匀，撒上熟白芝麻即可。

芝麻带鱼

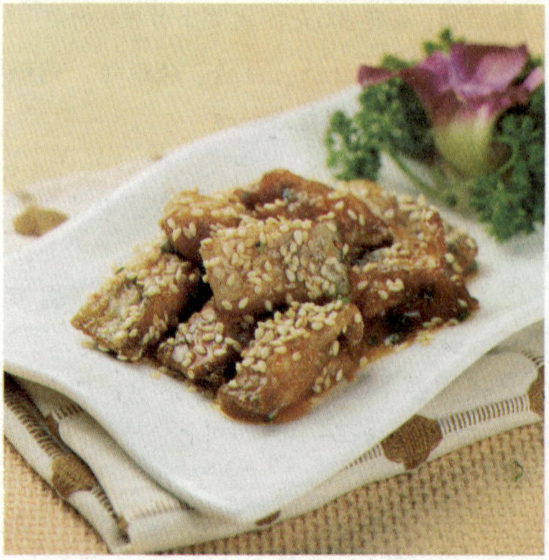

原料：带鱼140克，熟芝麻20克

调料：盐3克，鸡粉3克，生粉7克，生抽4毫升，料酒、水淀粉、辣椒油各适量，姜片、葱花各少许

做法：

①将处理干净的带鱼剪去鳍，切块，放姜、盐、鸡粉、生抽、料酒腌渍片刻。

②将腌好的带鱼裹上生粉；往锅中注油烧热，放带鱼炸至金黄捞出。

③锅留油，放带鱼翻炒，加水、辣椒油、盐、鸡粉、生抽，煮沸，倒水淀粉炒匀，撒入葱花炒香，装盘，撒上熟芝麻即可。

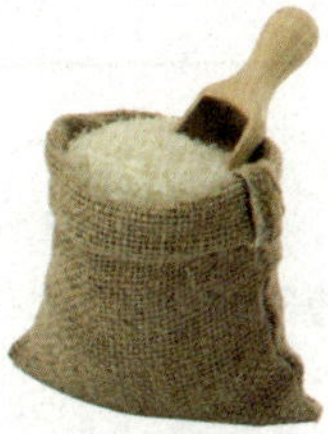

粳米

粳米富含人体所需的氨基酸，还含有脂肪、钙、磷、铁、B族维生素等多种营养成分，能促进血液循环，增强皮肤生理功能，从而淡化色斑。

豇豆粳米粥

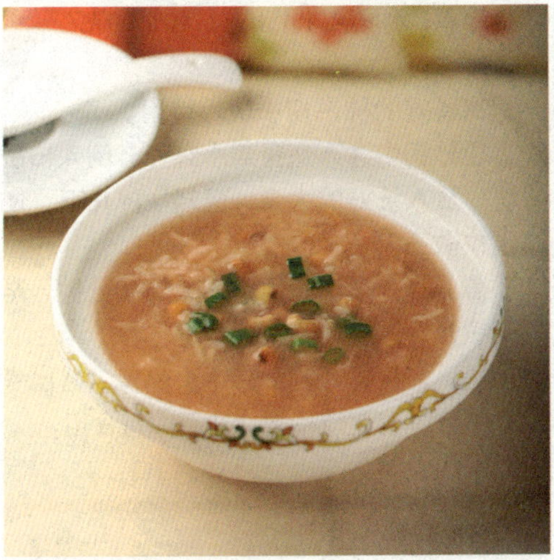

原料: 豇豆仁80克，水发粳米150克

调料: 盐、鸡粉各2克，葱花少许

做法:

①往砂锅中注水烧开，倒入洗净的豇豆仁，再放入洗好的粳米，搅拌匀。

②盖上盖，煮沸后用小火再煮约1小时，至米粒熟透，揭盖，加入少许盐、鸡粉，拌匀调味。

③转中火续煮片刻，至米粥入味，关火后盛出煮好的粥，装入汤碗中，放上葱花即可。

粳米五花粥

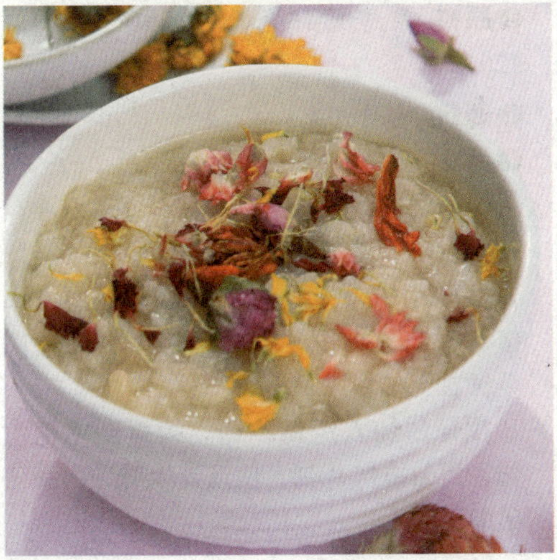

原料: 康仙花、百合花、月季花、红巧梅、菊花各适量，粳米100克

调料: 白糖5克

做法:

①粳米泡发洗净；康仙花、百合花、月季花、红巧梅、菊花均洗净，备用。

②锅置火上，倒入清水，放入粳米，用大火煮至米粒开花。

③加入康仙花、百合花、月季花、红巧梅、菊花，煮至浓稠状，加入白糖拌匀即可。

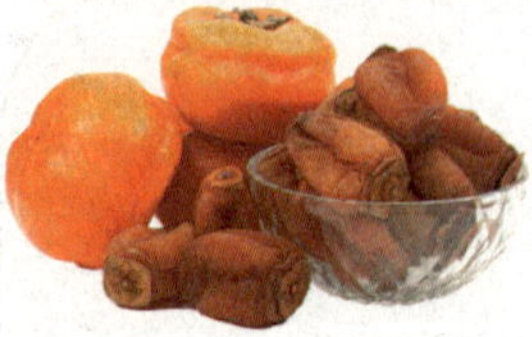

柿饼

柿饼能有效地补充人体所需养分和细胞内液，还能促进血液循环，排出身体内部的毒素，从根本上起到护肤美颜、美白肌肤的作用。

柿饼粥

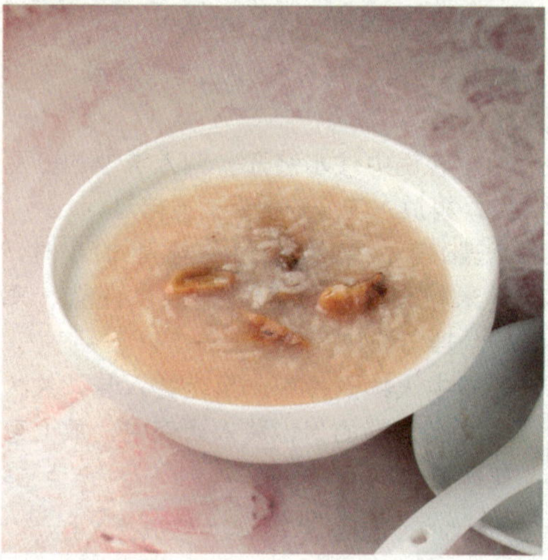

原料： 水发大米180克，柿饼90克

做法：

①将备好的柿饼切小块，待用。

②往砂锅中注入适量清水烧开，倒入柿饼块，放入洗好的大米，轻轻搅拌几下，使米粒散开。

③盖上盖，煮沸后用小火煮约30分钟，至米粒熟透。

④揭盖，搅拌片刻，转中火略煮，盛出煮好的柿饼粥，待稍微冷却后即可食用。

香菇柿饼山楂汤

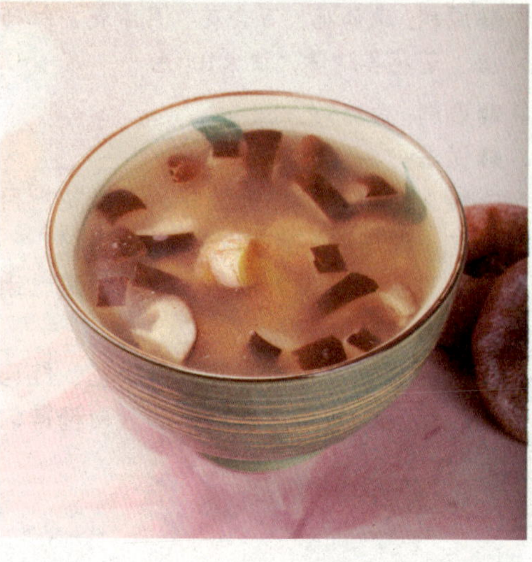

原料： 鲜香菇45克，山楂90克，柿饼120克

调料： 冰糖30克

做法：

①山楂洗净，去核，切小块；香菇洗净，切丁；柿饼洗净，切小块。

②往砂锅中注入适量清水烧开，倒入山楂、香菇、柿饼，盖上盖，用小火煮10分钟，至柿饼熟软。

③揭盖，加入适量冰糖，续煮至冰糖溶化，用勺搅拌片刻，使汤汁入味，关火盛出即可。

红花

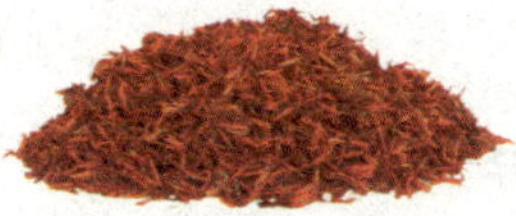

红花祛斑是从内调入手，调理脏腑、调气补血，从而使气血充盛、阴阳调和，使人体经络贯通于上下，脏腑连接于体表，将皮肤中的代谢垃圾、有害物质和黑色素随着人体的正常新陈代谢排出去。

红花白菊粥

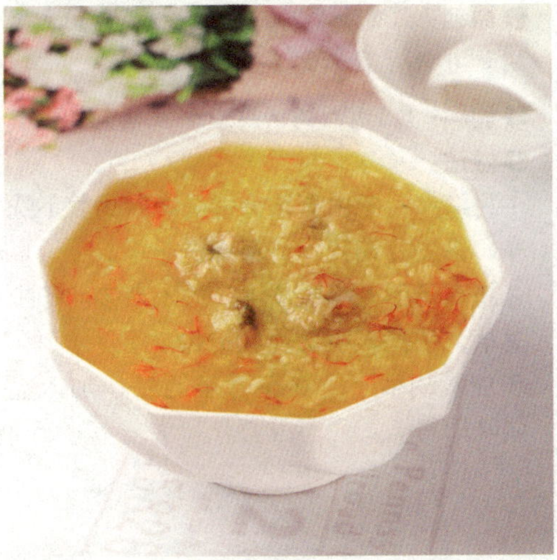

原料: 红花8克，菊花10克，水发大米150克

调料: 白糖15克

做法:

①往砂锅中注入适量清水，烧开，倒入洗好的大米，搅拌匀，盖上盖，用小火煮30分钟，至大米熟透。

②揭盖，放入洗净的红花、菊花，用勺搅拌均匀，盖上盖，小火煮3分钟，至药材析出有效成分，揭盖，加入适量白糖。

③拌匀，煮至白糖溶化，关火后将煮好的粥盛出，装入碗中即可。

红花山楂酒

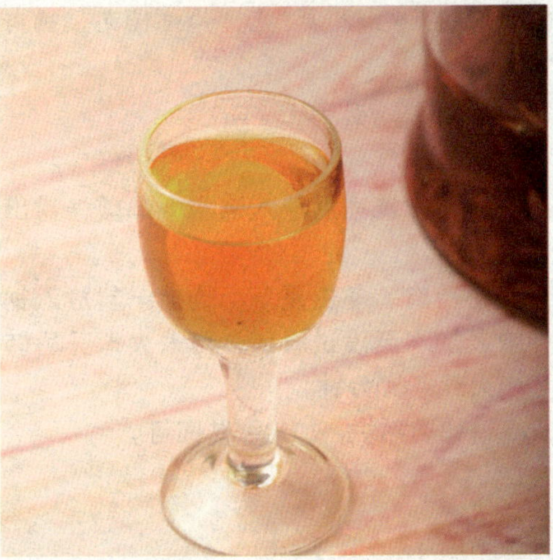

原料: 红花15克，山楂30克，白酒250毫升

做法:

①将洗好的红花、山楂放入玻璃罐中。

②再倒入备好的白酒。

③盖上盖子，放于阴凉处，密封浸泡7天，至原料中的药性完全析出。

④揭开盖子，取一个小酒杯，倒入适量红花山楂酒，即可饮用。

冬虫夏草

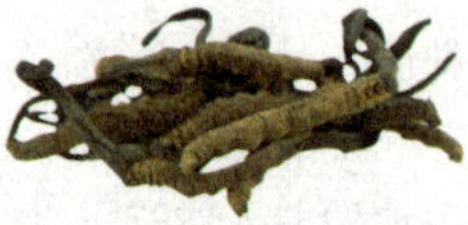

冬虫夏草含有多糖、氨基酸、多肽、核酸、维生素、SOD（抗氧化酶）等成分，可帮助人体内清除因细胞粒腺体过多而产生的自由基，避免细胞被氧化、老化或破坏，对祛除黑色素沉积也有明显作用。

海参虫草汤

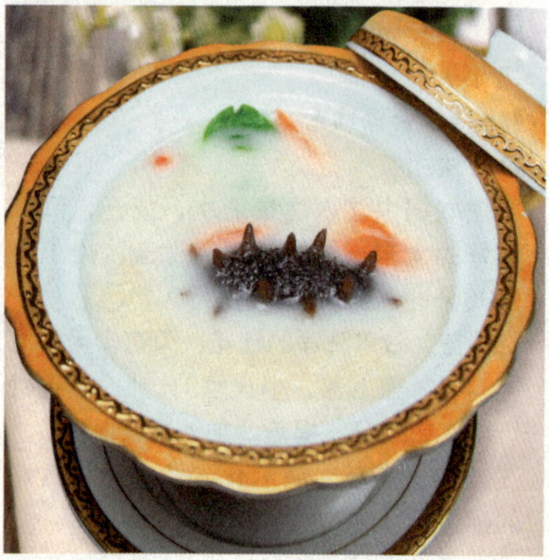

原料： 水发海参200克，冬虫夏草30克，胡萝卜、青菜各少许

调料： 盐3克，高汤适量，生姜1片

做法：

①将海参、冬虫夏草分别洗净；胡萝卜洗净，去皮，切片；青菜择洗干净。

②将高汤倒入锅内烧沸，放入海参、冬虫夏草、生姜，中火煲40分钟。

③加入胡萝卜、青菜煮至断生，加入盐调味即可。

虫草鸭汤

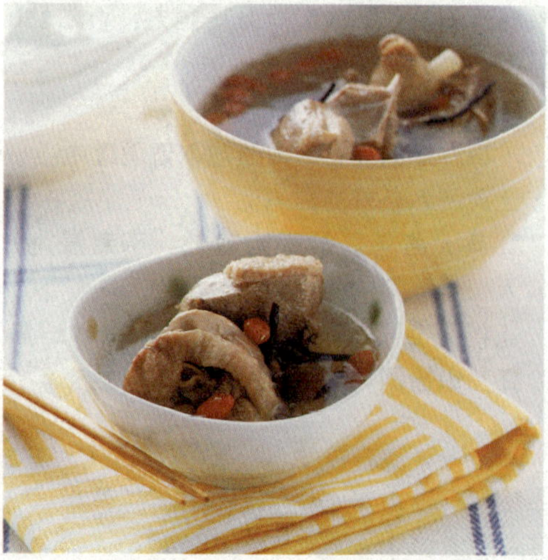

原料： 冬虫夏草2克，枸杞10克，鸭肉500克

调料： 盐6克

做法：

①将鸭肉洗净后放入沸水中焯烫，捞出再冲净。

②将鸭肉、冬虫夏草、枸杞一起放入锅中，加水至没过原料，用大火煮开后转小火续煮60分钟。

③待鸭肉熟烂，加盐调味即可。

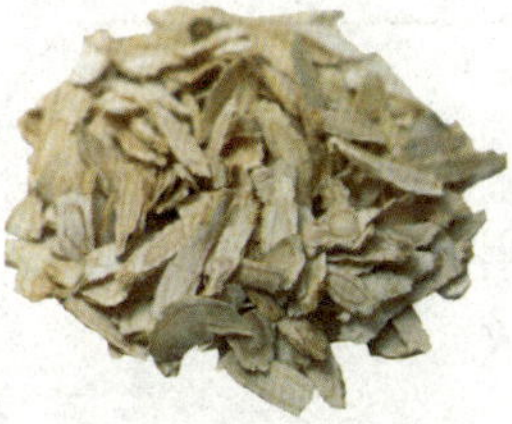

当归

当归具有很好的补血作用，对气血亏虚导致的面色不佳有较好的疗效。它可以有效地抑制皮肤黑色素的沉积，起到美容祛斑的作用。

当归玫瑰土鸡汤

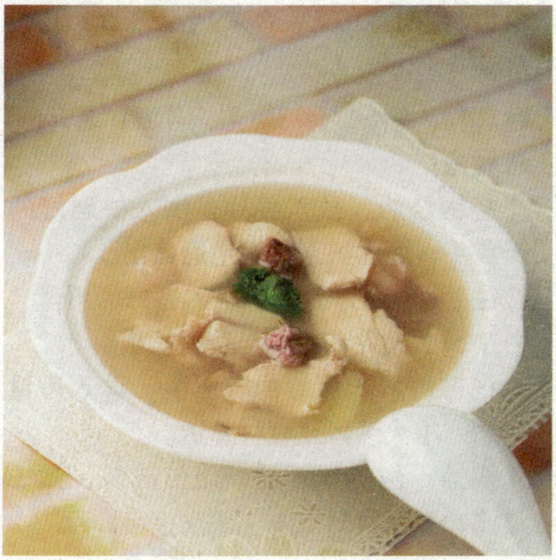

原料： 当归10克，玫瑰花8克，桂圆肉20克，姜片20克，鸡胸肉350克

调料： 料酒10毫升，盐3克，鸡粉2克

做法：

①洗净的鸡胸肉切片，放入沸水锅中，焯去血水。

②往砂锅中注入清水烧开，放入备好的当归、玫瑰花、桂圆肉，倒入焯过水的鸡肉片，淋入适量料酒，盖上盖，烧开后用小火煮至食材熟透。

③加盐、鸡粉，用勺拌匀，略煮片刻，至食材入味，关火盛出即可。

当归马蹄粥

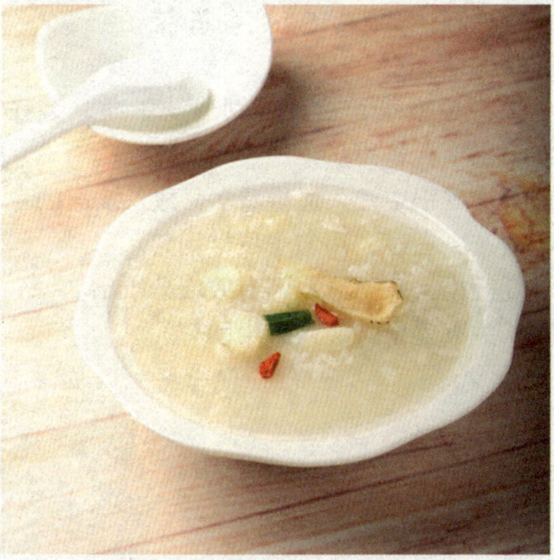

原料： 当归10克，马蹄100克，水发大米150克

做法：

①将洗净去皮的马蹄切成小块，备用。

②往砂锅中注入适量清水烧开，放入洗好的当归，盖上盖，小火煮15分钟，至其析出有效成分，揭盖，用筷子将当归夹出，把大米倒入砂锅中，搅拌片刻。

③盖上盖，用小火煮30分钟，至米粒熟软，加入切好的马蹄，拌匀。

④盖上盖子，用小火续煮10分钟，至马蹄熟软，关火后装入汤碗中即可。

白芷

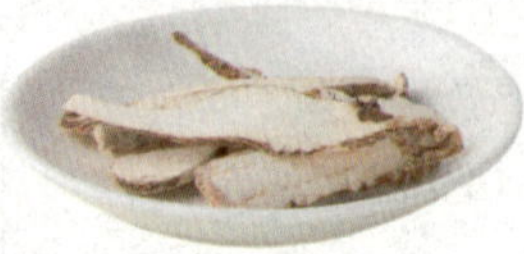

白芷不仅在治疗痛经方面有着独特的疗效，对痤疮、黑头、粉刺也起一定的作用。同时，白芷在美白祛斑、改善微循环、延缓皮肤衰老等方面都有独特的疗效。

川芎白芷鱼头汤

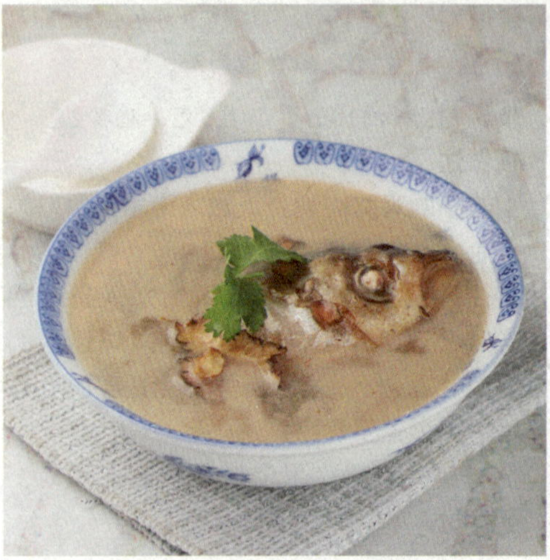

原料: 川芎10克，白芷9克，姜片20克，鲢鱼头350克

调料: 鸡粉2克，盐2克，料酒10毫升

做法:

①起锅烧油，放入姜片，倒入处理好的鲢鱼头，两面煎至焦黄色后盛出。

②往砂锅中注水烧开，放入备好的川芎、白芷，小火煮15分钟至药材析出。

③揭盖，放入煎好的鲢鱼头，淋入适量料酒，小火续煮至食材熟透。

④揭盖，放鸡粉、盐，用勺拌匀，撇去浮沫，煮至食材入味，关火盛出即可。

银花白芷汤

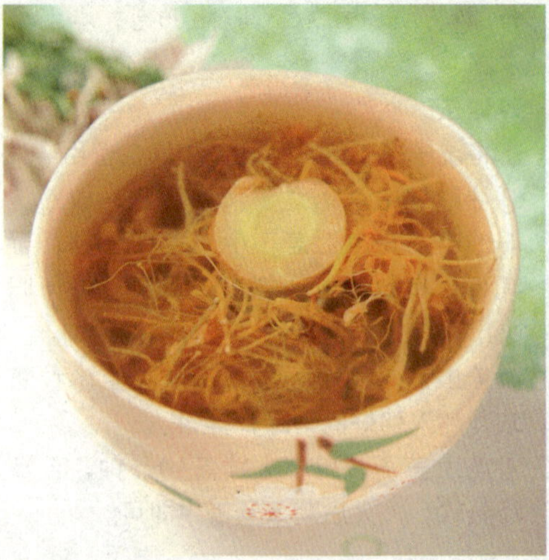

原料: 金银花15克、白芷6克

做法:

①将金银花和白芷分别清洗干净，装在小碟中，备用。

②往砂锅中注入适量清水，放入洗净的金银花、白芷，用勺子搅拌均匀。

③开小火煮至原料的有效成分析出。

④关火盛出，装入碗中即可。

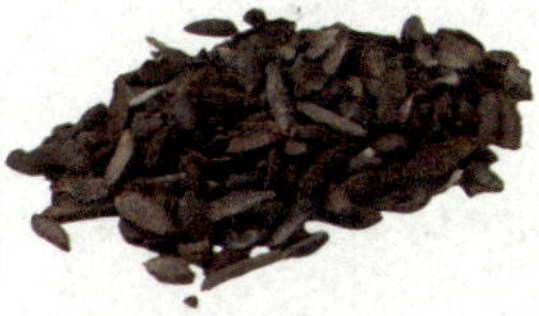

香附

香附味辛、微苦、微甘，性平，归肝、三焦经，具有疏肝理气的功效，能防止并消除黑色素瘀积，还能抑制和清除自由基，进而达到祛斑的目的。

栀子香附粥

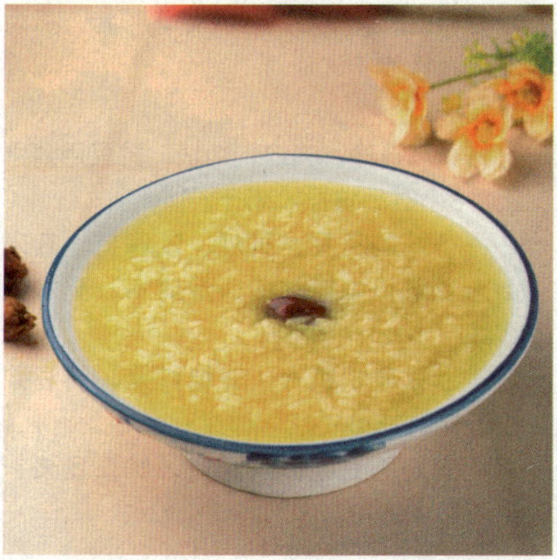

原料：香附8克，栀子10克，水发大米160克

做法：

①往砂锅中注水烧开，倒入洗净的香附、栀子，盖上盖，小火煮15分钟至药性析出。

②捞出药材，倒入洗净的大米，盖上盖，小火炖30分钟至米粒熟透。

③揭开盖子，搅拌片刻。

④关火后将炖煮好的粥盛出，装入碗中即可。

香附鸡爪汤

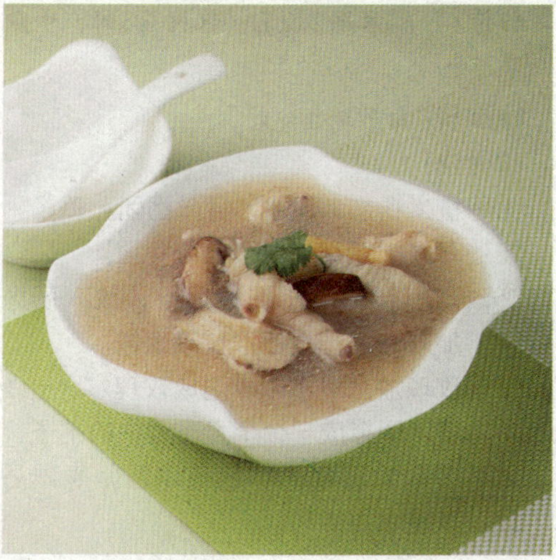

原料：香附5克，当归10克，党参8克，姜片20克，鸡爪300克，水发香菇45克

调料：盐2克，鸡粉2克，料酒10毫升

做法：

①香菇洗净，切小块；鸡爪洗净，去爪尖，切小块。

②往锅中注水烧开，倒入鸡爪块，焯去血水，捞出鸡爪，待用。

③往砂锅中注水烧开，倒入备好的药材，撒姜片，放入鸡爪、香菇块，淋入料酒，盖上盖，烧开后小火煮40分钟。

④加入盐、鸡粉，煮至入味即可。

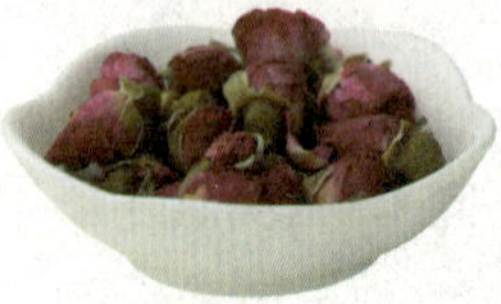

玫瑰花

玫瑰花能调节内分泌，活血散瘀，还能将毒素排出体外，消除色素沉着，滋润皮肤，改善肌肤暗沉状态，补充肌肤所需水分，扫除肌肤干燥等问题。

黄瓜玫瑰豆浆

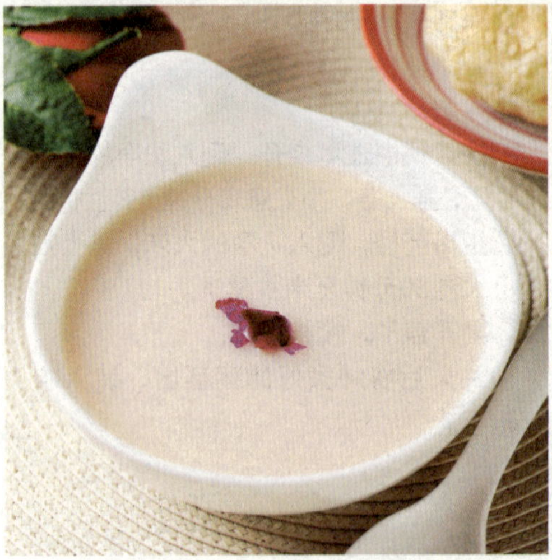

原料：黄瓜30克，水发黄豆50克，燕麦20克，玫瑰花少许

做法：

①将黄瓜洗净，去皮，切块；黄豆用清水浸泡8小时后洗净，沥干。

②将备好的黄豆、黄瓜、玫瑰花、燕麦倒入豆浆机中，注入适量清水，至水位线即可。

③盖上豆浆机机头，开始打浆，待豆浆机运转约15分钟后，即成豆浆。

④把煮好的豆浆倒入滤网，滤取豆浆，倒入杯中即可。

玫瑰汤圆

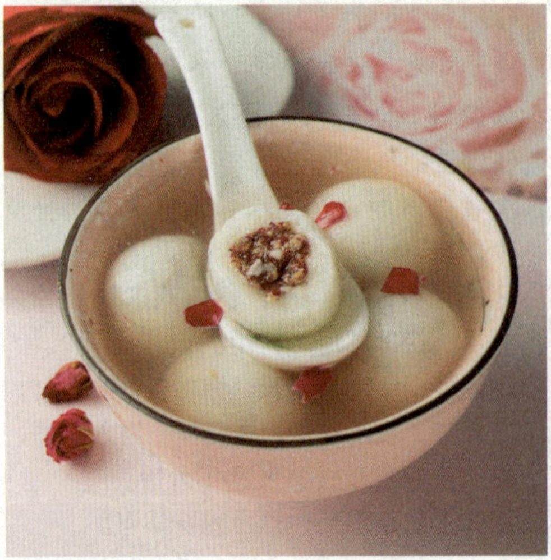

原料：糯米粉200克，玫瑰花5瓣，干玫瑰 6个

调料：白砂糖 100克

做法：

①将糯米粉加入温水，揉成面团，略饧，饧的时候注意用保鲜膜盖好保湿。

②玫瑰花瓣用温水洗净擦干，放入研磨碗，加入白砂糖，研磨成玫瑰糖。

③干玫瑰放入温水中，泡成玫瑰水。

④将糯米团揪成一个个大小适中的剂子，之后将玫瑰糖包入，制成汤圆，煮熟后放入玫瑰水中即可。